歯科発 アクティブライフプロモーション**21**

健康増進からフレイル予防まで

監著 花田信弘（鶴見大学歯学部探索歯学講座）

編著 武内博朗（神奈川県開業／鶴見大学歯学部探索歯学講座）

野村義明（鶴見大学歯学部探索歯学講座）

泉福英信（国立感染症研究所細菌第一部）

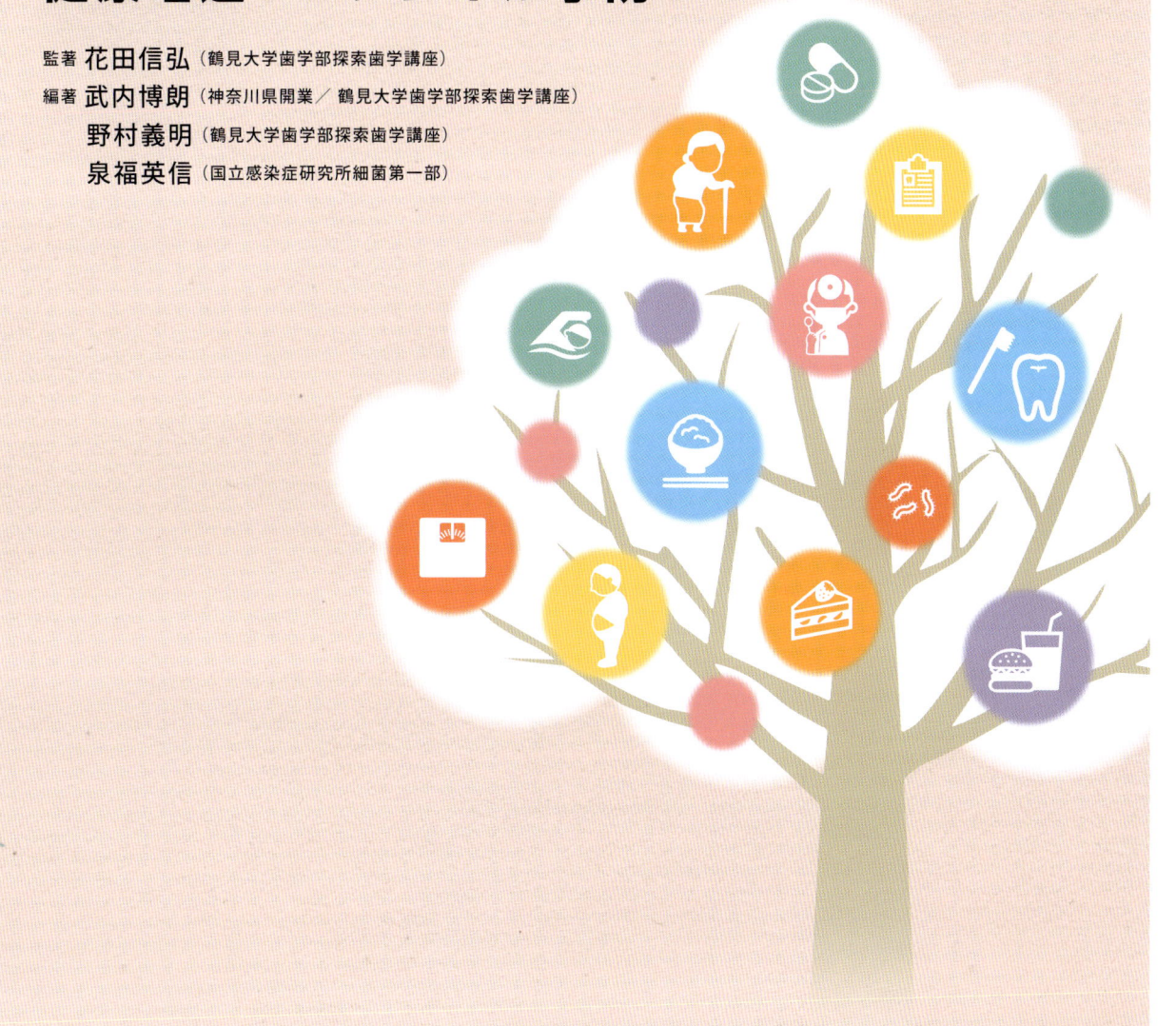

デンタルダイヤモンド社

■ 監修にあたって

厚生労働省の健康づくりを実践する書

　厚生労働省は 2000 年から始めた 21 世紀における国民健康づくり運動（健康日本 21）のなかで、栄養・運動・休養・禁煙・節酒・歯の健康の 6 要因が生活習慣病の予防と重症化予防に必要であることをあきらかにしました。生活習慣病とは、健康日本 21 の 6 つの要因「食習慣、運動習慣、休養、喫煙、飲酒、歯の健康」が、その発症・進行に関与する疾患群と定義されます。つまり、この 6 要因をライフコースで管理することが生活習慣病の根本療法です。厚生労働省が構築を進めている地域包括ケアシステムでも、この 6 要因を重症化予防に活用しなければなりません。

　その後、2013 年から始めた健康日本 21（第二次）では「健康を支え、守るための社会環境（インフラ）の整備」の重要性が述べられています。健康づくりのインフラとして真っ先に挙げられるのが、全国に展開している薬局と歯科診療所です。とりわけ歯科診療所には、子どもから老人まですべての年齢層の患者が定期的に訪れ、歯・口腔の健康を中心に、栄養・運動・休養・禁煙・節酒の指導を行う環境が整っています。また、歯は味覚や栄養、あるいは言語を通して健康要因として機能する一方で、口腔細菌が血流に入る菌血症の原因器官として健康を阻害する危険要因にもなっています。健康要因と疾病要因の両方が歯・口腔に含まれているので、厚生労働省の健康づくりを実践する場として歯科診療所は最適だといえるでしょう。

　健康要因の探求を行っている学問「健康生成論（サルートジェネシス）」は、医療社会学者アーロン・アントノフスキー博士が提唱した健康理論です。アントノフスキー氏はポーランドの強制収用所の生き残りの人たちのその後の健康状態を調査した際に、苛酷なストレッサーに曝されながら、健康を保持し続けている人たちに着目し、その人たちに共通する要因や条件を分析して、「元気になる因子」の存在を見出しました。それを「健康要因（Salutary factor）」と名づけています。歯・口腔は、栄養の摂取だけでなく感覚、呼吸、言語、免疫器官など多彩な役割がありますので、生きる力の源となる「元気になる因子」を非常に多く含んでいます。

　健康要因の対極にあるのが「危険要因（Risk Factor）」です。危険要因の研究をするのが疾病生成論（パソジェネシス）で、病理学を基礎とする従来の医療です。歯と口腔は、う蝕と歯周病に由来する歯原性菌血症の発症により、血管に慢性炎症を引き起こします。体内の慢性炎症のくすぶりは、生活習慣病の危険要因となっています。

　以上のことから、地域包括ケアシステムのなかで歯科診療所が新しい時代の役割を果たすための実践の書として本書は企画されました。医歯薬連携のもと歯科診療所が健康づくりに向かってさらに進化を続け、アクティブシニアが各地域で活躍する時代を迎えることを願っています。

2017 年 3 月　　　　　　　　　　　　　鶴見大学歯学部探索歯学講座教授　花田信弘

▌刊行にあたって

歯科医療と抗加齢・健康増進との橋渡しを目指して

いま、未曾有の少子高齢化を迎え、経済基盤や医療構造の変革が求められています。う蝕や歯周病を対象とした従来の「口腔局所完結型」の予防歯科もまた、口腔の健康づくりを全身の健康増進や健康寿命延伸といった総合的な目標に繋げるべく、変革する時が来ています。

2011年に発刊された『歯科発ヘルシーライフ プロモーション』は、歯科の担う領域が、健康増進、抗加齢、生活習慣病などと如何に関係しているかを、さまざまな分野にわたり科学的に掘り下げ、具体的に綴ったものです。同書は、いかなる分野にも属さないたいへんニッチな領域の本であり、歯科医療人に限らず広く多職種の方々にも、質の高い情報源として活用いただき、すでに第2版の刊行に至っております。初版から6年が経過し、歯科と健康増進の分野はダイナミックに変革し続け、もはや「ニッチな領域」ではなくなりつつあります。

私たちは、病気と未病の概念や生活習慣病（NCDs）を予防するための歯科的事象、オーラルフレイルからフレイル予防など聞き慣れない言葉を理解して臨床に活かさなければなりません。

2025年を目途として、地域包括ケアシステムの構築が推進されている現在、要介護度を上げないためにNCDs（生活習慣病）を予防し、虚弱老人を減らし、より早期からのフレイル予防に対応することが強く求められているのです。

時を同じくして、日本歯科医学会、日本歯科医師会が、オーラルフレイルに着目して「口腔機能低下症」を新病名として発表しています。有病者歯科や周術期管理の需要増加に伴い、歯科・医科の医療連携も本腰を入れて推進しなければ、医療の進展は望めません。

こうした背景から、この度『歯科発 アクティブライフ プロモーション21 健康増進からフレイル予防まで』を刊行する運びとなりました。本書では歯科からはじまる健康増進、健康維持、未病の予防、そしてNCDs予防までの、医療連携を含む学際的領域を扱う（重度フレイルである摂食嚥下障害と要介護状態の内容を除く）構成となっています。

本書には各分野の一流の研究者・臨床家の知見、第一線で活躍する専門家の惜しみない努力による成果が盛り込まれており、まさに時代の要請と寸分違わぬ素晴らしい内容となりました。

近年、医療人の間で健康増進の分野に関心が集まり続けている理由は、この分野が大きな「やりがい」と高い自由度をもつ、新しいイノベーション型医療サービスの創造に繋がっているからではないでしょうか。

少子高齢化というと、それを憂う声ばかりが聞こえてきます。しかし、戦前にみる「多産多死社会」こそ不幸であり、「少産長生き社会」は、前向きに捉えれば、消費資源を存分に活用できる人類の理想郷といえる到達目標なのです。未曾有の少子高齢化社会を理想郷に近づけるべく、本書の存在意義と使命はいままさに、時代とともに高まっています。

2017年3月　　　　　　　　　　　　　　　　　　編集委員代表　武内博朗

CONTENTS

表紙デザイン：（有）サン企画

【執筆者　略歴（五十音字順）】

熱海祐策
1984年　横浜市立大学医学部 卒業
1991年　国立横須賀病院 勤務
1994年　横浜船員保険病院 勤務
1996年　あつみ内科 開業

有吉芽生
2004年　日本歯科大学歯学部 卒業
2015年　鶴見大学歯学部探索歯学講座 入局
　歯学博士／日本口腔衛生学会／日本歯科保存学会

飯島勝矢
1990年　千葉大学循環器内科 入局
1997年　東京大学医学部加齢医学講座
2011年　東京大学高齢社会総合研究機構 准教授
2016年　東京大学高齢社会総合研究機構 教授

石井久恵
日本大学歯学部 卒業
アライアント国際大学 CSPP 臨床心理学大学院 卒業
　歯科医師／臨床心理士／抗加齢医学会専門医

石井良昌
1990年　日本歯科大学歯学部 卒業
2001年　海老名総合病院歯科口腔外科 勤務
　歯学博士／日本口腔外科学会 専門医／日本有病者歯科
　医療学会 指導医／東京医科歯科大学歯学部 臨床教授／
　日本歯科大学生命歯学部 客員教授

石川好美
1981年　日本大学松戸歯学部 卒業
2006年　藤沢市民病院歯科口腔外科 主任部長
　医学博士／日本口腔外科学会 専門医・指導医／日本
　顎顔面インプラント学会 指導医／歯科医師臨床研修
　指導医

今井一彰
1995年　山口大学医学部 卒業
1995年　山口大学救急医学講座 入局
2006年　みらいクリニック 開業
　日本東洋医学会認定漢方専門医／NPO法人日本病巣
　疾患研究会 副理事長／加圧トレーニングスペシャル
　インストラクター

浦口昌秀
1982年　九州歯科大学 卒業
1992年　医療法人社団聖和会 設立
　歯学博士／日本口腔インプラント学会 専門医

大木秀一
1989年　東京大学大学院医学系研究科 修了（精神衛
　　　　生学）
2008年　石川県立看護大学健康科学講座 教授
　医学博士／保健学博士／日本医師会認定産業医／日
　本公衆衛生学会認定専門家

岡田彩子
2004年　岡山大学歯学部 卒業
2009年　鶴見大学歯学部探索歯学講座 入局
　歯学博士／日本口腔衛生学会 認定医

奥茂宏行
1982年　昭和大学医学部 卒業
1982年　昭和大学藤が丘病院 整形外科 入局
　日本整形外科学会 専門医・認定リウマチ医・認定スポー
　ツ医／医学博士／義肢装具判定医／身体障害者指定医

小田原由利恵
1993年　鶴見大学女子短期大学部 歯科衛生科 卒業
1998年　武内歯科医院勤務
　歯科衛生士／日本歯周病学会 認定歯科衛生士

菊地泰介
1999年　横浜市立大学医学部 卒業
2013年　きくち内科クリニック 開業
　医学博士／日本糖尿病学会 専門医・研修指導医

栗林伸一
1980年　千葉大学医学部 卒業
1985年　新八柱台病院 副院長
1993年　三咲内科クリニック 開設
　医学博士／日本糖尿病学会 専門医・指導医・評議員
　／日本臨床栄養学会 評議員／千葉大学 臨床教授

河野 結
2004年　京都女子大学 卒業
2010年　武内歯科医院 勤務
　管理栄養士

小林和子
1972年　ドレスメーカー相模女学院 卒業
2006年　歯科診療所における保健指導を立ち上げ現
　　　　在も定期的に指導を実施
2007年　武内歯科医院にて保健指導を始める
2015年　NPO法人神奈川県健康管理士会 理事長就任
　健康管理士一般指導員／日本成人病予防協会 認定講師
　／調理師免許

佐藤 忍
1981年　横浜市立大学医学部 卒業
2003年　茅ヶ崎市立病院 診療部長
　日本内科学会 総合内科専門医／日本糖尿病学会 専
　門医／日本内分泌学会 内分泌代謝科専門医

佐藤秀一
1988年　日本大学歯学部 卒業
2006年　ミシガン大学歯学部歯周病学講座大学院留学
2015年　日本大学 教授
　日本歯周病学会 理事・専門医・指導医／日本歯科
　保存学会 理事・専門医・指導医／米国歯周病学会
　International Member

曽我部 薫
2010年　鶴見大学歯学部歯学科 卒業
2016年　鶴見大学歯学部探索歯学講座 入局
　歯学博士／日本口腔衛生学会／日本歯科麻酔学会

宝田恭子
1982年　東京歯科大学 卒業
1982年　東京歯科大学附属水道橋病院 入局
1988年　宝田歯科3代目院長 継承（東京都江戸川区）

寺田美香
2001年　相模女子大学食物学科管理栄養士専攻 卒業
2015年　武内歯科医院 勤務
　管理栄養士

長岐祐子
1983年　北原学院歯科衛生専門学校 卒業
2011年　株式会社スマイル・フォー・ユー設立 取締
　　　　役社長就任
　歯科衛生士／日本歯周病学会歯周病認定歯科衛生士

中原悦夫
1984年　日本歯科大学 卒業
1989年　協立歯科 開業
2003年　医療法人社団協立歯科クリニックデュボワ
　　　　に改称、帝国ホテル移設
2013年　神奈川歯科大学客員教授
2014年　日本歯科大学客員教授
　歯学博士／American Academy of Cosmetic Dentistry
　認定医／日本アンチエイジング歯科学会 認定医

中村 篤
1983年　昭和大学歯学部 卒業
1999年　大和徳洲会病院歯科口腔外科 部長
2014年　神奈川歯科大学横浜研修センター横浜クリ
　　　　ニック 歯科口腔外科教授
　歯学博士／日本口腔外科学会 指導医

西田 互
1988年　愛媛大学医学部 卒業
2008年　愛媛大学大学院医学系研究科 分子遺伝制御
　　　　内科学（糖尿病内科）特任講師
2012年　にしだわたる糖尿病内科 開院（松山市）
　医学博士／日本糖尿病学会 糖尿病専門医

二宮明子
2000年　湘南歯科衛生士専門学校 卒業
2005年　武内歯科医院 勤務
　歯科衛生士／日本歯周病学会 準会員

萩原芳幸
1985年　日本大学歯学部 卒業
1993年　アメリカ合衆国 オハイオ州立大学歯学部イン
　　　　プラント部門 客員研究員（1995年4月まで）
2007年　日本大学准教授（職名変更により）

2015年　日本大学歯学部 診療教授
　歯学博士／日本体育協会公認スポーツデンティス
　ト／日本補綴歯科学会専門医・指導医／Academy of
　Osseointegration／

藤内 祝
1977年　明海大学 卒業
2006年　横浜市立大学大学院医学研究科 顎顔面口腔
　　　　機能制御学 教授
2016年　横浜市立大学 医学群長
　日本口腔腫瘍学会 理事長／日本頭頸部癌学会 理事
　／日本ハイパーサーミア学会 理事

藤岡伸欣
1983年　群馬大学医学部 卒業
1993年　とつか眼科 開業
　日本眼科学会 眼科専門医

三辺正人
1981年　神奈川歯科大学 卒業
1994年　文教通り歯科クリニック院長
2014年　神奈川歯科大学大学院歯学研究科歯周病学分野 教授
　日本歯周病学会 常任理事・指導医・専門医／日本口腔
　検査学会 理事・認定医／日本糖尿病学会 会員／広島
　大学歯学部 客員教授

宮内里美
1997年　千葉県立衛生士短期大学 卒業
1997年　文教通り歯科クリニック 勤務
　日本歯周病学会認定歯科衛生士／千葉県糖尿病治養指導士

宮之原真由
2002年　鶴見大学歯学部歯学科 卒業
2009年　鶴見大学歯学部探索歯学講座 入局
　歯学博士／日本口腔衛生学会 認定医

村田貴俊
1993年　九州歯科大学歯学部歯学科 卒業
2011年　鶴見大学歯学部探索歯学講座 入局
　歯学博士／日本口腔衛生学会 認定医／歯科基礎医
　学会

矢島康治
2008年　北海道大学歯学部 卒業
2010年　横浜市立大学大学院医学研究科 顎顔面口腔
　　　　機能制御学
2014年　藤沢市民病院歯科口腔外科
　日本口腔外科学会 認定医／歯科医師臨床研修指導医

柳田 健
2013年　東北大学歯学部 卒業
2015年　横浜市立大学大学院医学研究科 顎顔面口腔
　　　　機能制御学講座 入局

山下博樹
1990年　昭和大学医学部 卒業
1990年　昭和大学藤が丘病院整形外科 入局
　日本整形外科学会 専門医・認定リウマチ医・認定
　スポーツ医／日本リウマチ学会 リウマチ専門医

山田秀則
1989年　鶴見大学歯学部歯学科 卒業
2010年　鶴見大学歯学部探索歯学講座 入局
　歯学博士／日本口腔衛生学会／日本公衆衛生学会／
　日本歯科医学教育学会／日本歯科医療管理学会

山本裕子
1999年　日本大学歯学部附属歯科衛生専門学校 卒業
1999年　医療法人社団オリエント後藤歯科医院 勤務
2015年　神奈川歯科大学短期大学部歯科衛生学科 講師
　歯学博士／歯科衛生士／日本歯周病学会認定歯科衛生士

吉川佳代子
2000年　実践女子大学生活科学部食生活科学科食物
　　　　科学専攻 卒業
2014年　海老名総合病院栄養科 勤務
　管理栄養士／NST 専門療法士／日本病態栄養学会
　評議員／病態栄養認定管理栄養士

吉巻友裕
2009年　日本大学歯学部 卒業
2015年　神奈川歯科大学口腔機能修復学講座歯周病
　　　　学分野 入局 大学院 助教
　歯学博士／日本歯周病学会 認定医

歯科と健康長寿
——虚弱老人にさせないために

　本章では、アクティブライフ実現に向けた健康維持・増進、疾病予防の総論的な概念を執筆いただいた。

　健康に長寿を迎えるには、誕生から生涯を見据えた健康の維持管理の方略が不可欠である。高齢者の疾病や機能障害に場当たり的に対処していては、健康寿命の延伸や健康格差の是正には繋がらない。

　大木先生には、ライフコースアプローチという新しく画期的な概念の特異性を先天的、遺伝的素因に加え、後天的エピジェネティクス（遺伝子発現の修飾）の事象についても生活習慣と合わせて紹介いただいた。従来の予防医学では人生の疾病イベントの前後でしか対応できなかった。さらなる先手予防医療や今後の対策の可能性についても参考にされたい。

　飯島先生には、高齢者が虚弱になっていく過程の科学的な解説と、包括的なフレイル予防を考えるうえでの口腔機能低下（オーラルフレイル）という新概念について執筆いただいた。

　花田先生からは、栄養・運動・休養・歯の健康という４つの健康増進に向けた領域に関して、ライフコースアプローチという全体概念に基づき、歯科が注目しているフレイル予防のための歯科医学的介入、オーラルフレイル回避の方略について解説いただく。

（武内博朗）

1 ライフコースアプローチ ——人生を通して健康を考える

石川県立看護大学　健康科学講座
大木秀一

 はじめに

非感染性疾患（Non Communicable Diseases：NCDs）の疫学におけるライフコースアプローチでは、出生コホート（ある一定期間内に生まれた人口集団）により人生の流れや世代間を通じての健康、疾病に対する社会的、行動的、生物的要因が相互に連鎖・蓄積される状態を、マクロ・ミクロの両面から検証する。ライフコースアプローチが注目されているのは、成人期以降に発症するNCDsに対して、人生初期の生物的・社会的要因が予想以上に強く関与していることが次第にあきらかになってきたためである。その背景には、成人病胎児期起源仮説を踏まえたDOHaD（Developmental Origins of Health and Diseases）仮説、それを支えるエピジェネティクス研究（DNA塩基配列の変化を伴わない遺伝子発現の制御機構に関する研究）、および健康の社会的決定要因の関与とその機序を解明する社会疫学など、関連諸領域のここ20年における発展が挙げられる。

成人期以降に発症するNCDsの予防対策は、いまやWHOの最優先課題の一つである。国内でも健康日本21（第二次）において、健康寿命の延伸と健康格差の是正を目標としており、その柱の一つがNCDs予防である。

まず、ライフコースアプローチという用語の意味を説明したうえで今日的な意義を解説する。発達や加齢に関するライフコース研究は、社会学や心理学などでは歴史が古い。医学、とくに疫学・予防医学の領域でライフコースの考え方が取り入れられたのは、1990年代後半と比較的最近のことである。

疫学は「明確に定義づけられた集団に対して、健康にかかわる事象の頻度と分布を記述し、さらに健康にかかわる要因を特定し、これを健康増進に応用する」学問である。これは、集団レベルで人間を観察すると、疾患に罹りやすい集団と、そうでない（健康を維持できる）集団があり、これを規定するさまざまな要因があるという考えに基づいている。

本項では、疫学におけるライフコースアプローチについて総論的な解説をするが、歯科口腔領域でも十分に応用可能な概念である。

 ライフコースアプローチとは

1. ライフコース疫学の定義

ライフコースは人生そのものではない。ライフコースというのは、年齢によって区分された生涯期間を通じての複数の軌道にみられる一定のパターンである。たとえば、健康状態の推移には多くの人が辿る軌道もあれば、そうでないものもある。しかし、そのなかには一定の頻度で出現する複数の軌道があり、これをライフコースのパターンとして観察できる。

英国のKuhらにより「慢性疾患疫学のライフコースアプローチ」が成書として世に出たのは、1997年である。その後、2002〜2003年にかけて主要な概念モデルが提示され、基本用語が定義づけされた。疫学におけるライフコースアプローチの定義は何度か修正を加え「人生を通じての、そして世代を超えての、（遺伝要因を含めた）生物的要因、行動的要因、社会的要因が健康に対して、累積・相互作用しながら与える影響を探求するアプローチ」としている。

2. なぜライフコースの視点が有用か

WHOによる健康の定義では、健康を身体的、精神的、社会的に良好な「状態」として静的にとらえるが、現実には、健康とはより動的なものである。つまり、過去の健康状態が現在の健康状態

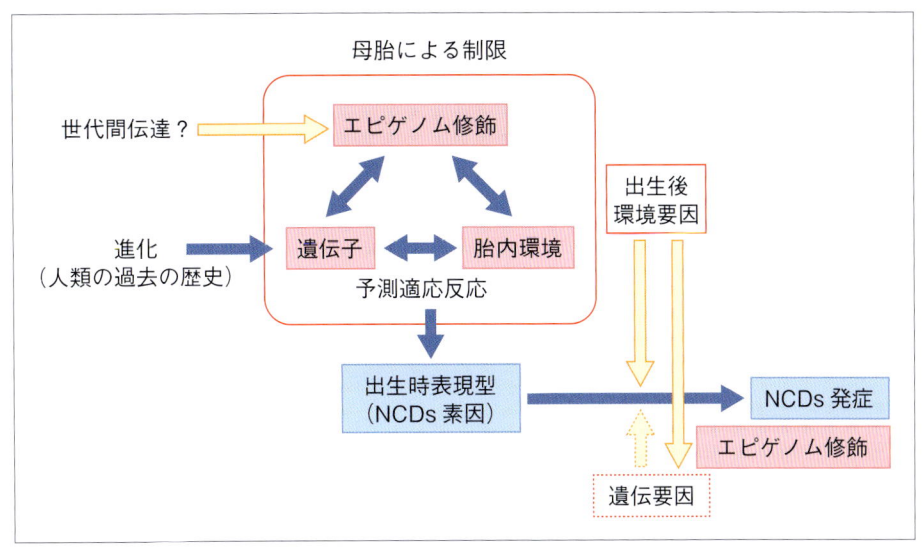

図❶　DOHaD 概念を表す模式図

に絶えず影響しながら、さまざまなパターンを描くものである。この点で、ライフコースの視点は今日的な健康観からも有用だといえる。

ライフコース疫学誕生の背景

1．NCDs 予防に対する従来の対策の限界

　20世紀後半に進展を遂げた、NCDs に対する成人期リスク因子モデル、つまり生活習慣リスク因子の探索と健康教育による行動変容に基づく NCDs 発症予防は、一定の成果を収めたが、その限界も指摘されている。それは主に以下の2点である。

　第一に、成人期のリスク因子の改善を中心とするため、人生初期および小児期のリスク因子の改善が十分に考慮されていない点、第二に個人レベルでのリスク因子の改善を中心とするため、集団レベルでの環境整備などが十分に検討されてこなかった点である。

2．DOHaD 仮説とエピジェネティクス

　1980年代後半から1990年代前半に入り、Barker による成人病胎児期起源仮説が提唱された。英国において1990年代初頭の乳児死亡率とおよそ70年後の冠動脈疾患死亡率の間に、地理的な相関が認められたという疫学研究に端を発し、妊娠期の低栄養が冠動脈疾患のリスクとなり得ることが疫学的に示された。その後、低出生体重児（妊娠期の低栄養）と II 型糖尿病などさまざまな NCDs、さらには統合失調症のような精神疾患との関係があきらかとなる。この仮説は、その後多くの疫学研究・動物実験により検証され、DOHaD 仮説へ

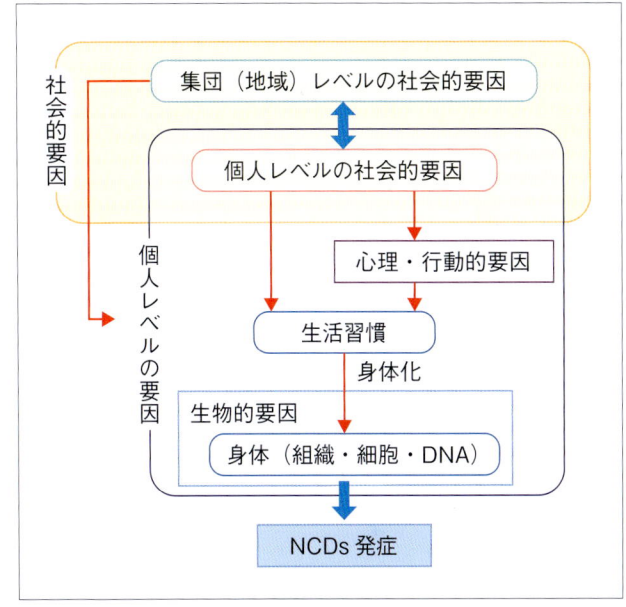

図❷　健康の生物・心理・社会的重層構造モデル

と発展する。

　図❶に示すように、その本態は人生初期のエピジェネティックな変化とそれに基づくプログラミングである。胎児期の環境を手がかりに、エピジェネティックな遺伝子制御機構が生じ、出生時の表現型が決定する。これ自体は進化の途上で獲得した遺伝子の発現に対する正常の適応である。出生後の環境が胎児期の環境とマッチしていれば健康を維持できるが、たとえば胎児期の栄養不足に対する出生後の栄養過多などのミスマッチが起きれば、NCDs 発症のリスクが上昇する。

3．健康の社会的決定要因

　同時期に、健康格差を生み出す社会的決定要因を疫学的に研究する社会疫学の考え方が急進展する。図❷に示すように、社会疫学では生物・心理・

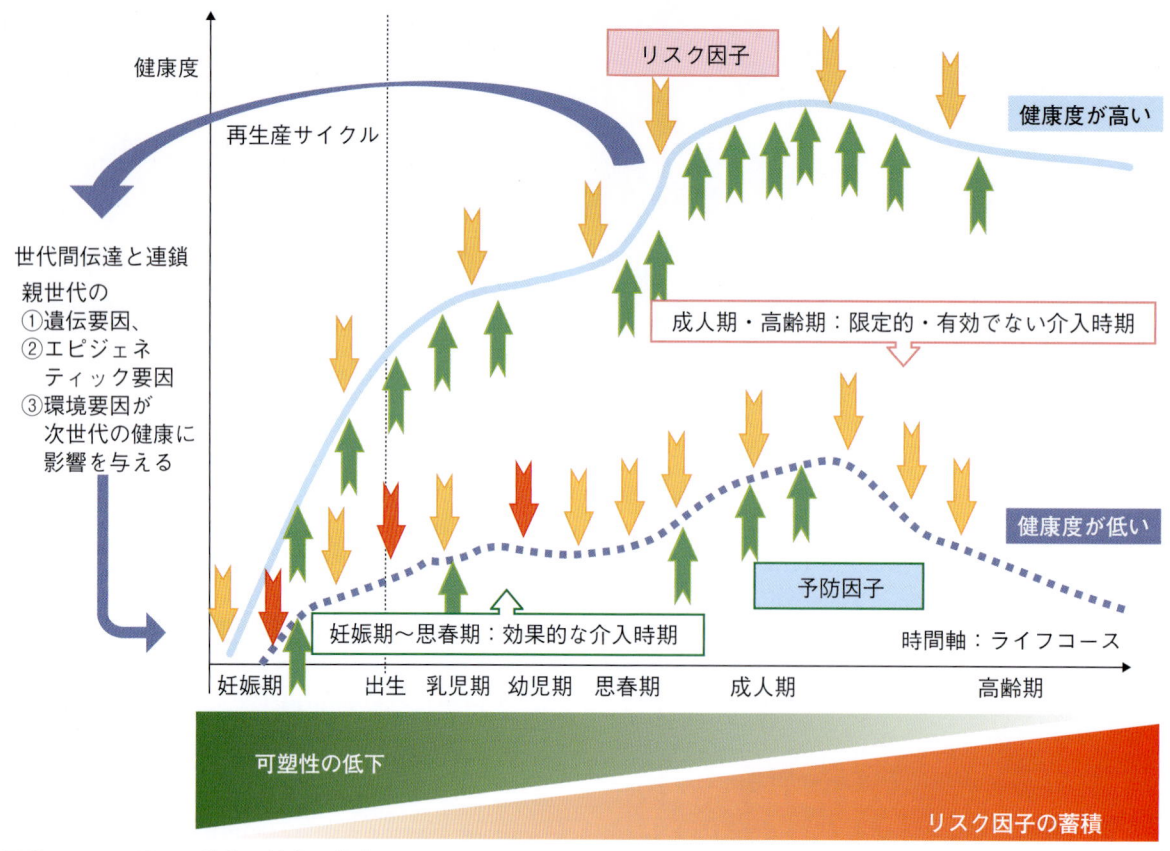

図❸　リスク因子の蓄積と健康の軌道を示す模式図

図中のラベル：

健康度

再生産サイクル

世代間伝達と連鎖
親世代の
①遺伝要因、
②エピジェネ
ティック要因
③環境要因が
次世代の健康に
影響を与える

リスク因子

健康度が高い

成人期・高齢期：限定的・有効でない介入時期

予防因子

妊娠期〜思春期：効果的な介入時期

健康度が低い

時間軸：ライフコース

妊娠期　出生　乳児期　幼児期　思春期　成人期　高齢期

可塑性の低下

リスク因子の蓄積

社会モデルを前提とし、マクロからミクロまでの重層的な要因を生態学的に考える。

　WHO でも「健康の社会的決定要因」を重視し、1998年以降の一連の報告書のなかで、とくに人生初期の条件の重要性を強調している。これは成人病胎児期起源仮説／DOHaD 仮説を反映したものである。

ライフコースアプローチの概要

1．ライフコースアプローチの特徴

　疫学分野でのライフコースアプローチが社会学や心理学などのそれと異なるのは、「リスク因子への曝露」「因果推論」などの疫学的基本概念を、人生という時間軸、生物・心理・社会モデル、生態学的重層構造のなかで検証する点である。

　その中心をなす考え方が、①人生における出来事、ある段階から次の段階への移行、現在から将来に向けて人が辿る方向（軌道）の時間軸概念と、②人生初期からのリスク因子の蓄積による成人期以降の健康事象への影響である。

　通常の追跡調査とは異なり、リスク因子間の相互関係を重視したモデルを構築し、データを収集・解析する。

2．ライフコースアプローチの基本概念

　全体的な考え方を図❸に示す。

1）時間の流れ

　人生の側面には長期的な見通しや流れがある。たとえば、社会的立場でいえば就学、就職、結婚などである。そのなかで、ある段階から次の段階への移行が起きる。仕事に関しては、就職、昇進または失業、退職などである。人生のさまざまな段階において個人が移行していけば、その相対的位置は多様に変化する。しかし、集団レベルで観察すると、いくつかの典型的なパターンが一定の頻度で出現する。これは生物学的な発達・加齢についてもいえる。

2）リスク因子が作用する時期

　リスク因子は人生のすべての時期において同じ効果をもたらすわけではない。曝露が決定的な影響を及ぼす時期を、臨界期という。成人病胎児期

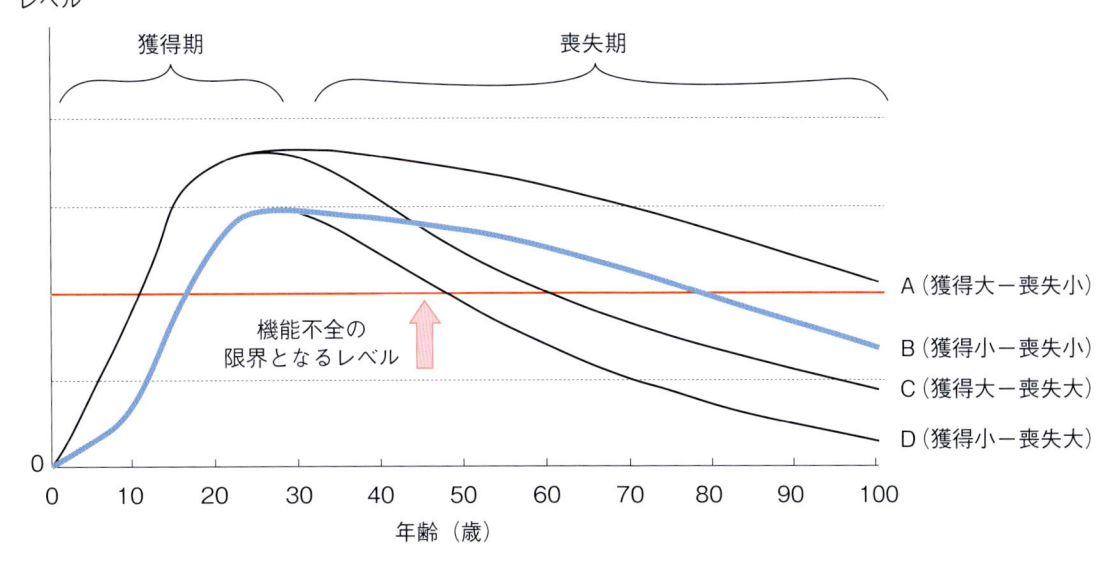

身体機能の
レベル

獲得期　　　　　　　　　　　　喪失期

機能不全の
限界となるレベル

A（獲得大－喪失小）

B（獲得小－喪失小）

C（獲得大－喪失大）

D（獲得小－喪失大）

0　　10　20　30　40　50　60　70　80　90　100

年齢（歳）

図❹　身体機能の獲得期－喪失期モデル（参考文献[2]より引用改変）

起源仮説は胎児期が臨界期であることを前提としている。DOHaD においても人生の初期1,000日（受精〜2歳）など、人生早期の環境要因とそのエピゲノム修飾を重視する。身体機能の獲得という考え方においては思春期までにいかに良好に成長・発達を遂げたかが重要である。

ある時期では強い影響をもつが、その時期以外では影響が弱まる場合を感受期という。たとえば、親の離婚や死別が幼少時に起きるか成人期以降で起きるかで、その影響は異なる。

3．リスク因子が作用するメカニズム

曝露と疾患の関係にはさまざまな要因が介在し（介在因子）、場合によっては曝露と疾患の関係を変更する（修飾因子）。このなかには、遺伝要因と環境要因、および両者の交互作用も含まれる。疾病予防にはリスク因子だけでなく、介在因子や修飾因子の探索も重要となる。

リスク因子の影響は個人によって同じではない。仮に、集団レベルでリスク因子と疾患に強い関係が認められても、曝露後の変化にはさまざまな程度の可塑性がある。不利な状況に対して、ポジティブに適応する場合を回復能力、ネガティブに適応する場合を脆弱性という。人間がもつさまざまな内因性の適応能力のメカニズムを解明することは、重要な課題である。

4．ライフコースアプローチにおける概念モデル

1）獲得期－喪失期モデル

多くの身体機能は人生早期に獲得され、成人期以降に喪失する。図❹に示すように、獲得期・喪失期の条件が良好か不良かで、身体機能の推移あるいは加齢現象はA〜Dの4通りに大別される。

高齢期に身体機能を維持するには、成人期以降の機能の喪失が小さいだけでなく、それ以前に十分に機能を獲得している必要がある（A）。高齢期に身体機能が低下している場合としては3つのパターンが考えられる。獲得期に十分に機能を獲得しておらず、しかも成人期以降に機能の喪失が大きければ高齢期の身体機能は大きく低下する（D）。また、獲得期に十分に機能を獲得していても、成人期以降の喪失が大きい（C）、逆に成人期以降の機能の喪失は普通でも獲得期に機能を十分に獲得していない（B）パターンも想定し得る。もちろんこれはモデルであり、実際はより複雑であることはいうまでもない。身体機能獲得に関する人生早期の要因を解明し介入することも、ライフコースアプローチの目標である。

2）リスクの蓄積モデル

ライフコースにおける基本的な因果モデルは臨界期・感受期を含むか否か、リスクが蓄積（独立した蓄積と複合的な蓄積）するか連鎖（前の要因

が次の要因に影響）するかで区別される。ただし、すべてのモデルは広義には蓄積モデルとみなせる。たとえば、胎内での低栄養あるいは低出生体重が臨界期として NCDs の素因を形成するとしても、母親世代の SES（Socioeconomic Status：社会経済的地位）が低い場合には低出生体重児が生まれやすく、結局は前世代からのリスクの蓄積とみなせるからである。また、リスクの連鎖という場合でも、複数のリスクが関連し合い蓄積していることには変わりない。

　理論モデルは相互排他的ではない。どのモデルにおいてもリスク因子が作用する時期、そして長さと強さが重要である。従来のライフステージに応じて個別に検討されてきた NCDs のリスク因子を、人生の流れのなかで包括的に検証するモデルである。モデルに照らし合わせながら従来の知見を整理することが有意義である。

 ## その他の主要なテーマ

1．リスクの世代間伝達・世代間連鎖

　遺伝要因（遺伝子）は世代間で伝達する代表的なリスク因子である。しかし、遺伝要因以外でも、エピゲノム変化が2〜3世代先まで継承され得ることがわかってきた。

　環境要因に関しても、たとえば DOHaD 仮説によれば若い女性の無理な減量や喫煙は本人自身の健康を害するだけでなく、低出生体重児の出産を通じて次世代に長期的な負の影響を及ぼす。

　集団レベルでも「社会格差が遺伝する」と比喩されるように、SES をはじめとする社会環境は個人レベルでも集団レベルでも、親世代から子世代に受け継がれやすい。親世代・幼少期からのSES が NCDs のリスク因子であることを考えれば、成人期に入ってから特定健診・保健指導などで NCDs の予防的介入を行っても限局的な効果しか期待できないことは自明である。

2．コホート分析

　長期的なデータをもとに、加齢による影響（年齢効果：age effect）、時代による影響（時代効果：period effect）および世代差による影響（世代

効果：cohort effect）を分離するのがコホート分析である。発達・加齢に伴う健康を考える場合には実年齢が何歳かということだけではなく、いつどのような時代に生まれたかが重要である。コホートを用いて長期縦断データでリスク因子を考える場合に、社会文化的な背景を無視し得ない。

3．ライフコース家系研究

　従来、人類遺伝学で多用されてきた家系研究（同胞研究・双生児研究・養子研究など）が新たな注目を集めている。とくに、ヒトの場合、ゲノムの等しい個体は一卵性多胎以外には存在しない。ある疾患（あるいは表現型）が不一致の一卵性双生児の研究は、疾患に対する環境要因の影響、エピゲノム修飾の差異を検出し得る唯一の方法である。

4．データベースの構築

　英国がこの分野の主導的な立場をとった理由として、1946年をはじめとする出生年の異なる複数の大規模出生コホートからの豊富なライフコースデータの蓄積が挙げられる。新たに大規模な出生コホートを構築するには多額の予算と学際的な組織体制が必要である。また、ライフコースをたどるには膨大な時間が必要になる。国内独自の知見を集積するには、この種の出生コホートの構築を目指しつつも、既存データを有効に活用する必要がある。

　たとえば、妊娠期から小児期のデータ収集と分析は母子健康手帳や学校の健康診断票などの記録を用いた歴史的コホート研究を実施し、それと同時に同じ対象に前向きコホート研究を組み合わせれば、比較的効率よくデータを収集できる。あるいは、過去に実施した調査協力者に再度コンタクトをとる方法もある。国内では実施が難しいが、海外では出生コホートを含む各種データのレコードリンケージ（個人識別情報を用いて複数の記録を連結させる手法）が多数試みられている。

 ## ライフコースアプローチの展望

　近年のライフコースアプローチ研究では、分子遺伝学、ゲノミクス（ゲノムと遺伝子に関する研究分野）だけでなく、エピジェネティクス、バイ

オマーカー（生体内の生物学的変化を定量的に把握するための指標となる物質）探索など、疫学との結びつきが比較的限定されていた領域と、積極的な融合が試みられている 。

また、環境疫学分野を中心に、生涯を通じてのあらゆる曝露の全体像を、最新の測定機器や測定技術を駆使して、客観的曝露指標として獲得し、解析する手法の開発に、期待が高まっている。

従来では難しかった、社会環境の生物学的影響を調べる研究が進んでいる。その本態には、視床下部一下垂体一副腎系、自律神経系、免疫系などが関与すると想定されている。

 ## ライフコースアプローチ研究の課題

以上で述べてきたように、ライフコース疫学の定義と考え方は明確である。しかし、研究の実現には多くの課題を伴う。まず、妊娠期から人生を通じてのリスク因子のデータを、短期間で入手することは容易でない。また、社会的要因と生物的要因の双方を総合的に検討するということは、必然的に社会科学と自然科学を含む学際的な研究にならざるを得ない。マクロレベルでの社会環境要因（社会的決定要因）が重視される一方、DNAあるいはエピゲノムなどミクロレベルの研究成果が進んでいる。両者を直接結びつける方法論、ないし理論的基盤は十分とはいえない。

こうした上位の課題に加えて、実際に研究を進める場合にも、①調査対象（出生コホートの設計、地域差、時代差など）、②測定方法（測定者、測定項目、測定間隔など）、③統計解析手法、などの問題がある。

コホート追跡中に、曝露や疾患の定義、測定方法・測定技術が大きく変化する可能性がある。また、時代背景の違いをどのように勘案するかという問題が生じる。人生初期の予防的介入効果を評価するのは次世代（少なくとも数十年後）のこと

になる。

現状では、疫学、あるいは公衆衛生学におけるライフコース研究は、①ライフコースの視点からの従来の知見の統合化あるいはその必要性の提唱、②概念モデル・理論モデルの構築、③限定された年齢層での研究などが中心となっている。

 ## おわりに

いままでさまざまな分野で個別に蓄積されてきた知見が、ライフコースというキーワードのもとに集積され、新たな知見が急速に増えている。従来は接点の少なかった NCDs に対する社会的要因と、生物的要因が統合されつつあることの意義は大きい。人生初期の介入プログラムにより、成人期の健康状態を実質的に改善する効果がみられたとする報告も出つつある。

多くの研究が示すとおり、歯科口腔領域の健康は全身の健康と密接に関係する。そして、人生を通しての予防が最も効果的な領域の一つでもある。大規模出生コホートの構築を前面に押し出すと、巨大なプロジェクトの立ち上げが必要に思うかもしれないが、実際はライフステージごとに検討されてきた従来の方法論にライフコースの考え方を取り入れた議論をするだけでも有意義である。その際、健康を扱うさまざまな領域、さらには利害関係者を交えた議論が有効であることは、いうまでもない。

ライフコースを視野に入れたアプローチは、従来の疾病予防概念に根本的な発想の転換を迫るものであり、新たな政策提言に繋がるといえる。

【参考文献】

1）大木秀一：ライフコース疫学．実験医学, 33（7）: 184-189, 2015.
2）Kuh D, et al.: A Life Course Approach to Healthy Ageing. Oxforf, 2014.
3）Hanson MA, Gluckman PD: Developmental origins of health and disease –Global public health implications. Best Pract Res Clin Obstet Gynaecol. 29（1）: 24-31, 2014.

2 オーラルフレイルから考える 健康寿命延伸

東京大学　高齢社会総合研究機構
飯島勝矢

新概念「フレイル」を軸とした パラダイム転換

わが国においては世界に例のない少子高齢化が進んでおり、こうした急激な人口構成の変化に対応し、医療／介護を含む社会保障・居住環境・社会的インフラ・就業形態をはじめとした、社会システム全体を組み替える必要性に迫られている。すなわち、高齢者の健康寿命を延伸し、経済活動・地域活動への参加を促すことによって、高齢者も「社会の支え手」とする新しい社会システムを追い求める必要がある。

ヒトは加齢が進むに従って徐々に心身の機能が低下し、日常生活活動や自立度の低下を経て、要介護の状態に陥っていく。一般的に、この心身機能の（平均値を超えた）著明な低下を示す者を「虚弱（frailty）」と呼んでおり、要介護の原因として非常に重要であり、複数の要因によって要介護状態に至る病態と考えられている。2014年、われわれ日本老年医学会は、全国民への予防意識を高めるために、「虚弱」のことを「フレイル」と呼

ぶことを提唱した（図❶）。この新概念フレイルを説明するには、次の3つの要素が不可欠である。

①健康な状態と要介護状態の中間地点
②しかるべき適切な介入により機能（予備能力・残存機能）を戻すことができる、いわゆる可逆性がある時期
③図❶でフレイルの多面性に示すように、骨格筋を中心とした「身体の虚弱（フィジカル・フレイル）」だけではなく、「こころ／認知の虚弱（メンタル／コグニティブ・フレイル）」、および「社会性の虚弱（ソーシャル・フレイル）」が存在することから[1]、フレイルは多面的であるといえる

Friedらにより、サルコペニア（筋肉減弱症）を中心とする虚弱サイクルが示されている[2]。サルコペニアが若干進行すると安静時代謝が減り、消費エネルギーも減ることから、食欲（食事摂取量）の低下に傾き、そして低栄養や体重減少に陥っていき、次なるサルコペニアの進行を促すという、負の連鎖を示している。そこに、社会的問題（独居、

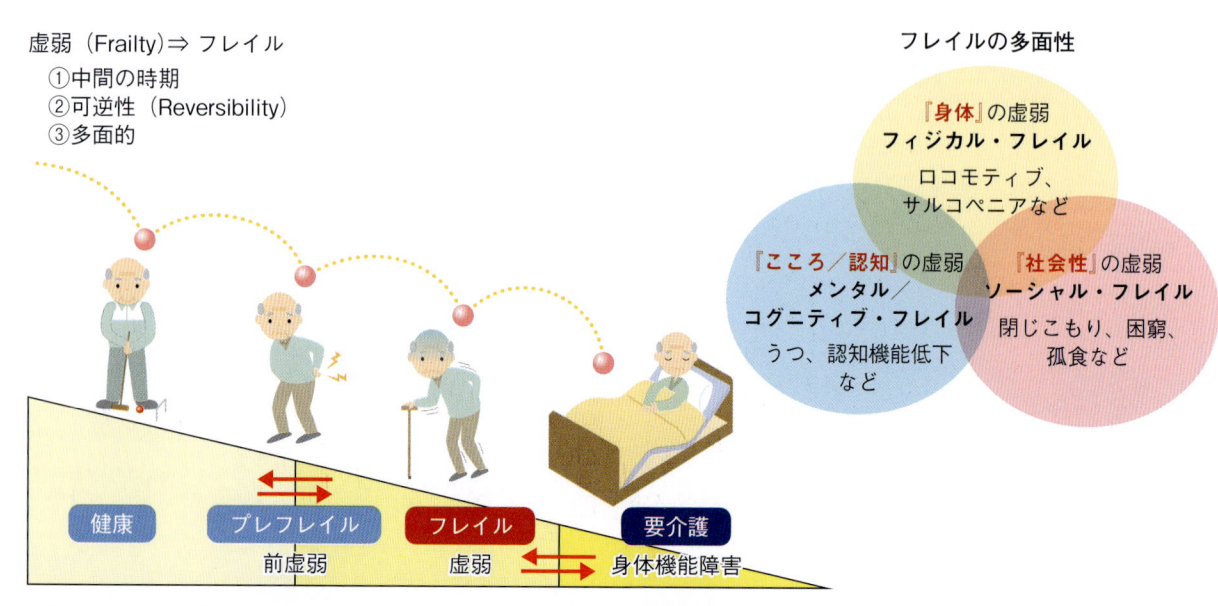

図❶　フレイルの概念と多面性（東京大学 高齢社会総合研究機構・飯島勝矢：作図　フレイル予防ハンドブックから引用改変）

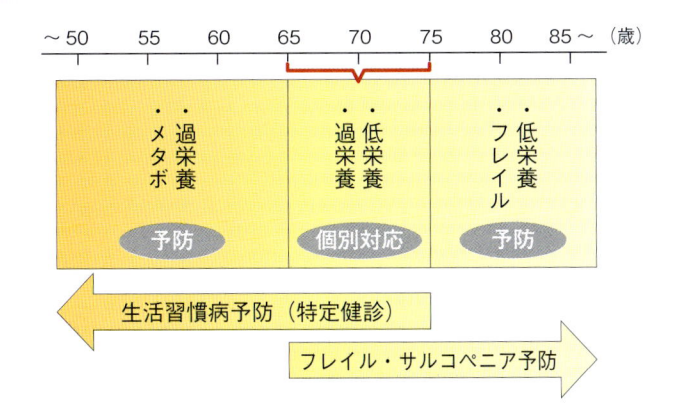

図❷　年齢別栄養管理のギアチェンジ。メタボ（過栄養）予防からフレイル（低栄養）予防への切り替えが重要な鍵となる（東京大学 高齢社会総合研究機構・飯島勝矢作図より引用改変）

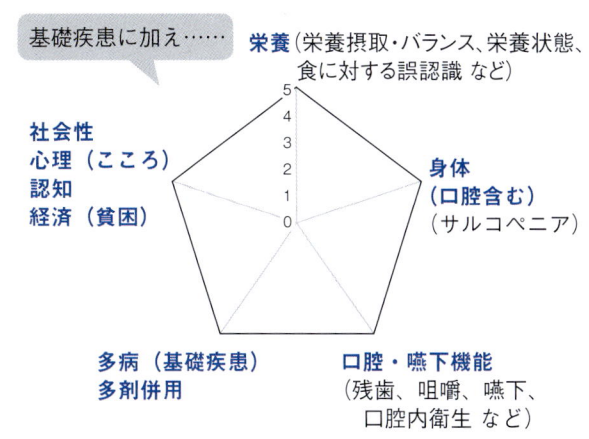

図❸　高齢者の「食力」を下支えしているさまざまな要素（東京大学 高齢社会総合研究機構・飯島より引用改変）

閉じこもり、貧困など）や、精神心理的問題（認知機能障害や抑うつなど）も大きくかかわってくる。この負の連鎖をいかに早期から断ち切れるのかが大きな課題である。

　このフレイルという概念を踏まえ、いま改めて従来の健康増進〜介護予防施策を原点（とくにその効果検証の視点）から見つめ直し、さらに新たな風を入れることが必要である。そこで全国民への予防意識を高めるため、2014年にフレイル概念が打ち出され、徐々に考え方の幅が広くなってきている。健康寿命の延伸が叫ばれているなか、専門職および行政、そして国民すべてがこのフレイル対策の趣旨をしっかりと理解したうえで、パラダイム転換が強く求められている。

■ 加齢と「食力」：食の向上から健康長寿を再考する

　「食」は人間が生きていくための原点である。さらに、われわれ人間の長いライフステージのなかでも、さまざまな場面で食にかかわる要素と向き合っていかなければならない。妊婦（胎児期）の栄養管理の問題、低体重児の問題、小児肥満の問題、中年層（前期高齢期も一部含む）までのメタボリックシンドローム（以下メタボ）の問題、そして高齢期（とくに後期高齢期）の課題である低栄養管理の問題など、歳を重ねながら常に食からみた栄養の課題と背中合わせの状態にいる。

　そのなかで、国民、とくに高齢者の食事摂取に対する認識はどこにあるのか。どのような高齢者に、生活習慣病を管理するためのカロリー制限や塩分制限を行うのか。一方で、従来のメタボ概念（言い換えればカロリー制限の意味にもなる）はどの時期からどう切り替えるべきなのか（図❷）。この考え方のギアチェンジ（スイッチング）は、今後フレイル対策を進めるなかで、非常に重要な鍵となる。

　すなわち、地域ごとの従来の介護予防事業をいままで以上に底上げし、さらに専門職の支援活動（栄養、口腔、服薬など）に加えて、国民目線での活動（自助・共助・互助）を軸とする街づくりが必要である。そのなかで、「しっかり噛んでしっかり食べる」という原点を国民一人ひとりが改めて自分のこととして認識し、大きな国民運動にまで発展させて、最終的には包括的な介護予防などの施策改善に資する流れに繋げたい。

　高齢者の食の安定性、つまり「食力（しょくりき）」がどのような要素によって下支えされているのかを再考してみよう。図❸に示すように、残存歯数や咀嚼力、嚥下機能、咬合支持も含めた歯科口腔機能は最も重要であると同時に、複数の基礎疾患（多病）による多剤併用（polypharmacy）は、知らないうちに食欲減退に繋がる危険性も高い。また、口腔を含む全身のサルコペニアの問題、さらには栄養（栄養摂取バランスの偏りだけではなく、食に対する誤認識も含まれる）などの要素も関与が大きい。そして、それら以上に重要な要素が「社会や人との繋がり、生活の広がりを象徴する社会性・ライフイベント、うつなどの精神心理面・認知機能や経済的問題」などの要素である。

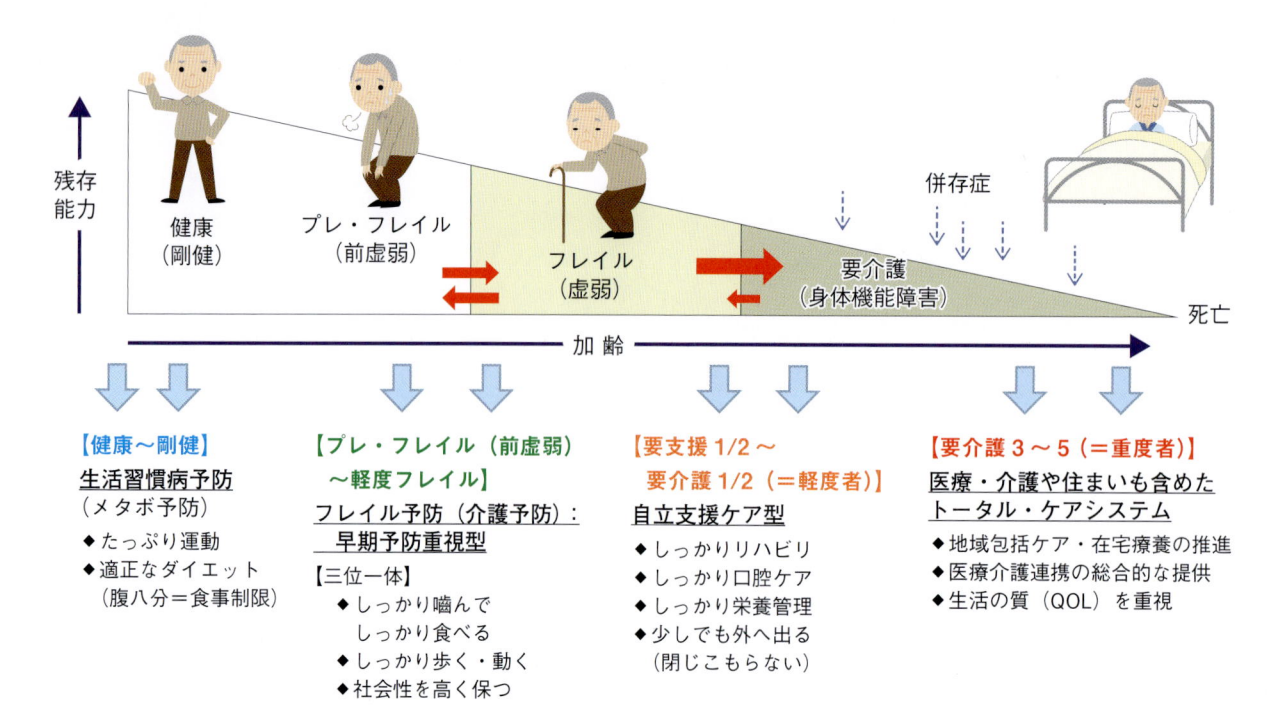

図❹　フレイルモデルにおける４つのフェーズからみた「一連のアプローチ施策」（東京大学 高齢社会総合研究機構・飯島作図より引用改変）

当然、そのなかには孤食か共食かなどの食環境も含まれる。

　以上のように、「高齢者の食力」を考え直してみると、高齢者が低栄養に傾いてしまう原因は多岐にわたる。

フレイルモデルにおける４つのフェーズからみた一連のアプローチ施策

　どのような高齢者像を追い求め、社会システムや街づくりを展望するのか。また、医療提供側として、どのようなサポートが求められているだろうか。

　まず、元気でできるかぎり自立し続けるためには、生活習慣病への一次予防対策が第一であることはいうまでもない。次に必要なのが、フレイル予防（介護予防含む）である。健康寿命をより延伸するためには「生活する力」、つまり「食べる、動く、出かける」といった原点ともいうべき力を維持できるような、有効な予防政策をとる必要がある。

　多面的なフレイルをイメージしながら、フレイルモデルにおける４つのフェーズからみた「一連のアプローチ施策」を図❹に示す。

　まず、「健康〜剛健」とされる状態では生活習慣病予防を厳格に行うこと。しかし、後期高齢者（もしくは70歳以上）のなかでまだ体重を２〜３kg減量しなければならないと常に考えている人も決して少なくはない。もちろん、適度な運動や身体活動を継続していくことは必須であるが、メタボ予防のための適正なカロリー制限を図るべきはどのような人なのか。一方、メタボ概念から脱却しなければならないのはどのような人なのか。非常にわかりにくい現状がある。65〜74歳の前期高齢者の時期は、その考え方の移行期であり、個別対応が大きく求められる。

　次に、「フレイル（虚弱）」の時期にもかなり幅がある。とくに重要なポイントなのが、国民に「プレフレイル（前虚弱状態）」をいかにわかりやすく見える化し、早めの気づきを与えることができるのかということである。このプレフレイルは簡単にいえば、生活に困っていないが、いわれてみると自分も感じている「些細な衰え」の時期なのかもしれない。そのアプローチ法として、「①しっかり噛んでしっかり食べる、②しっかり歩く（運動する）、③社会性を高く保つ（閉じこもらない・社会参加・社会貢献）」という３つの柱（三位一体）による早期予防重視型システムをいかに地域で展開していくかがポイントである。

　そして、要介護に入ってしまう前後、いわゆる「要支援1/2〜要介護1/2（＝軽度者）」においては、しっかりリハビリ、しっかり口腔ケア、しっかり

栄養管理を行い、さらには閉じこもらずに少しでも外へ出るという、こだわった自立支援ケア型が必要である。

最後に、「要介護（身体機能障害）」の時期においては、医療・介護や住まいも含めたトータル・ケアシステムの構築が求められる。それは各地域の事情・特性を十分踏まえたうえでの地域包括ケアシステムの構築で、生活の質（QOL）を重視した、在宅医療介護連携による総合的なサービス提供が求められる。また、最期まで口から食べてもらえるようにという、専門職チームの「こだわり」も、改めて求められている。

大規模高齢者フレイル予防研究「柏スタディー」の狙い

フレイルの最たる要因であるサルコペニアの発症・進行において、とくに栄養（食と口腔）や社会性などの要素が初期の変化にどのようにかかわるのか、われわれは千葉県柏市をフィールドとする「柏スタディー」（大規模高齢者虚弱予防研究：自立〜要支援を対象、平均年齢73歳）を展開した。これは、サルコペニアの視点を軸に、「些細な老いの徴候」を多角的側面から評価する形で推し進め、最終的に「市民により早期の気づきを与えることによって自分事化させ、どのように意識変容〜行動変容させ得るのか」という着眼点から出発した[1]。そこでは、心身状態への精緻な学術的評価アプローチは必須であるのはもちろん、一方で、国民自身が意識変容、そして行動変容へと移り変わりやすくするための簡便なスクリーニング指標を確立することも必須条件である。言い換えれば、国民自身が「しっかり噛んでしっかり食べ、しっかり動く、そして社会性を高く保つ」という基本的な概念を改めて再認識し、早期からのリテラシー向上を達成できるのかが最も重要である。

柏スタディーでは、歯科口腔機能も含めて多岐にわたる調査項目を測定した。詳細なデータは割愛するが、加齢変化という視点では、男女ともに残存歯数が著明に加齢変化に影響し、続いて義歯装着（下顎）の有無、オーラルディアドコキネシス（パタカ：滑舌を意味する巧緻性）、ガム咀

嚼（総合咀嚼力）、舌圧などが加齢変化を示した[1]。さらに、これらの評価項目はサルコペニアの有無で分けた3群（健常群、サルコペニア予備群、サルコペニア群）比較で有意に低値になっていった。また、口腔機能低下とさまざまな身体の機能低下や食の偏りと強く関連していた。

社会性も包含する「食」の意義を再考する

まずは、高齢者における「食べること」の意義を改めて考えてみると、食はまさに楽しみや生きがいであり、入院中や施設入所の高齢者が楽しみにしているものの第1位は食事であるとの結果が報告されている。さらに、食べることに伴う生活行為には、高齢者と家族・近隣の人々との「ソーシャルネットワーク、すなわち双方向のコミュニケーション」も大きくかかわる。柏スタディーの解析では、ソーシャル・フレイルにも注目し、解析している。少なくとも1日のなかで1回は誰かと食事をする集団（共食）よりも、いつも独りで食べている集団（孤食）のほうが、うつ傾向が約4倍と非常に高く、さらにはその孤食に加え、ソーシャルネットワークの欠如が並行して認められた[3]。なかでも「同居家族がいるにもかかわらずいつも孤食」という高齢者も決して少なくなく、彼らはうつ傾向だけではなく、栄養状態や食品摂取多様性の低下、歩行速度などの身体能力や咀嚼力なども低下しているという結果であった。すなわち、「独居」であることよりも、むしろ「孤食」であるほうがリスクであった[1,3]。

高齢者の生活様式や食生活のスタイルは、急速な高齢化に伴い変化してきている。そこには社会的要因や精神身体的要因なども強く密接に関連しており、早期からのフレイル予防を達成するためには、多面的なフレイルを視野に入れたうえでの「健全な食生活の在り方」を考える必要がある。

オーラルフレイルから何を狙うのか

早期からの包括的予防が求められるなか、歯科口腔機能の維持〜向上は必要不可欠である。そこでわれわれは、高齢者の「栄養（食／歯科口腔）」

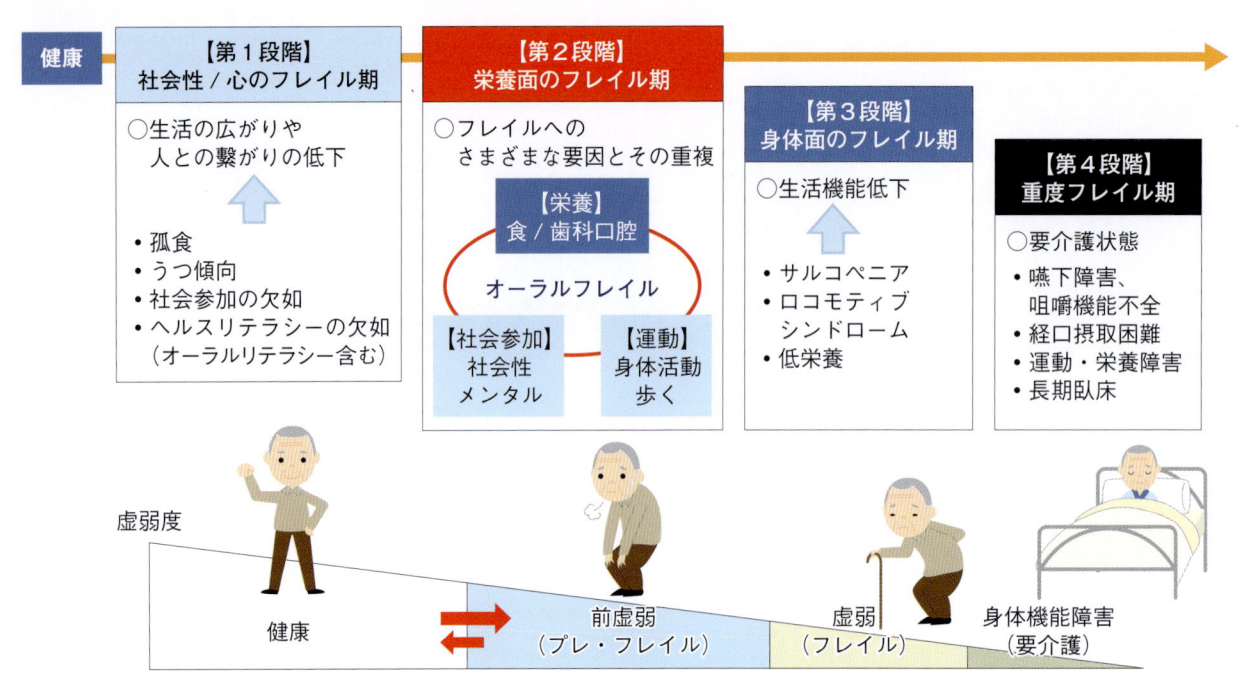

図❺ 栄養（食／歯科口腔）からみたフレイル化〜フレイル（虚弱）の主な要因とその重複に対する早期の気づきへ〜（厚生労働科学研究費補助金［長寿科学総合研究事業］：平成26年度報告書より引用改変）

から考えるフレイルのフロー概念図を構築した（図❺、❻）[1, 4]。これはフレイルの主な要因（とくに些細な衰え）とその重複によるリスク、さらにはそれに対する早期の気づきの重要性を示したものである。

とくに初期の変化（第1段階）として、人との繋がりの低下や孤食などの社会性の低下から始まり、心理の問題にもかかわる。口腔に関するヘルスリテラシーの欠如も上流の段階では大きな要因である。さらに第2段階として栄養面のフレイル期を設定し、そのなかでも歯科口腔機能における軽微な衰え（滑舌の低下、食べこぼし・わずかのむせ、噛めない食品が増える、など）をあえて見える化し、「オーラルフレイル」として、身体への大きな虚弱化（フレイル化）への入り口であることを強調した。その段階を軽視し見逃してしまうと、徐々に不可逆的な身体面のフレイル期（第3段階：顕著なサルコペニア・ロコモティブシンドローム・低栄養など）に移り変わっていく。

前述した柏スタディーにおいて、この軽微な口腔機能の衰え（①滑舌の低下：オーラルディアドコキネシス／Ta／< 6.0（回／秒）、②お茶や汁物などでのむせ、③さきいか・たくあんくらいの硬さの食べ物が噛めない）の3項目のうち、2項

目以上該当の場合をオーラルフレイルと仮に定義すると、柏スタディー対象者のなかではオーラルフレイルは18％、そしてプレ・オーラルフレイルは40％存在していた。オーラルフレイルに属すると、それぞれに対する危険度はサルコペニア2.8倍、ロコモティブシンドローム1と2は2.4倍と6.8倍、低栄養リスク1.8倍、食欲低下3.2倍、食品多様性低下1.6倍であった（すべて有意差あり：未発表データ）。さらに、口腔機能を①咀嚼能力、②口腔巧緻性、③舌圧、④主観的咀嚼能力低下、⑤むせ、⑥残存歯数20未満の6項目に幅広く設定し、縦断追跡調査（最大追跡期間：45ヵ月間）により、全死亡リスクを検討した。仮に3項目以上の該当者（16％）をオーラルフレイル、1〜2項目の該当者をプレ・オーラルフレイルと仮定すると、調整後の全死亡リスクはハザード比2.06倍であった。また、サルコペニア発症へのリスクは2.22倍、フレイル（CHS）発症へのリスクは2.41倍であった（図❼：未発表データ）。

この概念図により、口腔機能へのさらなるヘルスリテラシー向上も狙いながら、さまざまな啓発に取り組んでいきたい。そして、それが自分事化され、意識変容〜行動変容に繋がることを狙いた

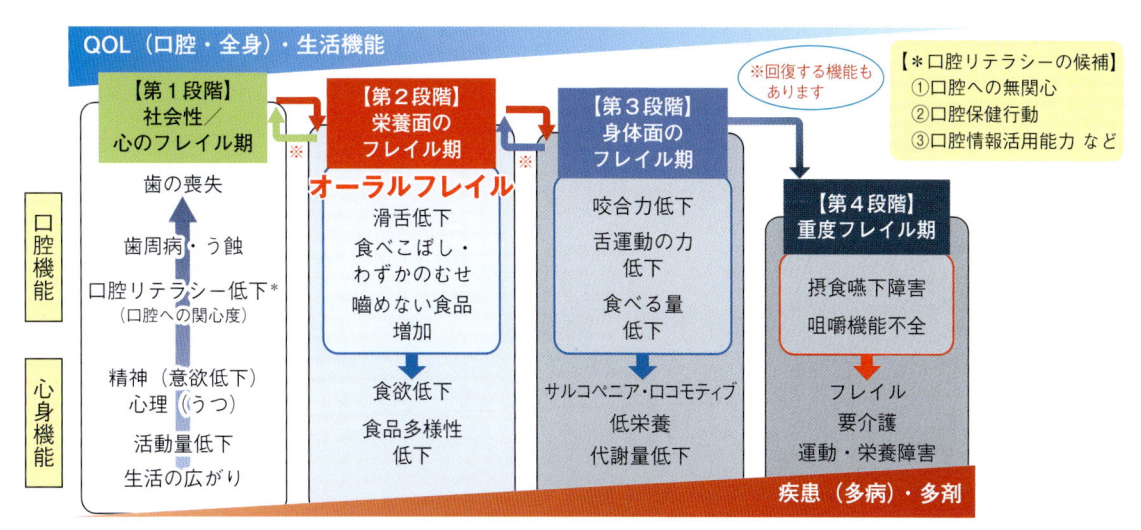

図❻ 新概念「オーラルフレイル」。社会性、些細な口腔機能低下、そして低栄養へ（鈴木隆雄、飯島勝矢ら：平成25年度老人保健健康増進等事業「食（栄養）および口腔機能に着目した加齢症候群の概念の確立と介護予防（虚弱化予防）から要介護状態に至る口腔ケアの包括的対策の構築に関する研究」報告書より引用改変）

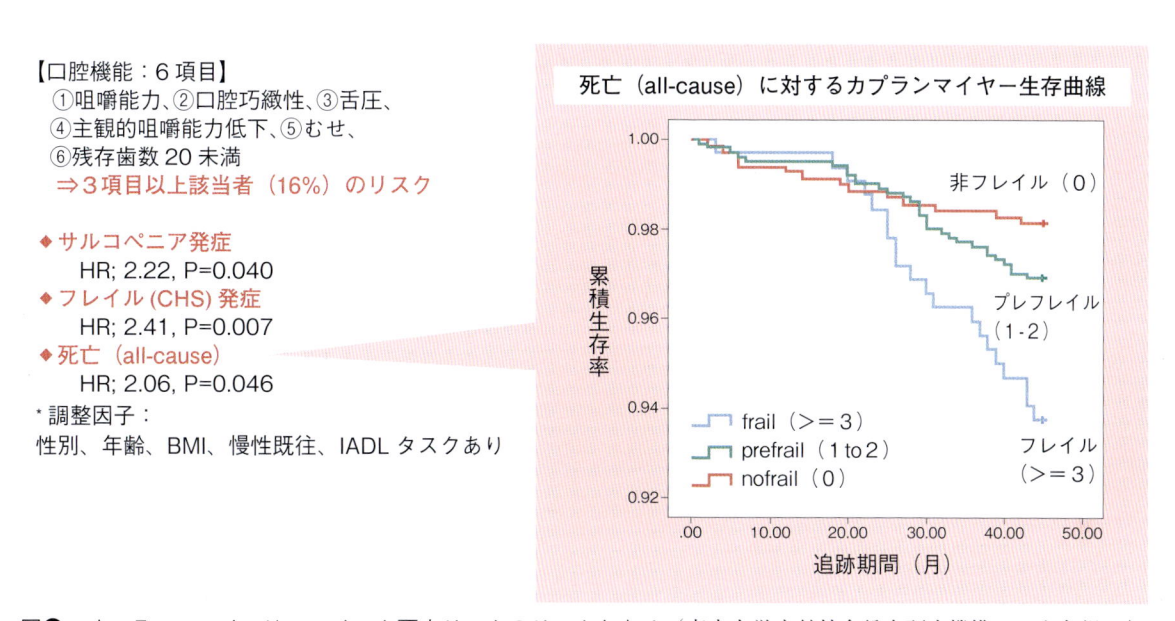

図❼ オーラルフレイルはフレイルや死亡リスクのリスクとなる（東京大学高齢社会総合研究機構・田中友規、飯島勝矢、論文投稿中、未発表データより引用改変）

い。言い換えれば、市民側も専門職も、早期からの口腔ケア、および口腔機能維持の重要性を再認識する方向性にもっていくことが重要なのであろう。そのためには、口腔分野においても国民目線としてわかりやすい概念と簡易評価法の存在と、医科－歯科－栄養の連携スクラムを組んだ臨床活動、普及啓発活動、骨太の共同研究と情報発信活動が求められる。

健康長寿のための3つの柱：三位一体

高齢期になっても健全な食生活を継続できるようにするための具体的な国民運動論として、健康

栄養教育（食育）といった観点から再考する必要がある。そのためには、高齢者の食生活や食習慣から始まり、最終的には取り巻く社会環境や精神状態など、それらをすべて包含しながら評価することが強く求められる。すなわち、図❽aに示すように、「健康長寿のための3つの柱」としては、「栄養（食・口腔機能）」「身体活動（運動など）」「社会参加（就労、余暇活動、ボランテイアなど）」の3つに集約でき、それらを三位一体として包括的に底上げし、より少しでも早い時期からのサルコペニア予防・フレイル予防に繋げることが強く求められる[1]。

（a）健康長寿のための「3つの柱」

栄養
食・口腔機能

①食事（タンパク質、そしてバランス）
②歯科口腔の定期的な管理

身体活動
運動、社会活動
など

社会参加
就労、余暇活動、
ボランティア

①たっぷり歩こう
②ちょっと頑張って筋トレ

①お友だちと一緒にご飯を
②前向きに社会参加を

（b）フレイルドミノ　～社会性の重要性を再認識すべき～

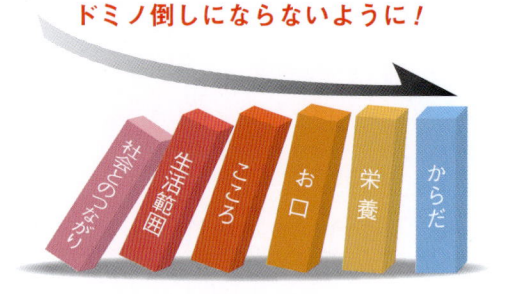

ドミノ倒しにならないように！

～社会との繋がりを失うことが
フレイルの最初の入口～

図❽　健康長寿のために認識すべき点（東京大学高齢社会総合研究機構・飯島勝矢：作図より引用改変）

また、図❽bには「フレイル・ドミノ」を示した。われわれが衰えていくなかで、すべての要素に底上げが必要であるが、とくに社会性の重要性をどのように国民全体で再認識すべきなのかが、いままさに問われている。

おわりに──高齢期の健康づくりの枠組みと科学的検証の課題

今後の超高齢化を考えると、高齢期になってもいつまでも自立した生活を維持し、むしろ担い手側になってもらう必要がある。それは高齢者個々の課題でもあると同時に、すべてのコミュニティーそのものが抱えている、大きな課題である。その意味では、わが国は大きな転換期を迎えているといっても過言ではない。すなわち、今後の医療改革は「総合知によるまちづくり」の一環として、予防とケアのバランスがとれた住み慣れたまちを目指すべきである。

とくにフレイル対策のなかでは栄養（食と口腔機能）の視点は最も重要であり、国民がこの原点をどのように再認識できるのかが鍵であろう。全国のさまざまな地域において、「しっかり噛んで、しっかり食べ、しっかり歩き、そしてしっかり社会性を高く！」という原点をわかりやすく見える化しながら、個々の地域から従来の介護予防事業から新たなフレイル予防活動へと進化し、そしてその地域に根付き、最終的には次の世代へ引き継がれることになって初めて意味があるものになる。

図❾に示すのは、筆者が現在取り組んでいる「住民の手による、住民のためのフレイルチェック」である[5]。柏スタディーを中心とした科学的研究

から裏づけられた、住民同士でできる簡易測定評価項目を盛り込み、図❽aの三位一体が包含され、新しい市民フレイル予防サポーター（元気高齢者の担い手役も兼ねる）を養成しながら、楽しい場でサルコペニアも含むフレイルに対する対策を住民目線で学び合い、早めの気づきに基づき、自分事化をする流れとなっている。

真のフレイル予防活動が街ぐるみで展開されるためには、「個人の意識変容・行動変容」と同時に、それを強力に促すための「良好な社会環境の実現（健康のための支援［保健・医療・福祉等サービス］）へのアクセスの改善と地域の絆に依拠した健康づくりの場の構築など」も併存することが必須である。そのなかでも医科・歯科・栄養連携を基盤とした学際的な研究による新たなエビデンス創出と、真の協働による臨床活動が、いままさに求められている。

【参考文献】
1）平成24～26年度 厚生労働科学研究費補助金（長寿科学総合研究事業）「虚弱・サルコペニアモデルを踏まえた高齢者食生活支援の枠組みと包括的介護予防プログラムの考案および検証を目的とした調査研究」報告書
2）Xue QL, Fried LP, et al. Initial manifestations of frailty criteria and the development of frailty phenotype in the Women's Health and Aging Study II. J Gerontol A Biol Sci Med Sci 2008; 63: 984-990.
3）Kuroda A, Iijima K, et al. Eating Alone as Social Disengagement is Strongly Associated With Depressive Symptoms in Japanese Community-Dwelling Older Adults. J Am Med Dir Assoc. 2015; 16: 578-85.
4）平成25年度 老人保健健康増進等事業「食（栄養）および口腔機能に着目した加齢症候群の概念の確立と介護予防（虚弱化予防）から要介護状態に至る口腔ケアの包括的対策の構築に関する研究」報告書
5）平成27年度 老人保健健康増進等事業「口腔機能・栄養・運動・社会参加を総合化した複合型健康増進プログラムを用いての新たな健康づくり市民サポーター養成研修マニュアルの考案と検証（地域サロンを活用したモデル構築）を目的とした研究事業」報告書

簡易チェックシート

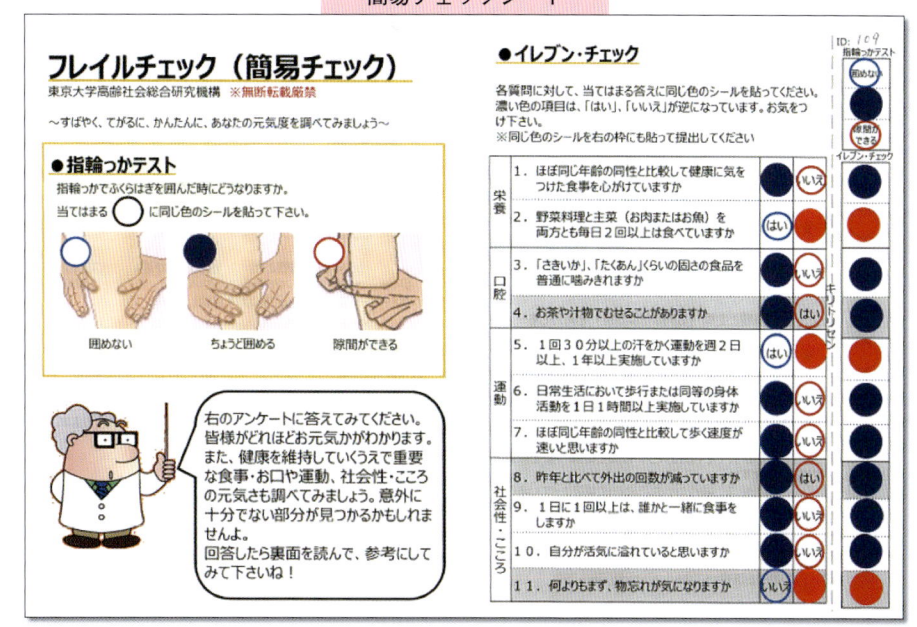

総合チェックシート

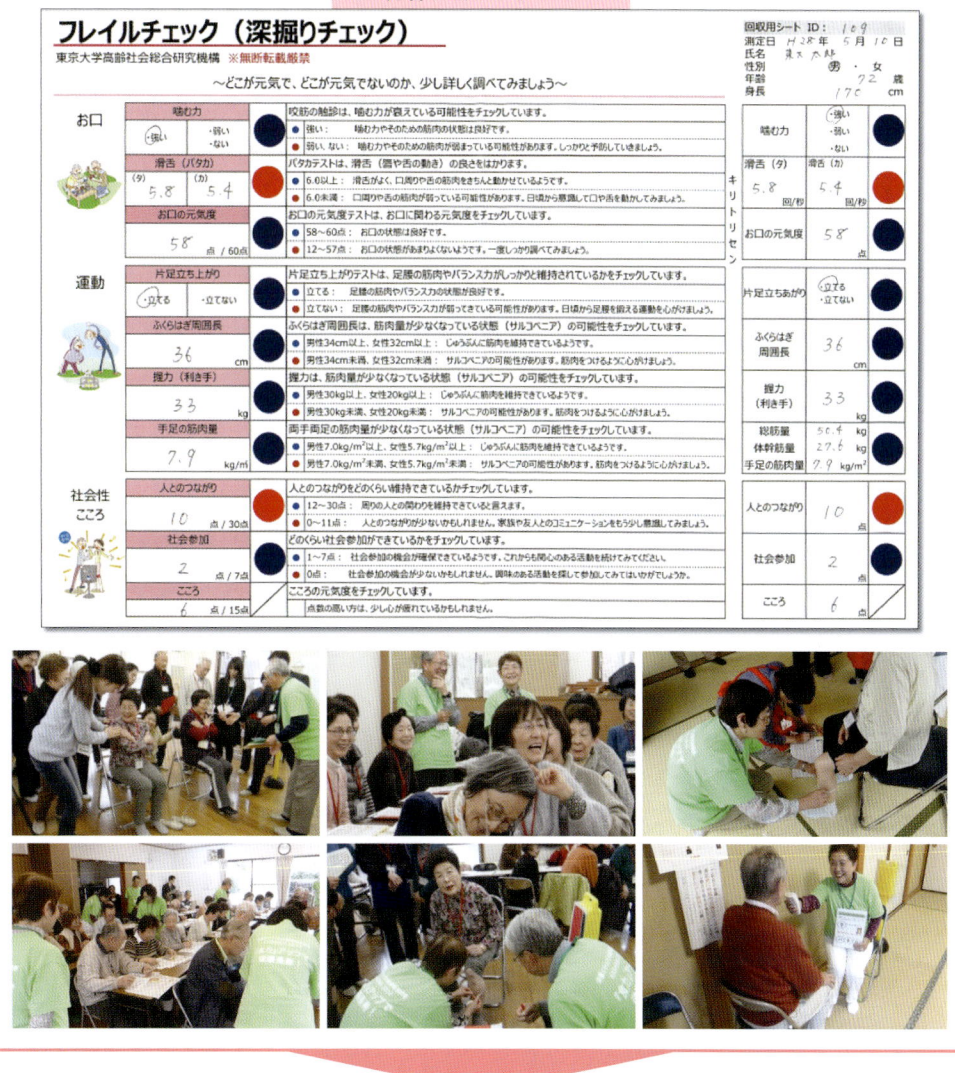

フレイル予防を通した快活なまちづくりのモデル構築　〜全国展開へ〜

図❾　市民の手による、市民のためのフレイルチェック：三位一体の重要性（東京大学高齢社会総合研究機構・飯島勝矢およびフレイル予防研究チームにより開発）

3 各年代層における健康軌道に対する歯科の役割

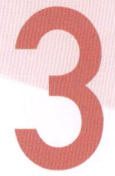

鶴見大学歯学部　探索歯学講座
花田信弘

ライフコースから見た歯の健康

現在の日本は、"生涯にわたって続く疾患としてのう蝕"という概念の欠如と、12歳児のう蝕の減少により、わが国のう蝕の問題が解決したかのような幻想にとらわれている。しかし、日本人の抜歯原因調査では高齢になってもう蝕は抜歯の原因として一定の割合を占めており、生涯にわたって続く疾患としてのう蝕という概念が正しい

ことが示されている（図❶）。

955名のう蝕（DMFS）の増加を追跡したニュージーランドの研究では、う蝕の増加率が"高度：high（約15%）"、"中等度：medium（約45%）"、そして"低度：low（約40%）"の3つのう蝕増加軌道に分けられ、いずれの群も加齢とともにDMFSはS字または直線的に増加することが示されている（図❷）。

われわれは、生涯にわたって続く疾患としての

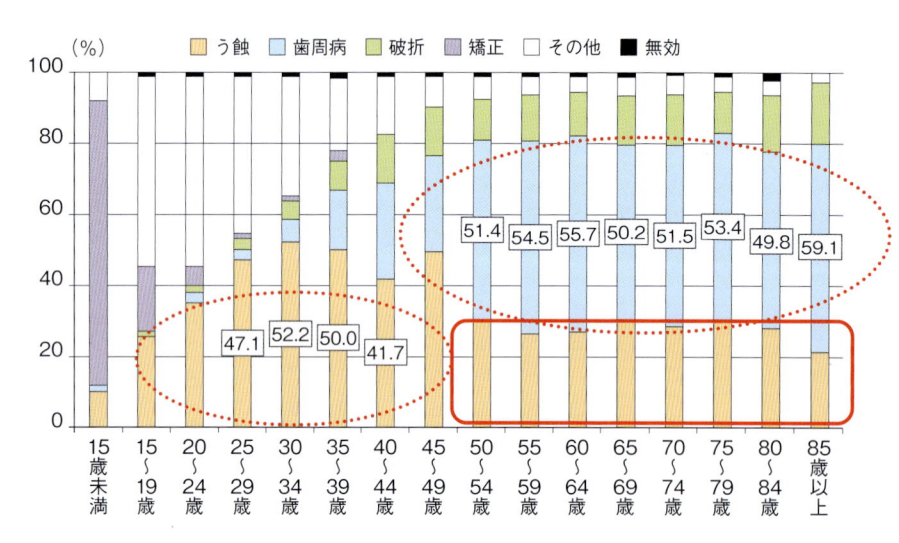

図❶　日本人の抜歯原因調査。高齢になってもう蝕は抜歯の原因として一定の割合を占めている（参考文献[1]より引用改変）

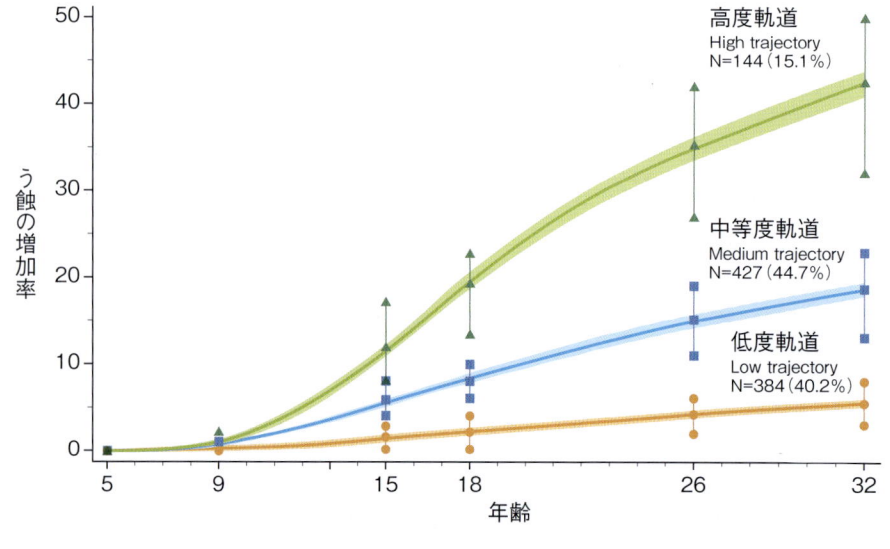

図❷　3つのう蝕増加軌道。加齢とともにDMFSはS字または直線的にいずれの群も増加する（参考文献[2]より引用改変）

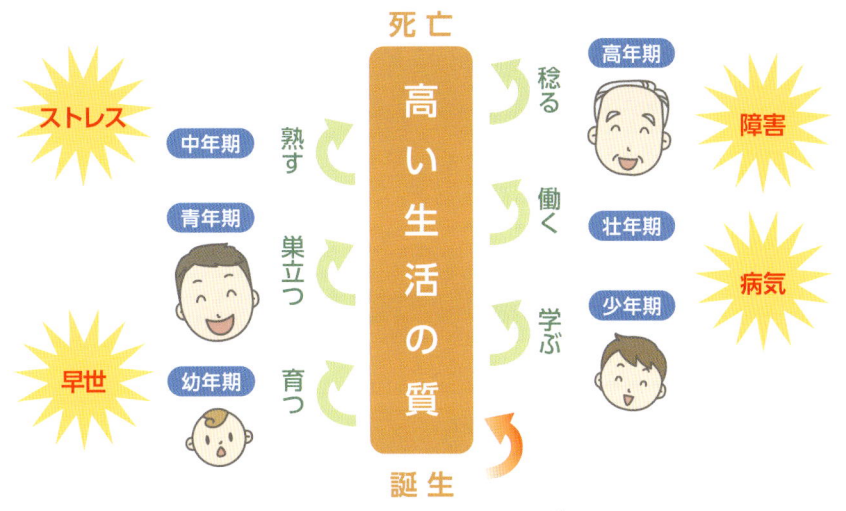

図❸　人生６段階と生涯を通した健康の課題（参考文献[3]より引用改変）

う蝕という概念をもった新しいカリオロジーにシフトし、地域住民に生涯にわたるヘルスケア（ライフコースヘルスケア）サービスを提供する必要がある。

 ## ライフコース

　一生自分の歯を維持することが共通の目標に設定されている今日の日本では、う蝕と歯周病のリスクは人生の段階ごとに形を変えながら生涯にわたって存在していく。ライフステージごとに変化するう蝕のリスクを評価するために、まず人生の６段階に対する総合的な理解を深めることが望ましい。

　厚生労働省が策定した21世紀の国民健康づくり運動（健康日本21）の報告書[3]では、人の生涯を、「幼年期」、「少年期」、「青年期」、「壮年期」、「中年期」、「高年期」の６段階に大別して運動を推進している。それぞれのライフステージを端的に現す短い動詞をつけ、「幼年期」（育つ）、「少年期」（学ぶ）、「青年期」（巣立つ）、「壮年期」（働く）、「中年期」（熟す）、「高年期」（稔る）時代という表現をしている（**図❸**）。

　歯科の専門家は、人生の６段階のそれぞれに見合ったライフコースヘルスケアサービスを提供し、生涯を通した歯の疾患と健康のシナリオをあらかじめ住民や患者に呈示できなくてはならない。

 ## 人生の６段階における ライフコースヘルスケア

1. 幼年期

　幼年期は免疫力の未発達によりさまざまな感染症に罹患しやすい時期である。ミュータンスレンサ球菌の感染についても同様で、この時期から持続感染する症例が多い。ミュータンスレンサ球菌は、歯が萌出した後、唾液を介しておもに養育者からその子どもに伝播し、定着・感染する。その感染時期は平均して２歳２ヵ月前後（26ヵ月前後）で、ほぼ乳臼歯の萌出時期と一致している[4]。

　ミュータンスレンサ球菌の早期感染がう蝕のリスクを増大させることが知られている。この菌の感染防止方法は、砂糖の摂取制限と養育者による幼年者の歯の仕上げ磨きである[5]。砂糖の頻回の摂取によってミュータンスレンサ球菌の感染力が著しく増加するため、養育者と幼年者の双方が砂糖摂取を控える必要がある。さらにミュータンスレンサ球菌の伝播から定着、感染まで進むには数日かかると考えられることから、この菌の感染防止には毎日の養育者による仕上げ磨きなどの歯磨きの励行が有効である。

　幼児期は心理的に自立を開始する時期なので、歯磨き習慣をこの時期につけさせ、同時に生涯にわたる健康観を形成させることが重要である。幼児期における自己健康観の形成に対する影響力は、

家庭すなわち両親からの影響がもっとも大きい。両親の教育を通して、食やことばを担う歯を大切に思い、う蝕を予防する技術を習得し、しっかりとした健康観を形成しておくことが必要である。

2．少年期

一般の疾病は、死亡、障害ともに、あまり増加はせず、比較的罹患も少ない時期といえるが、歯科ではこの時期に永久歯が次々に萌出するので、永久歯にミュータンスレンサ球菌が感染し、う蝕を急増させる原因になる。この時期のう蝕予防は、第1大臼歯をいかにして守るかにかかっているが、平滑面、隣接面のう蝕予防にはフッ化物の応用が有効であり、小窩裂溝のう蝕予防にはシーラント処置が有効である。

少年期は、歯磨きなどの生活習慣がかたまる時期として重要である。歯磨き指導、砂糖制限、フッ化物の応用、シーラント処置などの働きかけは、学校と家庭の双方を通したものが重要であるが、多くの問題はかかりつけ歯科医院をもつことによって解決できる。

3．青年期

疾病の発生状況をみると外来では呼吸器感染症、入院では事故や骨折が目立っている。この時期の健康観は、病気の有無ではなくむしろ美容やファッションという視点で健康を捉えている。そこで口臭をモチベーションとする口腔衛生指導が有効だと考えられる。異性間で伝播するさまざまな感染症を防ぐため、歯周病原細菌の唾液感染をはじめ体液性感染の防衛策について教育する必要がある。

学生生活や単身生活で、生活習慣に問題がある場合も多く、壮年期以降の危険な生活習慣病の出発点でもある。口腔保健に関する健康支援は、学校や職場を通じたものに重点をおき、さらにメディアや企業を通じて働きかける必要がある。

4．壮年期

壮年期は、家庭をもち、子育ての時期である。ミュータンスレンサ球菌は養育者から子どもに唾液感染しているので、感染防止の知識を伝えることが必要な時期である。身体機能は充実している

が、この時期から歯周病が増加してくる。

自分の子どもの成長や疾患を通して、家族全員の歯の健康問題を考えることができる。歯周病が発症する時期なのでホームケアでは、フロスだけでなく歯間ブラシの使用が可能になる。プロフェッショナルケアとして PMTC、歯石除去の処置を定期的に受けることが大切である。個人トレーによる歯面の一時的な消毒法（Dental Drug Delivery System：3DS）は必須である。

5．中年期

中年期は高年期への準備期であり、生活習慣の制御ができなければ生活習慣病のリスクが高まり、身体機能が徐々に低下していく。高年期における障害や生活の質を視野に入れて、自らの健康を設計することが重要である。補綴物や歯根面露出による細菌叢が変化する時期であり、ホームケアでは歯磨きとは別に歯間ブラシを使用する必要がある。また、必ずかかりつけ歯科医院をもちプロフェッショナルケアを受けなければならない。PMTC の他、個人トレーによる歯面の一時的な消毒法（3DS）は必須である。

6．高年期

人生の完成期で人生を楽しみ、収穫を得る時期である。一方、口腔機能の低下が進み、歯を失い発語や咀嚼に問題が生じる時期でもある。この時期は、多少の病気や障害を抱えていても、生活の質を維持し、豊かに暮らすことができるよう自ら試みることが重要である。そのためには、口腔保健を重視して、食べる、しゃべる能力を維持し、社会との交流を図り、何らかの社会的役割をもつことが大切である。

この時期はさまざまな生活習慣病の薬剤の服用により唾液分泌が低下する時期であり、唾液の抗菌作用で抑えられていた日和見菌が口腔で増殖しがちである。そこで、ホームケアとしてさまざまな洗口剤の使用が必要になる。また、プロフェッショナルケアも重要でかかりつけ歯科医院において PMTC の他、個人トレーによる歯面の一時的な消毒法（3DS）は必須である。

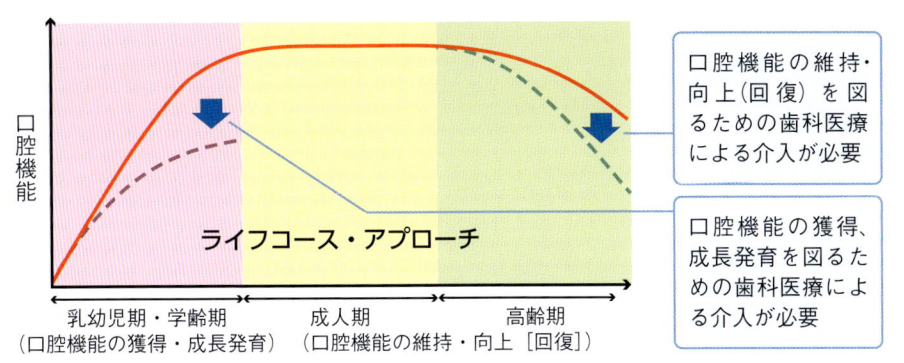

:乳幼児期・学童期に適切な口腔機能（咀嚼機能など）を獲得し、成人期に至った後、加齢に伴い（機能）低下していくイメージ

:乳幼児期・学童期に、歯科疾患や口腔機能の成長発育の遅れなどを生じ、歯科医療による介入が行われないイメージ

:高齢期に、歯科疾患や全身疾患に伴う口腔（内）症状（合併症）などを生じ、歯科医療による介入が行われないイメージ

口腔機能の維持・向上（回復）を図るための歯科医療による介入が必要

口腔機能の獲得、成長発育を図るための歯科医療による介入が必要

図❹　口腔機能の発達と低下のイメージ。乳幼児期・学齢期には口腔機能の獲得、成長発育を図るため歯科医療による介入、高齢期には口腔機能の維持・向上を図るため歯科医療による介入が必要である

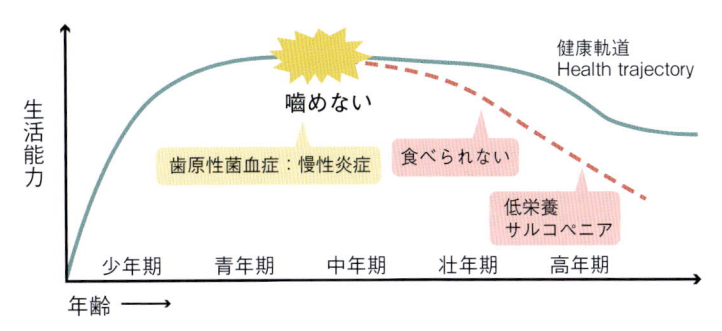

図❺　う蝕と歯周病など歯の疾患が健康軌道を低下させる（参考文献[6]より引用改変）

 ### 歯科が発信するコモンリスクファクター

生活習慣病は、栄養、運動、休養、喫煙、飲酒、および歯の疾患（歯の健康）の6つの生活習慣がその発症と重症化に影響を与える疾患である。そして慢性炎症により染色体DNAのメチル化が進み、不可逆的な損傷を細胞に与えて発症する。

従来は糖尿病、がん、循環器病などの慢性疾患はそれぞれまったく別の疾患と考えられてきた。しかし、今日ではこれらの疾患には共通の原因、すなわちコモンリスクファクター（共通危険因子）が存在することがあきらかになった。厚生労働省が提唱する「健康日本21」では、6つの生活習慣と同じ、栄養、運動、休養、喫煙、飲酒および歯の疾患（歯の健康）の6項目をコモンリスクファクターとして国民運動を展開している。

う蝕と歯周病は、歯科が発信すべき生活習慣病のコモンリスクファクターであり、歯科関係者によって具体的な対策がなされなければならない。つまり、6項目を単独ではなくセット化して同時に指導することが大切である。

 ### 歯科が発信するライフコースヘルスケア

口腔機能の発達と低下のイメージを図❹に示す。乳幼児期・学齢期には口腔機能の獲得、成長発育を図るため、歯科医療による介入が必要である。一方、高齢期には口腔機能の維持・向上を図るため歯科医療による介入が必要である。ライフコースヘルスケアにおいても、歯の疾患（歯の健康）を単独ではなく、6項目をセット化して同時に指導することが大切である。

う蝕や歯周病など、歯の疾患が健康軌道を低下させる（図❺）。歯科医療介入の際に、歯を失わないための栄養学と歯を失った後の栄養学の2つの視点で、栄養学的介入を同時に行う必要がある。噛めない人は噛める食べ物しか摂らないので、「高カロリーで太っているのに低栄養」という事態が生じる。咀嚼に不調がある人はタンパク質、ビタミン、ミネラルの摂取量が低いが、逆に穀類エネルギー摂取だけは咀嚼に不調のない人よりも多い。そこで、咀嚼に不調がある人は歯科医療による介入を行う際に、健康を維持するためには「何を食

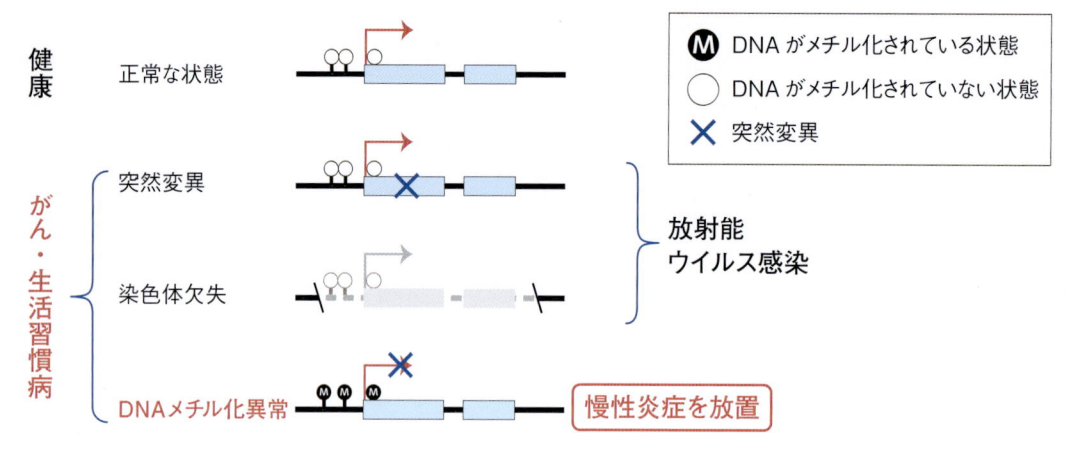

図❻　がん・生活習慣病の原因（DNA メチル化異常）

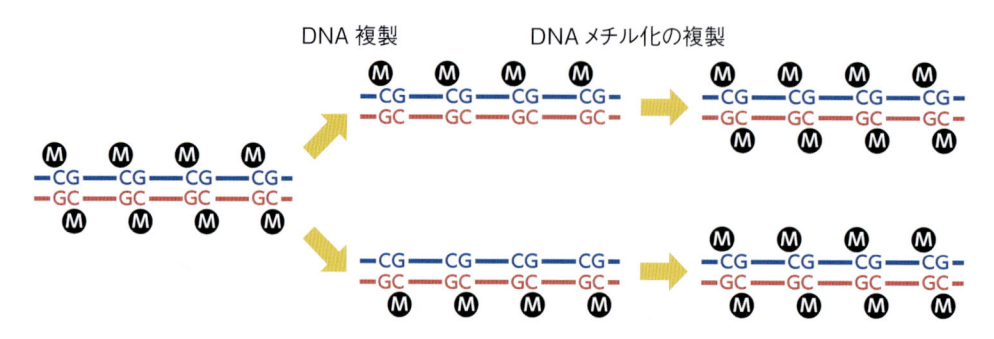

図❼　DNA メチル基転移酵素（DNMT）による DNA 異常メチル化の継続（参考文献[7] より引用改変）

べるのか」について必要な栄養指導を行う。

 ### ライフコース・アプローチの分子基盤

　ライフコース・アプローチは「胎児期、幼少期、思春期、青年期およびその後の成人期における物理的・社会的曝露による成人疾病リスクへの長期的影響に関する学問」と定義されている[8]。最近の研究により、物理的・社会的曝露による成人疾病リスクの本体が慢性炎症であることがあきらかにされた。喫煙や歯の健康を含む生活習慣の6つの柱は、いずれも身体の中の炎症と関係がある。炎症が慢性化するとヒトの遺伝子が間違った部位に修飾を受ける（**図❻**）。

　いったん受けた DNA の異常部位への修飾は、DNA メチル基転移酵素（DNMT）の働きにより細胞分裂後も持続していく（**図❼**）。生活習慣病はこうして発症する。

　慢性炎症は DNA メチル化を促進し、不可逆的な損傷を細胞に与える。このようなことがあきらかになった今日では、妊娠時（胎児）から始める慢性炎症の管理が重要性を増してきている。DNA の後天的修飾を研究する学問をエピジェネティクスといい、慢性炎症はエピジェネティクスに影響を与えている疾病リスク因子であることがあきらかにされている。この問題を科学的に研究するのが「ライフコース・アプローチ」である（**図❽**）。

　ライフコース・アプローチの分子基盤を**図❾**に示す。異物を感知する免疫細胞のパターン認識受容体（PRRs）は生体の異物 DAMPs（damage-associated molecular patterns：ダメージ[傷害]関連分子パターン）に反応し、炎症を引き起こす。

　DAMPs とは、細胞死により細胞外に出てきた細胞内成分である。たとえば脂肪細胞は常にマクロファージによって死滅させられるが、その際に細胞から放出される成分が DAMPs である。DAMPs を免疫細胞のパターン認識受容体（PRRs）が異物として感知し、炎症反応を引き起こす。喫煙は受動喫煙であっても体に炎症反応を引き起こす。タバコ煙中の粒子状物質により炎症反応が起きるが、この粒子は、ウイルスや細菌

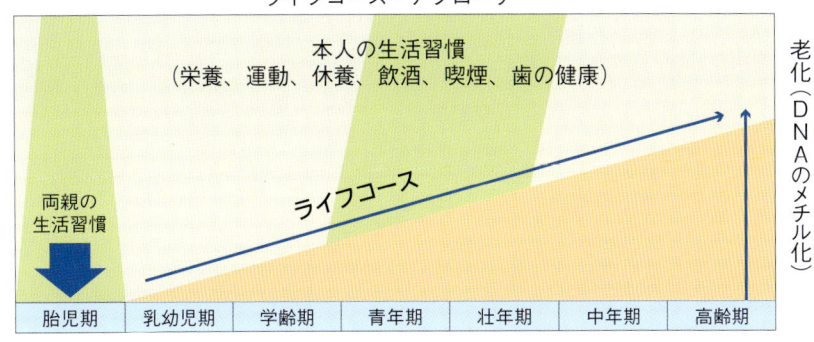

ライフコース・アプローチ

図❽ ライフコース・アプローチとライフコースヘルスケア。栄養、運動、休養、喫煙、飲酒および歯の疾患（歯の健康）の6つはそれぞれ慢性炎症物質を作り出す。胎児のときから高齢者まで切れ目のない健康づくり（ライフコースヘルスケア）で慢性炎症を防ぎ、老化（DNAのメチル化）を防止することが大切である

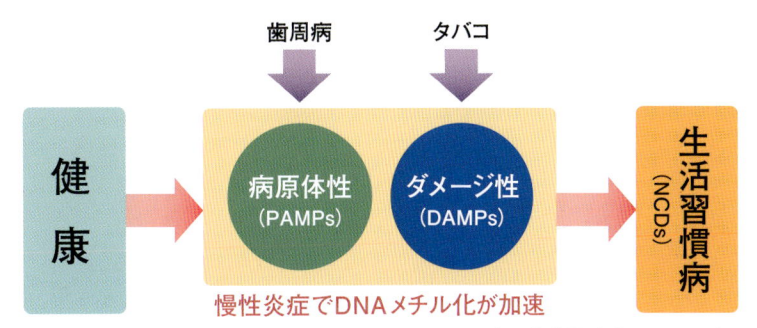

PAMPs（pathogen-associated molecular patterns：病原体菌関連分子パターン）
DAMPs（damage-associated molecular patterns：ダメージ（傷害）関連分子パターン）

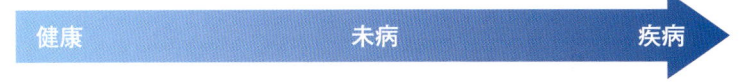

図❾　ライフコース・アプローチの分子基盤

など病原体成分 PAMPs（pathogen-associated molecular patterns：病原体関連分子パターン）とは違い、内臓脂肪や放射線障害と同じ DAMPs に分類される。砂糖に由来する AGE（終末糖化産物）も DAMPs の一種である。

このように健康から未病へ、未病から疾病へ、疾病から障害と死へと進むライフコースの中で PAMPs と DAMPs が蓄積し、慢性炎症から DNA メチル化が加速されるのである。

生活習慣病の発症予防と重症化予防には、感染症対策（歯周病原細菌など口腔細菌：PAMPs）と非感染症対策（砂糖［AGE］、ストレス、内臓脂肪やタバコ煙中の粒子状物質：DAMPs）の両方が必要である。そのためには歯科関係者がすべての住民を対象に行うライフコースヘルスケアが最も現実的かつ効果的な方法だと思われる。

歯科からの健康増進

以上で述べたように生活習慣病は、健康日本21の総説のなかで、食習慣、運動習慣、休養、喫煙、飲酒、歯の健康（生活習慣の6つの柱）が、その発症・進行に関与する疾患群と定義されている。この定義に従うと、歯の健康を含む生活習慣の6つの柱を改善することが疾患の根本療法（原因除去療法）である。生活習慣病に対する投薬は対症療法なので、ライフコースヘルスケアにおいて疾患の根本療法を早期に指導することが大切である。

【参考文献】
1）財団法人8020推進財団：永久歯の抜歯原因調査 ,2005
2）Broadbent JM, et al.: Trajectory patterns of dental caries experience in the permanent dentition to the fourth decade of life.J Dent Res, :87(1):69-72, 2008.
3）厚生労働省：国民健康づくり運動（健康日本21）http://www.mhlw.go.jp/stf/seisakunitsuite/bunya/kenkou_iryou/kenkou/kenkounippon21.html
4）Caufield PW, Cutter GR, Dasanayake AP: Initial acquisition of mutans streptococci by infants: evidence for a discrete window of infectivity. J Dent Res. 72: 37-45, 1993.
5）Law V, Seow WK. A: longitudinal controlled study of factors .associated with mutans streptococci infection and caries lesion initiation in children 21 to 72 months old. Pediatr Dent. 28: 58-65, 2006.
6）Milbank Q.2002 Sep, 80（3）：433-479より引用改変
7）国立がん研究センター研究所：DNA メチル化とは ?. https://www.nccri.ncc.go.jp/s008/010/010/020/20151209093306.html
8）Kuh D, Ben-Shlomo Y. Oxford University Press; 1997.

4 歯科診療と保健指導 ──予防歯科学と栄養指導の関係

鶴見大学歯学部　探索歯学講座
花田信弘

加齢とともに増加する 噛めないという病気

何でも噛んで食べることができることは、幸福に生きるための前提条件である。しかし、実際にはう蝕や歯周病により咀嚼機能が低下し、噛めなくて困っている人が多数存在する。

図❶に、「何でも噛んで食べることができる人」の割合を示す。70歳以上では半数の人が「噛めていない」ことがわかる[1]。

1．噛めない理由

なぜ噛めなくなるのか。そのおもな理由は単なる加齢ではなく、う蝕や歯周病で歯を失うためである（**図❷**）。歯を失わなければ、高齢でも噛むことができる[2]。

2．噛めない人の栄養素摂取

噛めない人は、噛める食べ物しか摂らない。自分の歯の調子に合わせて軟らかい食物を選ぶのは当然のことである。その結果、「高カロリーで太っているのに低栄養」という事態が生じる。咀嚼に不調のない人の栄養素摂取を100％としたとき、咀嚼に不調がある人の栄養素摂取の割合を**図❸**に示す。咀嚼に不調がある人はタンパク質、ビタミン、ミネラルの摂取量が低いが、逆に穀類エネルギー摂取だけは咀嚼に不調のない人よりも多い。これ

が先進国によくみられるの栄養失調である[2]。炭水化物を制限する食事療法が必要になるのは、このような傾向に歯止めをかける意味もある。

各国の栄養摂取調査

1．ブラジルの栄養調査

60歳以上のブラジル人471名の調査において、歯肉の健康、無歯顎で片顎義歯装着者と低栄養の関係が示されている（**表❶**）[3]。

2．英国食事栄養調査

英国食事栄養調査（British National Diet and Nutrition Survey)[4] では、753人の在宅居住者と196人の施設居住者を調査した結果、次のことがいえる。①1/5の在宅居住者（有歯顎）は、生ニンジン、リンゴ、ステーキまたはナッツを食べるのが困難であった。②1/2の施設居住者（総義歯）はナッツ、リンゴと生ニンジンを食べるのが困難であった。③在宅居住者において、有歯顎者よりも無歯顎（総義歯）者において大部分の栄養

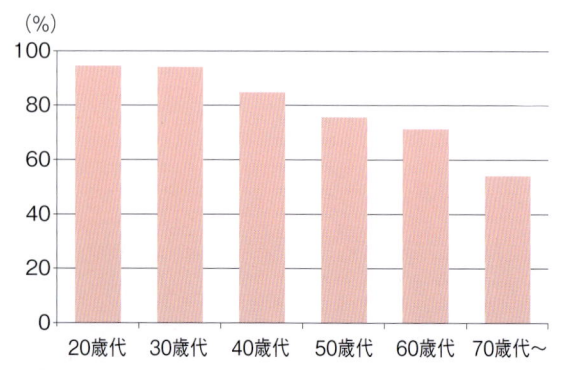

図❶　「何でも噛んで食べることができる人」の割合。70歳以上の高齢者では半分しかいない（参考文献[1]より引用改変）

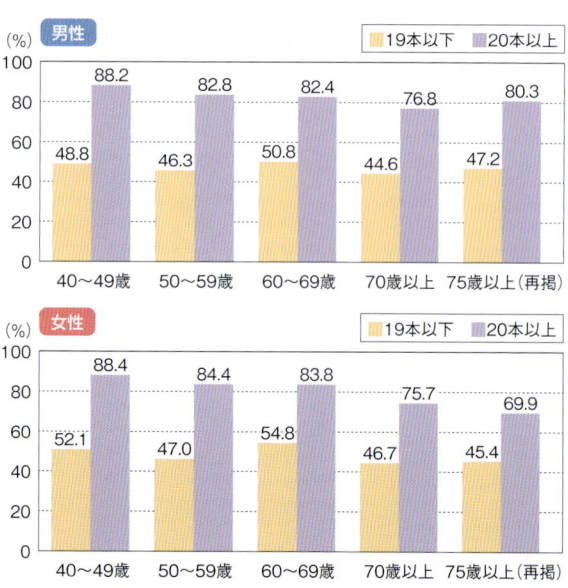

図❷　何でも噛んで食べることができると回答した者（40歳以上）の割合と現在歯数の関係（参考文献[1]より引用改変）

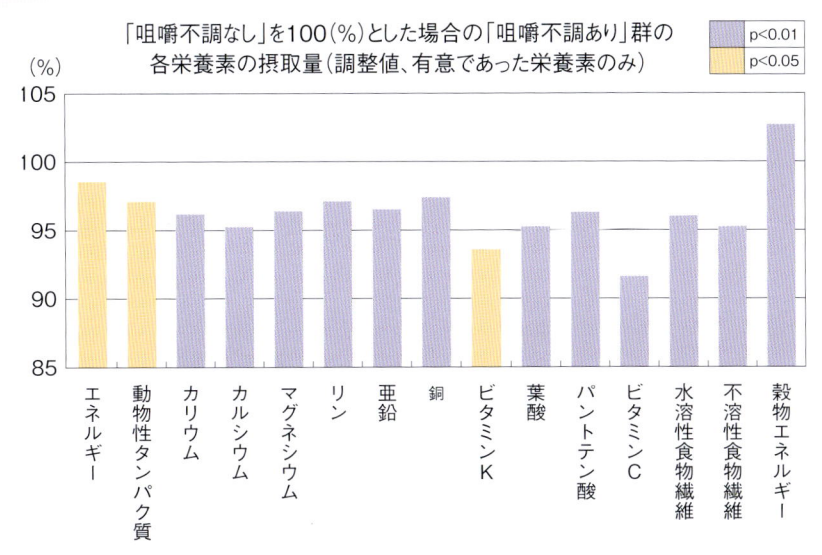

「咀嚼不調なし」を100（%）とした場合の「咀嚼不調あり」群の各栄養素の摂取量（調整値、有意であった栄養素のみ）

p<0.01　p<0.05

図❸　咀嚼に不調のない人の栄養素摂取を100%としたときの咀嚼に不調がある人の栄養摂取の割合。咀嚼力と栄養摂取バランスは関連している（参考文献[2]より引用改変）

表❶　Mini 栄養状態評価。歯肉の健康、無歯顎者と低栄養の関係（参考文献[3]より引用改変）

変数	正常（n=346）	低栄養／低栄養危険（n=125）	P
年齢	69.4 ± 6.7	69.8 ± 7.24	0.58
家族の総収入	614.3 ± 439.9レアル	535.0 ± 289.1レアル	0.19
居住地（都市）	187（54%）	61（49.2%）	0.35
結婚	259（74.9%）	88（70.4%）	0.33
現在の喫煙	16（4.6%）	5（4.0%）	0.76
白人	342（98.8%）	125（100.0%）	0.23
男性	151（43.6%）	44（35.2%）	0.1
教育	241（69.7%）	90（72%）	0.62
慢性疾患あり	138（39.9%）	50（40.0%）	0.98
歯数	5.75 ± 7.14	4.60 ± 6.68	0.08
口腔の状態			0.02*
無歯顎（上下顎義歯）	134（38.7%）	49（39.2%）	
無歯顎（片顎義歯）	13（3.8%）	13（10.4%）	
有歯顎（1 - 8歯）	107（30.9%）	31（24.8%）	
有歯顎（> 8歯）	86（24.9%）	24（19.2%）	
歯肉の健康の自己評価			0.03*
歯肉の健康（良好）	222（64.2%）	66（52.8%）	
歯肉の健康（不良）	124（35.8%）	59（47.2%）	
歯の健康の自己評価			0.15
歯の健康（良好）	203（58.7%）	64（51.2%）	
歯の健康（不良）	143（41.3%）	61（48.8%）	

*統計学的に有意であった項目

▼

- 歯肉の健康が不良であることは、低栄養・低栄養危険者の危険指標である
- 無歯顎者になることは、低栄養・低栄養危険者の危険指標である
- 無歯顎で片顎義歯装着者は、低栄養・低栄養危険者である

分と果物と野菜の摂取量が有意に低かった。④咀嚼能力は、歯数の増加とともに増大する。⑤非でんぷん多糖、タンパク質、カルシウム、非ヘム鉄、ナイアシン、ビタミンCと野菜や果物の糖および乳糖の1日の摂取量は、無歯顎（総義歯）者において有意に低かった。⑥有歯顎者よりも無歯顎（総義歯）者において、血漿アスコルビン酸塩とレチノールは有意に低かった。⑦血漿アスコルビン酸塩は、歯数と臼歯部の咬合接触に有意な関連があった。

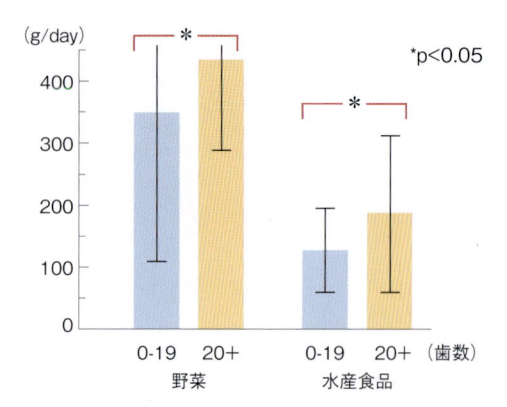

図❹　歯数別にみた野菜と水産食品の摂取量

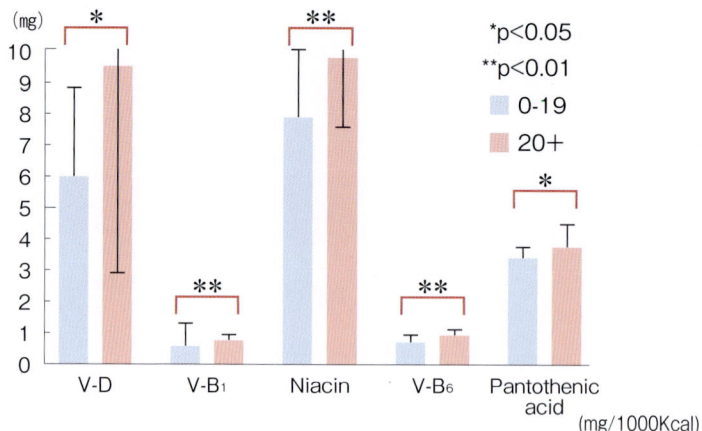

図❺　歯数別にみた摂取ビタミン量。20歯以上歯を保有している人と19歯以下の人ではビタミンD、ビタミンB₁、ナイアシン、ビタミンB₆、パントテン酸の摂取量が有意に異なっている

わが国の栄養摂取調査

1. 厚生労働科学研究（新潟スタディー）

厚生労働科学研究「口腔と全身の健康」の分担研究者宮崎秀夫教授（新潟大学大学院）の研究班は1998〜2008年の間、毎年5〜6月にかけて新潟高齢者研究を実施した。主として新潟市在住の昭和2年生まれ（調査開始時70歳）の600人を対象に10年以上調査を継続した。

新潟スタディーが発表している歯数別にみた野菜と水産食品の摂取量では、20歯以上残存している高齢者は、19歯以下の高齢者に比べて野菜と水産食品の摂取量が多いことが示されている（図❹）。この調査は、年齢が全員同じであることが特徴的である。

同じ厚生労働科学研究の調査で新潟大学大学院の宮崎教授らが発表している歯数別にみた摂取ビタミン量では、20歯以上残存している高齢者は、19歯以下の高齢者に比べて摂取ビタミン量が多いことが示されている（図❺）。

新潟スタディーでは、歯と歯肉、粘膜組織、唾液、口腔細菌、口腔内気体分析、X線検査などの口腔診査の他に、日常生活調査、一般医学検査（身体計測、骨密度、視力、血圧、心電図、既往歴、服薬、血液生化学検査、尿検査など）、栄養調査、運動生理機能、身体機能などの全身健康状態を表す項目について測定している。

健康を維持するためには適正な栄養摂取が不可欠だが、歯がない（少ない）高齢者は、調理して噛めるか噛めないかによって食材を選択していた。その結果、歯が多く残っている人に比べて、野菜類や魚介類を食べる頻度が少ないことがあきらかになった。血液中のビタミン類やカルシウムなど無機塩類の濃度が低くなっていた。これらのビタミン類は、抗酸化ビタミンとして炎症やがんの発生を抑制する働きをもっている。目に見える炎症性疾患として歯周病があるが、血液中のこれら微量栄養素濃度（ビタミン・ミネラル）が低い人は重症の歯周病に罹患していた。調査開始時に微量栄養素濃度が低かった人は10年間でさらに歯周病が悪化した（図❻）。すなわち、歯を失い出すと、歯周病が進行することによって次々と歯を失っていくという悪循環に陥る。その影響は、栄養学的問題だけでなく全身の血管の炎症を生じさせ、循環器病やがん発症のリスクを増大させる。

新潟スタディーでは、さらに運動・身体能力との関係をあきらかにしている[5]。寝たきりに至るまでの身体能力、栄養、口腔疾患、全身疾患の関連性を図❼に示す。厚生労働省国民生活基礎調査によると、65歳以上の寝たきりの原因は、脳血管疾患(図中ａ)が30.3%と最も頻度が高く、骨折・転倒（ｂ）は11.7%で高齢による衰弱や痴呆と並んで第2位を占めている。

新潟スタディーでは、咬合の崩壊が転倒に繋がる身体機能低下に及ぼす影響（①）、口腔疾患と骨折が生じやすい骨粗鬆症・骨密度低下（②）との関連、う蝕・歯周病と栄養との関係（③）、う蝕と心疾患との関係（④）が示された（図❼）。

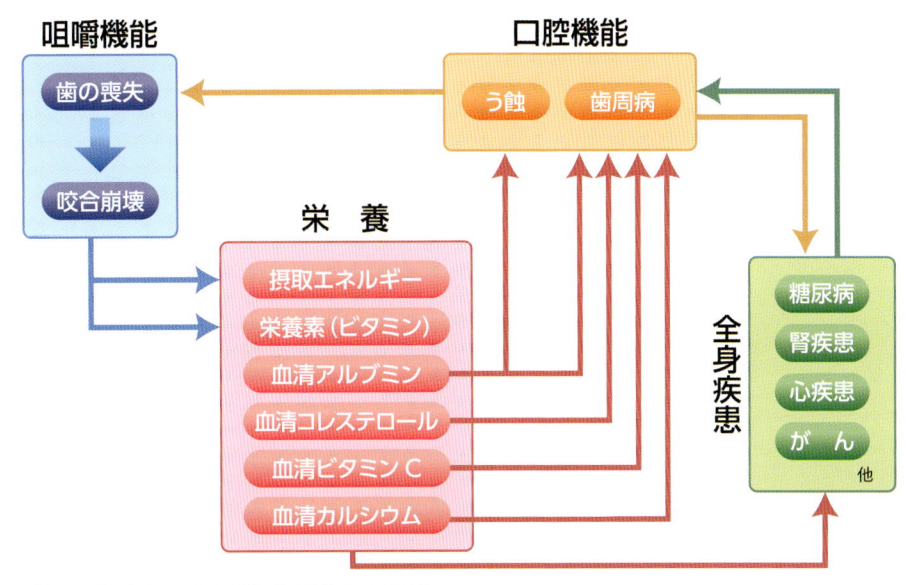

図❻ 口腔疾患、咬合崩壊と栄養との関係

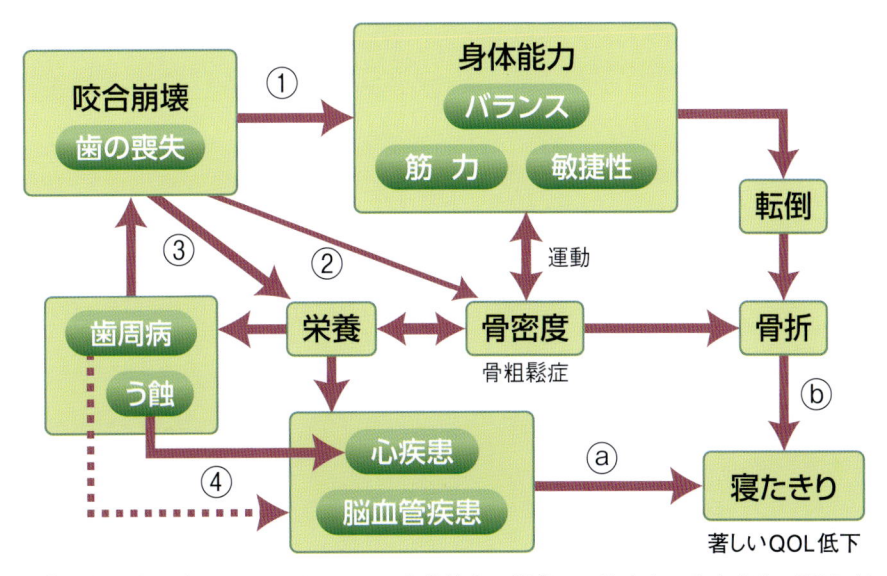

図❼ 高齢者が寝たきりに至るまでの身体能力、栄養、口腔疾患、全身疾患の関連（参考文献[5]より引用改変）

歯（口腔）が不調であると左右の運動バランスが崩れて片足立ちが難しくなる。バランス以外の運動機能も低下するので、歯（口腔）の不調で高齢になると外出や運動ができなくなる。歯の疾患は栄養と運動をともに障害し、それに伴って血管の老化も進んでいくと考えられる。

2．日本歯科医師会会員研究

名古屋大学大学院の若井建志教授が中心になって実施している日本歯科医師会会員研究（LEMONADEスタディー）では、日本歯科医師会会員21,272名の栄養調査を実施した。その結果、無歯顎者は有歯顎者に比べて、米飯類、菓子類の摂取が多く、乳製品、野菜類、緑黄色野菜の摂取が少ないことがわかった（図❽）[6]。また、無歯顎者の栄養素摂取量を基準に栄養成分を分析すると、有歯顎者はカロテンなどビタミンの摂取が多い（この調査の対象は全員歯科医師なので、口腔に関する自己申告は歯科検診をしなくても正確だと考えられる）。なお、日本歯科医師会の会員は全国歯科医師国民健康保険組合に加入しているので、死亡に関する追跡調査が可能である。食物繊維とカロテンの摂取は、歯科医師の死亡危険度を低下させている。

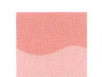 **WHO 紀要**

歯の疾患を発症させる（予防する）食事が

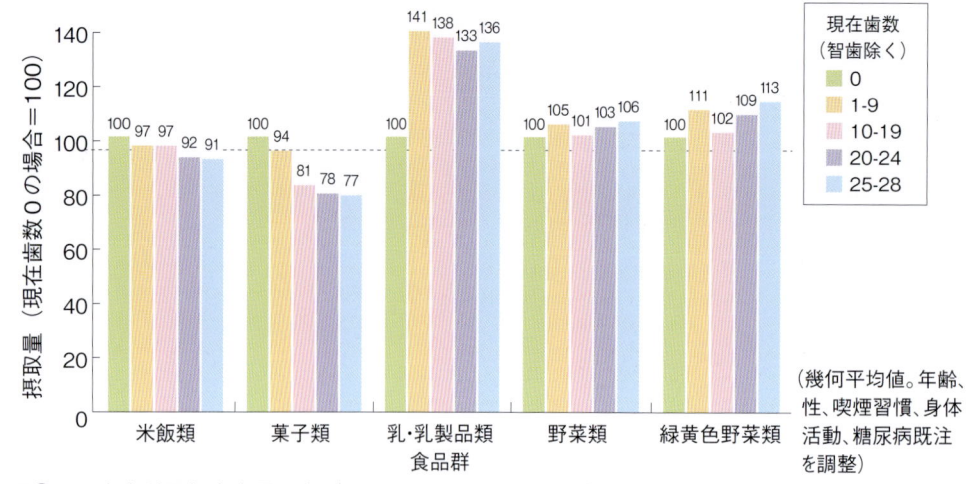

図❽ 日本歯科医師会会員研究（LEMONADE スタディー）による、現在歯数群別の推定平均食品群摂取量。無歯顎者は有歯顎者に比べて、米飯類、菓子類の摂取が多く、乳製品、野菜類、緑黄色野菜の摂取が少ない（参考文献[6]より引用改変）

WHO 紀要で発表されている[7]。まとめると以下のとおりである。

①低栄養は歯周病を促進する[8]。

②歯周病は活性酸素種を増加させるので、抗酸化物質（アスコルビン酸［ビタミンC］、ベータカロチンとα−トートコフェロール［ビタミンE］）は、組織保護の役割を担う。

③ビタミンB群など若干の微量元素欠乏症の第一徴候は、舌炎、口唇炎と口角炎を含む口腔である。

④低栄養は壊疽性口内炎の危険因子である。

⑤ビタミンCを含む適切な食事は、口腔がんの予防因子である。

⑥火傷するほど熱い飲食物と炭火焼の食品は、口腔がんの危険因子である。

⑦全粒穀物、野菜とくだもの（とくに柑橘類）は、口腔がんの予防因子である。

⑧ビタミンA、ビタミンD およびタンパク質の欠乏は、エナメル質減形成と唾液腺萎縮を伴う。その結果として、う蝕（むし歯）発症の危険因子になる。

⑨クエン酸、リン酸、リンゴ酸、酒石酸、蓚酸および炭酸など、食品あるいは飲料中の酸は酸蝕症の危険因子である。

⑩砂糖はう蝕症の最大の危険因子であるが、フッ化物を適切に利用していれば、年間20kgの砂糖まで許容できる。

⑪チーズと牛乳（カルシウム、リンとカゼイン）は、う蝕症の予防因子である。

⑫全粒穀物、ピーナッツ、硬いチーズとチューインガム（砂糖なし）は、唾液流量を増加させるのでう蝕症の予防因子である。

まとめ──歯と栄養指導の関係

上述で、予防歯科学と栄養指導の相互関係は明確である。歯科疾患はバイオフィルムにより発症する感染症であるが、バイオフィルムの構成物は細菌と糖質であり、その性状の違い、病原性の多寡に栄養が大きく関与している。

今後は、歯を失わないための栄養学と、歯を失った後の栄養学の2つの視点の栄養学の発展を考える必要がある。

【参考文献】
1）厚生労働省:平成16年国民健康・栄養調査報告書[第100表].: 222.
2）厚生労働科学研究 代表 花田信弘：国民栄養調査の分析. 国立保健医療科学院安藤雄一先生らの報告，2014.
3）De Marchi RJ et al.:Association between oral health status and nutritional status in south Brazilian independent-living older people.. Nutrition 24, 2008: 546-553.
4）Sheiham A, Steele J: Public Health Nutr. 4（3）: 797-803，2001.
5）宮崎・葭原教授,他 新潟スタディー：財団法人8020推進財団 HP 原稿.
6）Wakai K, Hanada N,et al.: Tooth loss and intakes of nutrients and foods: a nationwide survey of Japanese dentists.Community Dent Oral Epidemiol, 38: 43-49, 2010.
7）Paula J, Moynihan1: Bulletin of the World Health Organization. 83: 694-699, 2005.
8）Enwonwu CO: American Journal of Clinical Nutrition. 61 :430S-436S, 1995.

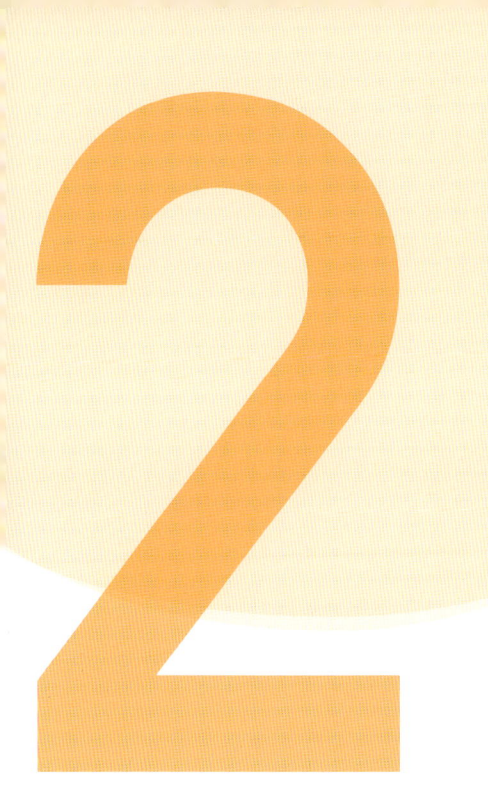

健康寿命延伸への
歯科的アプローチ

　「21世紀における国民健康づくり運動（健康日本21）」は、壮年期死亡の減少、健康寿命の延伸などの実現を目的としている。その理念は、自らの健康観に基づく一人ひとりの取り組みを社会のさまざまな健康関連グループが支援し、健康を実現することである。具体的には、「栄養・食生活」、「身体活動・運動」、「休養・こころの健康」、「アルコール」、「たばこ」、「歯の健康」の6項目に対して具体的かつ、実現可能な数値目標を掲げて、国民が一体となって取り組む健康づくり運動である。保健医療専門家としての歯科医師の役割は、健康の問題に対し、技術・情報の提供および「病気の治療のみならず、病気の発生予防にもより大きな役割を担うことが期待されている」とされている。

　以上の観点から、う蝕、歯周病の治療を中心とした歯科医療が、変革すべき時期を迎えている。う蝕、歯周病をさまざまな生活習慣病の病因の一つとして捉え、生活習慣病予防に寄与する診療体系、予防体系の構築が重要になってくる。そのためにはエビデンスの蓄積と技術開発が必要である。口腔と全身の健康状態に関する研究の進歩から、歯周病のさまざまな生活習慣病への影響があきらかになってきた。本章では、歯科的アプローチの実践例を紹介する。

（野村義明）

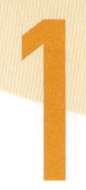

①鶴見大学歯学部附属病院 3DS 除菌外来の取り組み

鶴見大学歯学部　探索歯学講座

花田信弘　野村義明　村田貴俊

岡田彩子　山田秀則　宮之原真由　有吉芽生　曽我部 薫

3DS 外来開設の背景と概要

　現在、生活習慣病と歯科疾患との関連を示す報告がなされ、データが蓄積されている。本項では、生活習慣病予防を念頭においた21世紀型予防歯科診療を紹介する。その考え方は、う蝕、歯周病、欠損歯を単独の疾患とするだけでなく、生活習慣病の前段階として捉え、口腔保健を生活習慣病の一次予防と考えるコンセプトに基づく（図❶）。健康日本21（第二次）では、「国民の健康の増進の推進に関する基本的な方向」を実現するために「栄養・食生活、身体活動・運動、休養、飲酒、喫煙及び歯・口腔の健康に関する生活習慣の改善が重要である」ことが明示された。これらすべてに関する保健指導が可能なのは歯科診療施設のみであり、われわれのコンセプトは国の政策とも合

致する。

　現在、鶴見大学歯学部附属病院3DS 除菌外来（以下3DS 除菌外来）では、歯科診療の必要がない者、歯科診療が完了した者を対象に生活習慣病予防のための保健指導を行っている。保健指導の内容は、栄養・運動・休養指導、そして口腔保健指導となっている。口腔保健指導には歯科予防処置が含まれているが、あくまでも歯原性菌血症に由来する生活習慣病対策を主眼としている。生活習慣の評価項目として、口腔細菌検査、歯周組織健康状態、体組成、自律神経バランス、血流依存性血管拡張反応、足関節上腕血圧比および脈波伝播速度を採用し、保健指導に役立てている。保健指導の内容や各評価項目については次項以降詳細

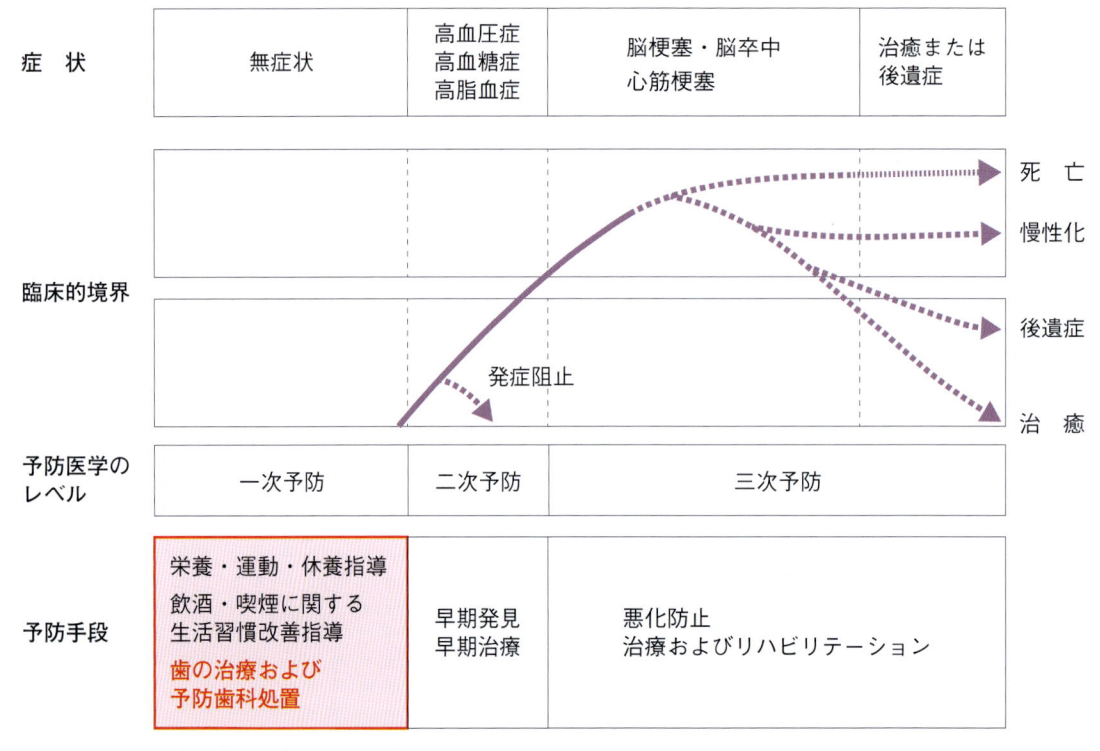

図❶　Leavell & Clarrk の予防の概念に基づく、生活習慣病の一次予防としての歯科診療の位置づけ
（JS　Mausner, S Kramer: Mausner & Bahn Epidemiology An Introductory Text, 2nd Ed. 1985. から引用改変）

保健指導プロトコル	
口腔分野	全身分野
①問診	①問診
②唾液潜血検査	②ストレス疲労測定
③細菌検査	③体組成測定
④位相差顕微鏡観察	④四肢血圧・脈波伝播速度測定
⑤ TBI および PMTC	⑤血流依存性血管拡張反応検査
⑥3DS による除菌	⑥保健指導

図❷　鶴見大学歯学部附属病院3DS 除菌外来診療プロトコル

に説明する。

　国民のアクセスしやすさを考慮すると、歯科診療施設がわが国の重要な保健・医療資源であることは間違いない。しかし、歯科診療施設の特性に応じた保健指導のプロトコルが存在しないため、歯科診療施設での保健指導に実態があったとはいいがたい。わが国に広く存在する歯科診療施設での生活習慣病全体の保健指導が一般化されれば、国民の生活習慣病の一次予防に対するアクセスが格段に向上し、国民だけでなくわが国の医療財政にも莫大な恩恵を与えると考えられる。

　3DS 除菌外来開設以来、21世紀型予防歯科診療、すなわち生活習慣病予防のための保健指導プロトコル開発を目指し、試行錯誤の結果、これから紹介する現在のシステムにたどり着いた(図❷)。しかし、まだ今後の改良の余地があると思われる。読者の先生方の知恵を拝借しながら、さらなるシステムの向上に努め、保健指導に取り組む歯科診療施設のために、最良のプロトコルを今後も提示していきたい。

（村田貴俊）

診療プロトコル

口　腔　分　野

 口腔内検査

　3DS 除菌外来では、歯式および歯周組織検査に加えて、歯原性菌血症の評価項目として、1. 唾液潜血検査、2. 口腔細菌の位相差顕微鏡観察、および3. 細菌検査を行っている。

1．唾液潜血検査

　唾液潜血検査は、歯肉に炎症を起こした歯肉溝滲出液中に微量に含まれる血液由来のヘモグロビンを検出するものであり、歯肉炎および初期歯周病の診断に臨床応用されている。3DS 除菌外来では、唾液潜血検査キットとして、ペリオスクリーン（サンスター）を採用している。本検査キットは、金コロイド標識した抗ヒトヘモグロビン・モノクローナル抗体（マウス）を利用し、免疫学的に唾液あるいは洗口吐出液中のヘモグロビンを検出する体外診断用医薬品である。試験紙をサンプル中に浸漬し、測定結果は5分後に試験紙に示される赤色のラインの有無により判断する。チェアーサイドで行うことができる簡便な方法であり、また、歯科医師と患者が同時に検出結果を確認できる利点をもっている。

　測定の結果、陰性反応を示した者を3DS 除菌外来の患者とし、陽性反応を示した者は、歯肉炎および初期歯周病が疑われるため、歯周病治療を優先するように指導を行う。

2. 位相差顕微鏡による口腔細菌の観察

　位相差顕微鏡は、患者の口腔内サンプル（唾液、プラークなど）から口腔内細菌の存在を患者と一緒に確認することができる。そのため3DS除菌外来では、患者への視覚教育のツールの一つとして、歯肉縁下からプラークを採取し、位相差顕微鏡（図❸）を用いて観察を行っている。しかし、口腔細菌の同定まではできないため、特徴的な形態と運動性をもつ「らせん菌」に着目し、歯周病との関連性や異所性感染について保健指導を行っている。

3. 細菌検査

　無味無臭のガムを噛むことによって得られた刺激唾液を外部検査会社（BML）に送付し、う蝕原性細菌 *Streptococcus mutans* および歯周病原性細菌 *Porphyromonas gingivalis*（*P. gingivalis*）の検出を確認する。2菌種ともに検出限界以下となった段階で、同様の方法で採取した唾液を外部検査会社（ジーシーオーラルチェックセンター）に送付し、Red Complex 3菌種、*P. gingivalis*、*Treponema.denticola* および

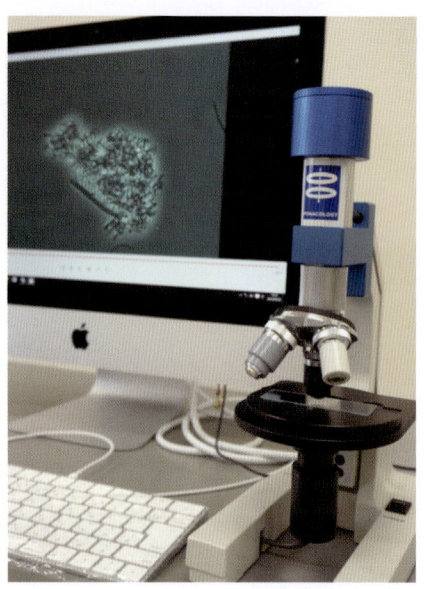

図❸　位相差顕微鏡によりプラークを観察

Tannerella forsythia の検出を確認する。これらの検査は、初診時から毎回の来院ごとに行い、口腔保健指導の成果を確認し、指導内容に反映している。

（岡田彩子）

口腔保健指導

1. 歯面清掃について

　3DS除菌療法（以下3DS）を始めるにあたって、あらかじめ歯面のバイオフィルムを除去することは、その後の成否を決める重要なポイントである。バイオフィルムと歯石は、3DSの術前には機械的に完全に除去された状態となる必要がある。

1）PMTCの目的

- 患者にプラークフリーの状態、爽快感を体感してもらう。継続的な受診の動機づけとする
- 歯周組織、口臭の改善。受診者の認識による継続的な受診の動機づけとなる

2）PMTCの術式

　PMTCを効率的に行うために、次の術式で行っている。

①歯肉縁上歯石の除去（超音波スケーラー、ハンドスケーラー）

②歯垢染色剤（図❹）による全歯のプラーク染色と染色部位の確認（必要に応じてこの時点でTBIを行う）

③超音波スケーラーによる全歯肉ポケット内洗浄（ポケットイリゲージョン）

④歯面吹き付け器具（エアーフロー）による歯間部および歯頸部の清掃（図❺）

⑤歯面研磨剤を併用し、ポリッシングブラシ（フラットタイプ）、ポリッシングブラシ（ポイントタイプ）を用いて全歯面の研磨（図❻）

⑥2度目の歯垢染色剤による全歯面プラーク染色

⑦歯面研磨剤を使用し、シリコーンカップ、シリ

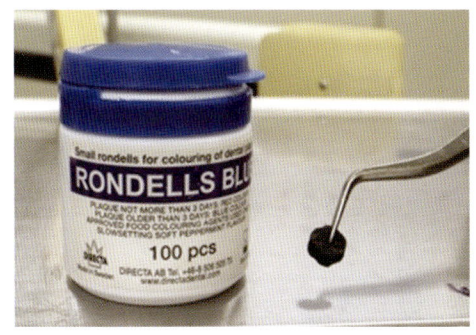

図❹　使用している歯垢染色剤

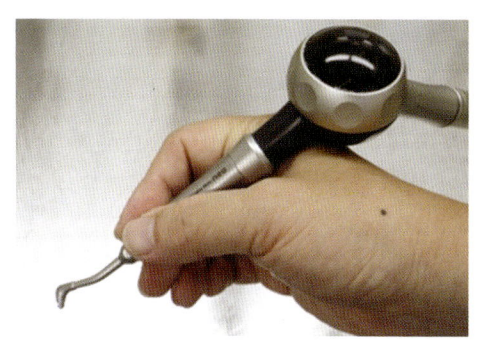

図❺　エアーフロー

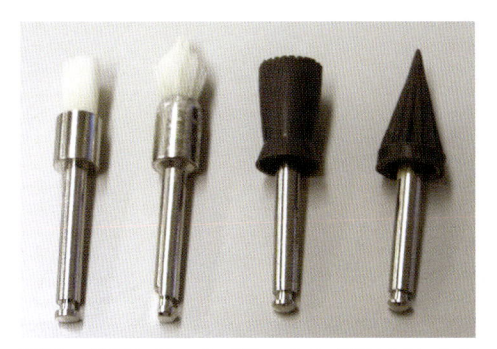

図❻　使用しているポリッシング器材（左から、フラットタイプ、ポイントタイプ、シリコーンカップ、ポイントタイプ）

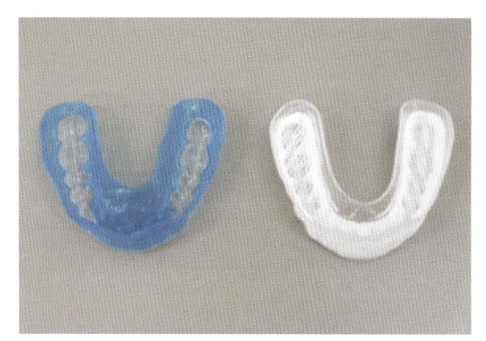

図❼　3DSトレー（左：う蝕予防用、右：歯周病予防用）

コーンポイントタイプを使用し、歯面の研磨（図❻）。

⑧デンタルフロスによる歯間、歯肉溝の清掃

⑨舌の清拭

　ただし、この手順で行うと時間を要し、患者の負担となる場合がある。患者には、PMTCの重要性を事前に説明する必要がある。

　PMTC施術終了後に口腔の状態を手鏡などを用いて説明する。歯石沈着、染色剤で染め出された部位などを説明することにより、患者のセルフケアのモチベーション向上に繋げる。歯垢染色を行うことにより、重点的に研磨する部位を決めることができる。

2．3DS

1）3DSトレーの種類

　3DSトレーには、う蝕予防用と歯周病予防用がある（図❼）。う蝕予防用は薬剤貯留スペースが歯面全体を覆うタイプである。歯周病用は薬剤貯留スペースが歯頸部にあるタイプである。その他、使用する薬剤が液状の場合、トレー内面にガーゼを張ったタイプもある。

2）処方する薬剤

　あらかじめ口腔細菌検査により歯周病菌数、う蝕菌数を把握しておき、処方する薬剤を決定する。

①う蝕菌が多い場合（図❽）

　ポビドンヨード製剤を使用する。菌数に応じて薬剤濃度により使い分ける。

②歯周病菌に使用する薬剤（図❾）

　抗菌薬を使用する。安定期に入ったら歯周病メインテナンス薬剤を使用する。

③う蝕菌、歯周病菌がともに安定した場合（図❿）

　一般歯磨剤、ホームケア薬剤を使用する。処方する際は、フッ化物、塩化セチルピリジニウム（CPC）、キシリトールなど複数種類を使用してもらい、患者から味や使い勝手を聞き、継続できる環境をつくる。

（山田秀則）

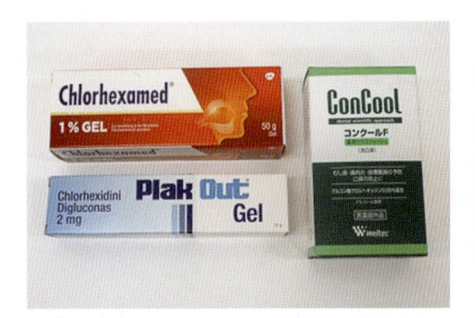

図❽ 殺菌消毒薬

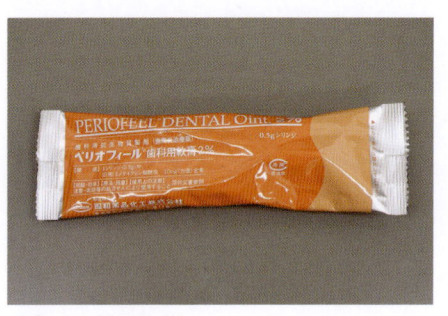

図❾ 化学療法剤

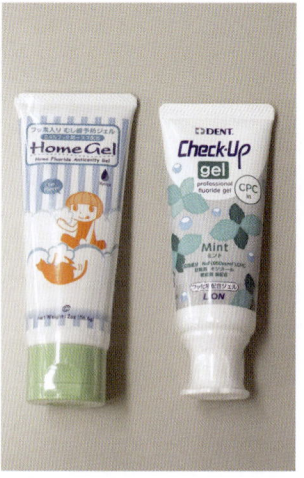

図❿ 安定期に使用する薬剤

全 身 分 野

ストレス疲労測定と保健指導

3DS除菌外来では、健康日本21が掲げる生活習慣の6つの柱の一つである「休養」の指導を開始した。

疲労のもととなっているのは、日ごろの暮らしのなかで、知らずしらずに受けているストレスである（**表❶**）。

休養指導については、患者個人の抱えるストレスはさまざまであり、指導方法もはっきりとした正解がないだけに難しい。客観的な評価が難しかった「休養」の測定を疲労測定システムの導入で数値化し、効果的な保健指導を行っている。

株式会社疲労科学研究所の疲労測定システム（自律神経測定センサー VM302：**図⓫**）を使用している。この測定器は、両指を2分間測定器に入れるだけで、脈波（PPG）・心電波（ECG）を同時に測定する。その結果から心拍変動を解析して疲労・ストレスの評価基準である自律神経のバランスと自律神経機能年齢を表示する。問診のみでは、たとえ疲労していても、プラスのフィードバックがあると自覚しにくい。そのため、交感・副交感系機能や症状を調べることにより、疲労状態がより明確にわかる。判定は「良好」、「注意」、「要注意」となる（**図⓬**）。測定結果によって保健指導を行う（**表❷〜❹**）。

歯科診療所において、歯の健康を中心に全身的な健康指導を行う過程で、栄養、運動指導を実施し、さらに休養における適切な指導方法を導入することが重要である。

（宮之原真由）

表❶ 心身バランスに影響する5つのストレス

| ① 精神的なストレス |
| ② 身体的なストレス |
| ③ 物理的なストレス |
| ④ 化学的なストレス |
| ⑤ 生物学的なストレス |

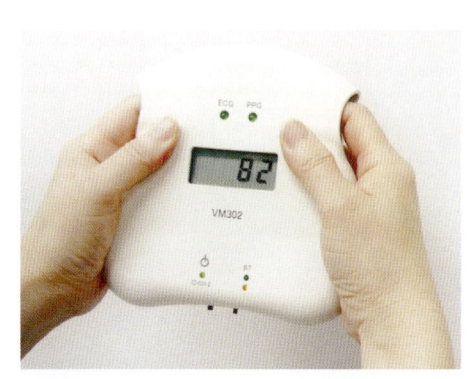

図⓫ 自律神経測定センサー VM302

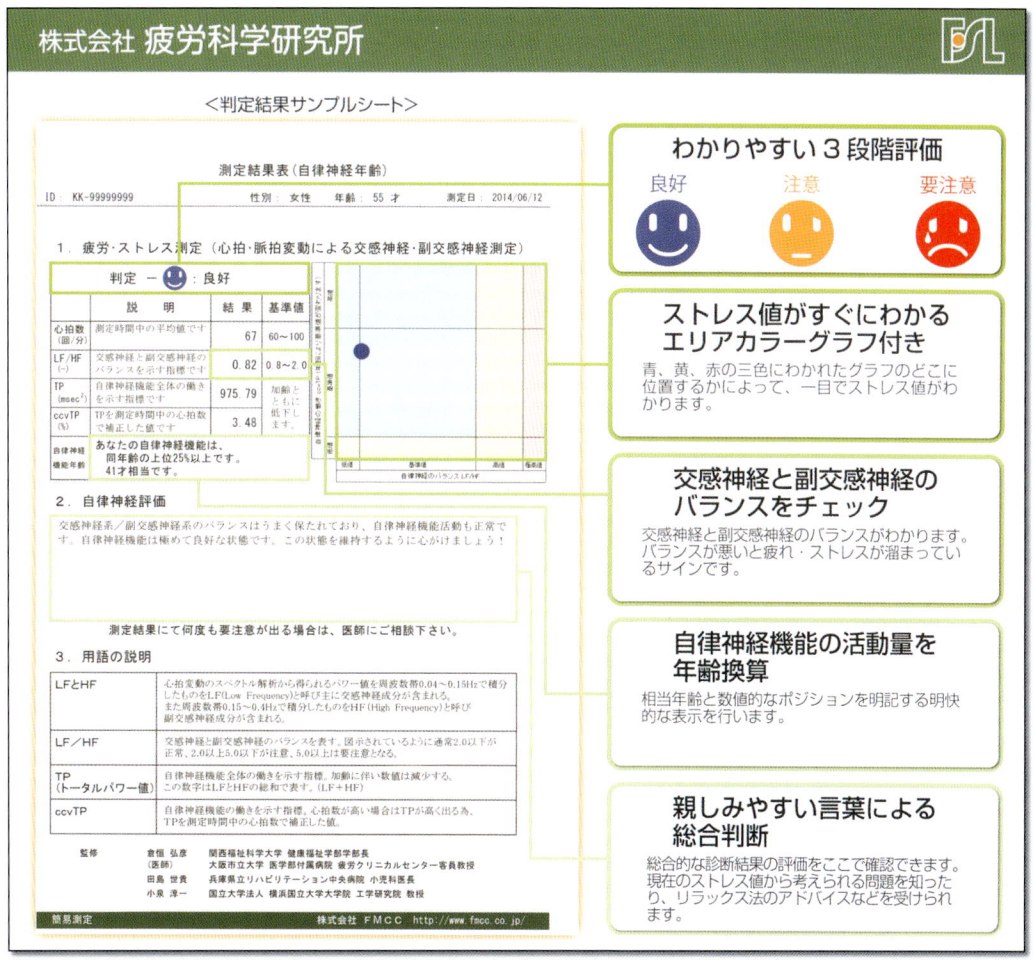

図⑫　判定結果

表❷　生活習慣(疲労をためないためのセルフケア)

- 寝る前にリラックスする
- 寝室は寝るためだけの場所に
- 趣味や生きがいをもつ
- 大いに笑う
- 規則正しい生活を心がける
- 朝は熱いシャワーを浴びるか、運動をする
- 夜は温めのお風呂に入る
- アロマオイルの活用
- ヨガやストレッチを行う
- 腹式呼吸を心がける

表❸　生活習慣（疲労回復に役立つ栄養素）

- イミダゾールジペプチド
- ビタミン B_1
- コエンザイム Q10
- クエン酸
- パントテン酸
- L- カルニチン

表❹　睡眠指導（疲労の回復に欠かせない快眠のために）

- 朝食をしっかり摂る
- 就寝に近い時間帯には夕食を摂らない
- 就寝前のコーヒー、緑茶、アルコールなどは控える

体組成測定の説明と保健指導

1. 体組成とは

　体組成とは、体を構成するおもな組成分である脂肪、筋肉、骨、体内水分を指す。また、体組成計（**図⓭**）は、体内に微弱電流を流して体脂肪、基礎代謝量、筋肉量を推定する装置である。素足で測定台に上がって電極を把持し、性別、年齢、身長を入力する。測定は数分程度で終了する。

　医療用体組成計でわかる項目は以下のとおりで、多岐にわたる。

　　①体重
　　②筋肉量
　　③体脂肪率
　　④部位別筋肉量（右腕・左腕・胴体・右脚・左脚）
　　⑤基礎代謝量
　　⑥摂取エネルギー目安量
　　⑦BMI
　　⑧内臓脂肪指数
　　⑨腹囲
　　⑩運動別エクササイズプラン

2. 測定結果からわかること

　筋肉量、体脂肪率、体重から、体のタイプを判別できる。体重が標準の場合では、バランスのとれた「標準体重標準型」、筋肉量の多い「標準体重強靱型」、体脂肪の多い「標準体重肥満型」のパターンに分けられ、結果票（**図⓮**）に表される。理想的な体のための、筋肉、脂肪の調整量、適正体重が示される。部位別筋肉量により、筋肉のバランスがわかる。胴体や下肢の筋肉量が両腕より少ない場合、腰痛、膝関節痛の原因となる場合がある。ミネラル量が適正を下回ると、骨粗鬆症の原因となる。内臓脂肪指数は、臍周りの腹部断面の内臓脂肪の割合を示す。

3. 結果による保健指導

　標準範囲の数値については、現状を維持するように指導する。標準範囲外の数値については、その原因を問診し、患者の意見も考慮し、まずはできる範囲の内容から指導する。普段、運動などを行っていない場合、日常生活で行える運動を勧める。1日30分、1万歩の歩行や階段の利用、歩行計の常時携帯と記録など、患者が取り組みやすい内容にし、受診時に記録の持参をお願いする。また、継続的に行うことにより、測定値の変化を見てゆく。改善した点は説明し、動機づけとして継続的な環境を整えるのが重要である。

（山田秀則）

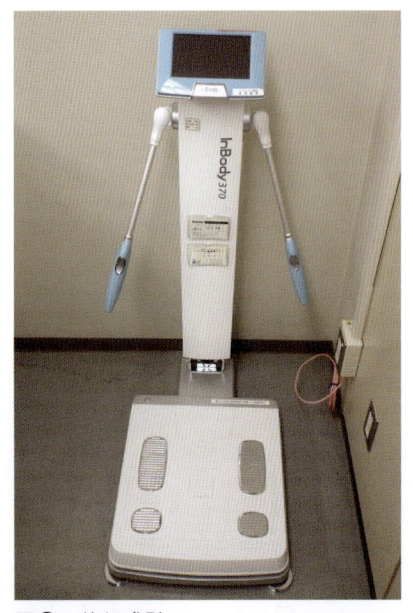

図⓭　体組成計

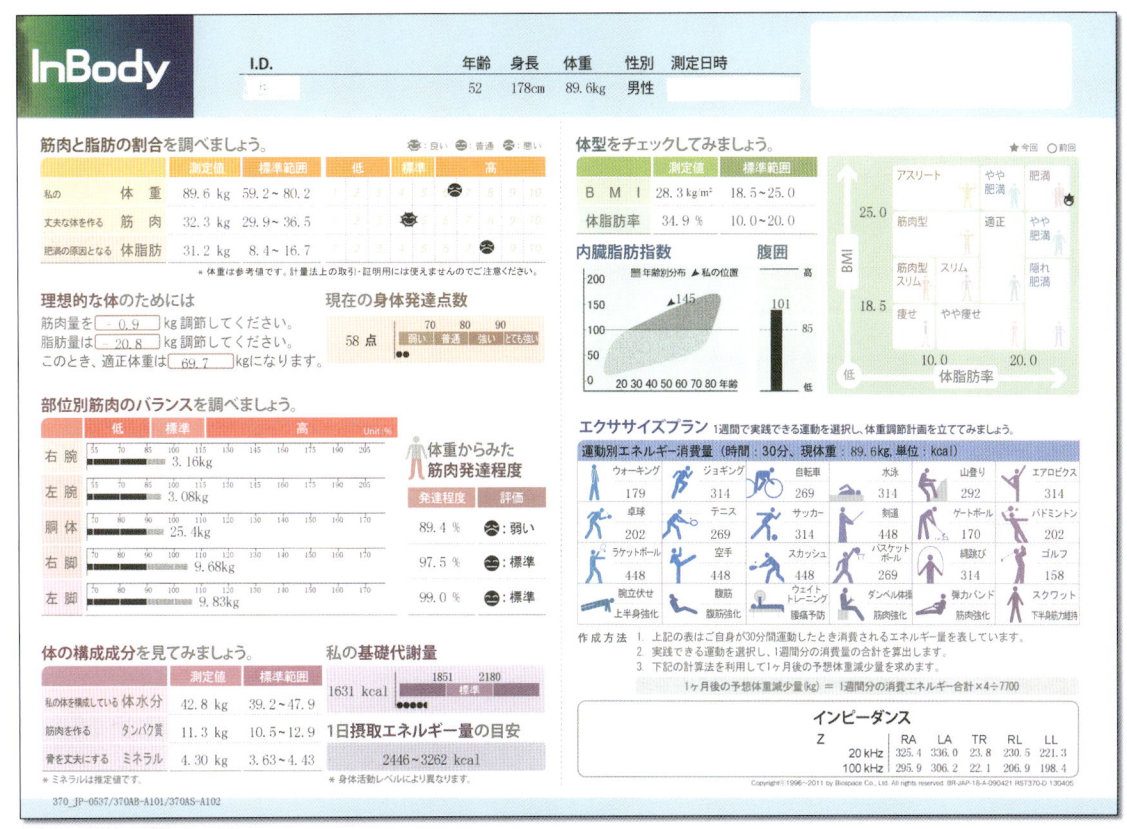

図⓮　測定結果の一例

血流依存性血管拡張反応測定の説明と保健指導

　血流依存性血管拡張反応（Flow Mediated Dilation：FMD）検査とは、血管内皮機能を測定する検査の一つである。超音波装置を用いて上腕動脈を描出し、安静時血管径の測定後、前腕部をマンシェットで5分間駆血する。阻血状態から動脈血流を開放することによって、血流増大によるずり応力が増大する。その結果、一酸化窒素に代表される血管拡張物質が血管内皮から放出され、血管平滑筋細胞に作用することによって上腕動脈拡張が生じる。FMD検査はこの血管径拡張の度合を判定するもので、6％以上が正常、5％未満は血管内皮機能障害を疑うとしている。

　動脈硬化は、血管内膜の機能変化（血管内皮機能障害）および血管中膜の器質変化（血管中膜硬化）を経て引き起こされることがわかっている。初期段階の血管内皮機能低下を診査できるFMD検査は、このような動脈硬化に代表される心血管系イベントの発症を予測するパラメーターとなる。検査結果をもとに、患者に対し適切な保健指導（栄養、運動や禁煙など）を行うことで、疾病を未然に防ぐことができる。

　以上の背景により、3DS除菌外来では、評価項目の一つとして汎用性超音波画像診断装置（UNEXEF 18VG、ユネクス）を用いたFMD検査を採用し（図⓯）、健康日本21における生活習慣病予防の6つの重点項目について個々の患者に合わせた保健指導を行ってきた。とくに「歯と口腔の健康」は歯科医師の独占業務であり、口腔内の除菌が全身の健康維持に必須であるため、3DSによる除菌技術を導入して力を注いでいる。2007年にはTonetti MSらが重度歯周炎の患者に対する集中的な歯周病治療により、FMDが改善したと報告している[1]。これまでも、歯周病の病原体が口腔内の血管を通じて全身に広がり（歯

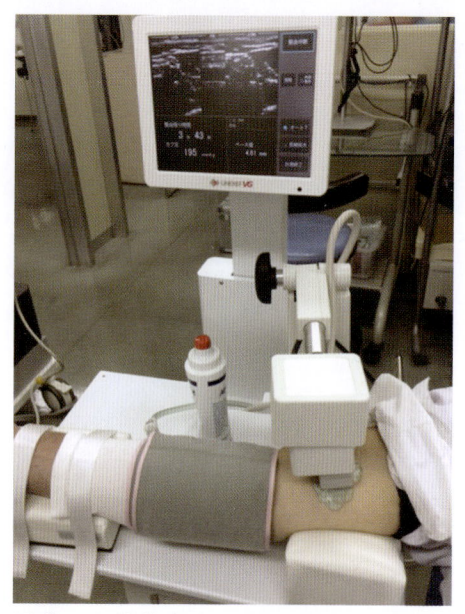

図⓯ 血流依存性血管拡張反応（Flow Mediated Dilation：FMD）検査

原性菌血症）、さまざまな臓器に感染症を引き起こすというエビデンスが数多く発表されてきたが、この報告も口腔内の環境改善が全身の健康回復に影響を与えるという裏づけの一つである。

　FMD検査を導入して１年ほど経つが、改善が認められる症例を得ることに成功している。今後は症例数を重ね、歯科医療から全身医療への架け橋となるデータの集積に努め、国民の健康に寄与していきたい。

（有吉芽生）

【参考文献】
1）Tonetti MS, et al.: Treatment of periodontitis and endothelial function. N Engl J Med, 1 (356)：911-920, 2007.

四肢血圧・脈波伝播速度測定の説明と保健指導

1. 血圧脈波測定

　四肢血圧・脈波測定は、血圧脈波検査装置（フクダコーリン：図⓰）を用いて仰向けに寝た状態で両手両足首に電極を装着し、四肢の血圧と脈波を同時に測定して、動脈硬化の程度を数値化する検査である。本検査は簡便で非侵襲的に行うことができ、動脈硬化性疾患の予測および早期発見に繋がる。検査結果は、日本循環器学会の「血管機能の非侵襲的評価法に関するガイドライン」に基づき、以下の３点について評価する。

1）足関節上腕血圧比（ankle brachial index：ABI）

　上腕と足首の血圧を測定し、その比率（足首収縮期血圧÷上腕収縮期血圧）を計算したものをABIという。これを測定することで、血管内に粥状硬化ができて内腔が狭くなるアテローム動脈硬化の進行程度、血管の狭窄や閉塞などが推定できる。ABIの正常値は0.9〜1.3で、0.9以下の場合は動脈硬化が、1.4以上の場合は動脈の石灰化が疑われる。

2）上腕─足首間脈波伝播速度（brachial-ankle pulse wave velocity：baPWV）

　上腕と足首の４箇所のセンサー間の距離と脈波の到達所要時間（心臓から足首の間のPWV－心臓から上腕の間のPWV）を計測し、数値化する。動脈壁が肥厚や硬化すると、動脈壁の弾力性がなくなり、脈波が伝わる速度が速くなる。baPWVは同年齢と比較して、数値が高いほど動脈硬化が

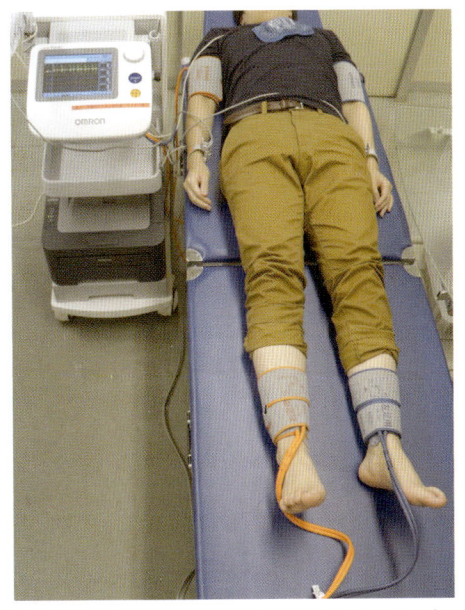

図⓰　血圧脈波検査装置（フクダコーリン）

進行している状態になり、くも膜下出血・脳梗塞・心筋梗塞などの疾患にかかりやすい状態にある。また、baPWV の数値が著しく低値を示す場合には血管閉塞の可能性も考えられる。

3）左右差

上腕、足首、ABI のそれぞれの左右差を評価する。左右差が15mmHg 以上あれば、血圧が低い側に狭窄を疑う。

これら項目に対して評価した結果、数値が正常値でない場合は内科に対診し、詳しく検査する必要がある。

2. 保健指導

3DS 除菌外来では、健康日本21（第二次）の重点6項目に沿った生活習慣指導をしている。

口腔の健康に関しては、3DS トレーを用いて口腔内の除菌を行うことで歯原性菌血症を予防し

ている。全身の健康に関しては、患者の生活習慣の問診と合わせて、体組成診断や FMD 検査、血圧脈波検査などを行い、これらの結果をもとに保健指導を行っている。血圧脈波検査や前述した FMD 検査などの動脈硬化のスクリーニング検査は、未然に動脈硬化を予測することができ、経時的に測定することで保健指導が適切に行われているかという目安にもなる。3DS 外来における口腔内の除菌に留まらない、こうした歯科医師による多方面からの介入は、患者のモチベーションを向上させ、種々の検査結果の改善に繋がっている。今後、歯科診療施設においても口腔内は全身の一部であることを患者に再認識させ、自身の健康に興味をもってもらえるような環境作りが重要になってくるのではないかと考えられる。

（曽我部 薫）

1

②歯科クリニックにおける3DS外来の取り組み
口腔病原性バイオフィルムに対する3DSを用いた除菌

1）神奈川県・武内歯科医院　2）鶴見大学歯学部　探索歯学講座
武内博朗[1, 2]　花田信弘[2]

歯科の除菌技術の意義

口腔感染症であるう蝕と歯周病は、生活習慣病の一面をもつ人類最大の感染症である。

歯周炎に伴う慢性持続性炎症や歯原性菌血症は、NCDs発症の下地を作るほか、時として易感染性宿主にとって非常に大きな危険因子となる。それゆえ歯科医療全体のなかで、口腔病原細菌叢から口腔正常細菌叢に移行させる細菌学的技術は、これらリスク因子の低減のために重要である。

Dental Drug Delivery System（以下3DS）[1〜5]は、2000年に発表された専門的バイオフィルム制御法であり、歯科に特化した除菌技術である。3DSは、機械的方法と抗菌療法の特性を相補的に組み合わせ、相乗効果を高めているのが特徴である[4]。

図❶に3DSによる除菌と正常細菌叢生成の機序を示す。病原性バイオフィルムを機械的に破壊すると、浮遊細菌の状態になる。これを3DSで除菌する。その後、歯面に付着できる口腔常在性グラム陽性球菌群が、健全なプラークを形成する。

本項では、3DSによるう蝕および歯周病原性細菌叢の制御について解説する。歯周病や口腔清掃不良などがあると、歯肉潰瘍面から細菌やLPSが侵入し、歯原性菌血症が生じる[7]。歯周病を予防・治療することが、慢性持続性炎症や歯原性菌血症抑制にもなることから、筆者らの施設では機械的方法のみならず、一部に3DSを応用した抗菌療法[5, 6]を保険外診療で実施している。

本法は、予防歯科に限らず、今後コンプロマイズドホストの口腔感染症対策やがん化学療法時の口腔感染対策、がん連携、周術期の口腔管理、BRONJへの対応など、幅広い応用が期待できる。

慢性炎症・菌血症制御のための 3DS除菌プロトコール

3DS除菌プロトコール[1〜6]の骨子は、
①初期評価検査
②機械的バイオフィルム破壊
③薬剤による除菌
④除菌後評価検査
の4過程である（図❷）。

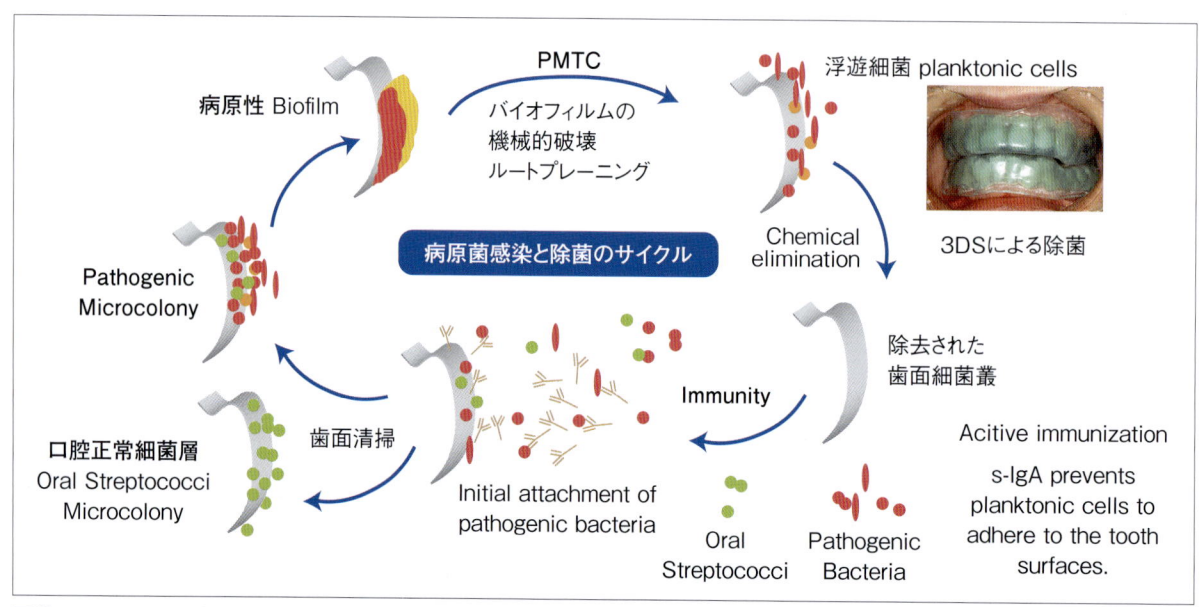

図❶　3DSによる歯面の病原性バイオフィルム除菌から正常細菌叢に移行するプロセス

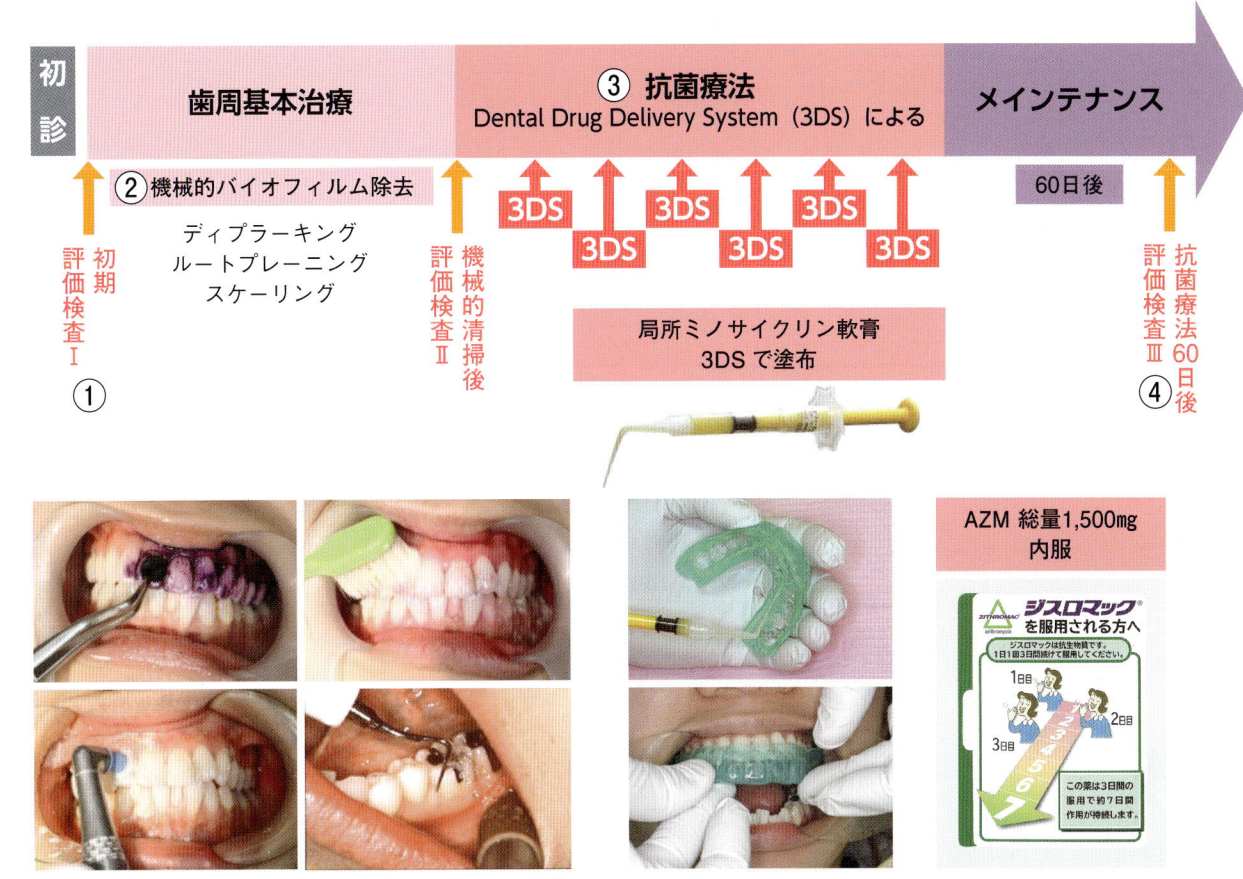

図❷　歯周病菌除菌における3DS プロトコールの全体シークエンス

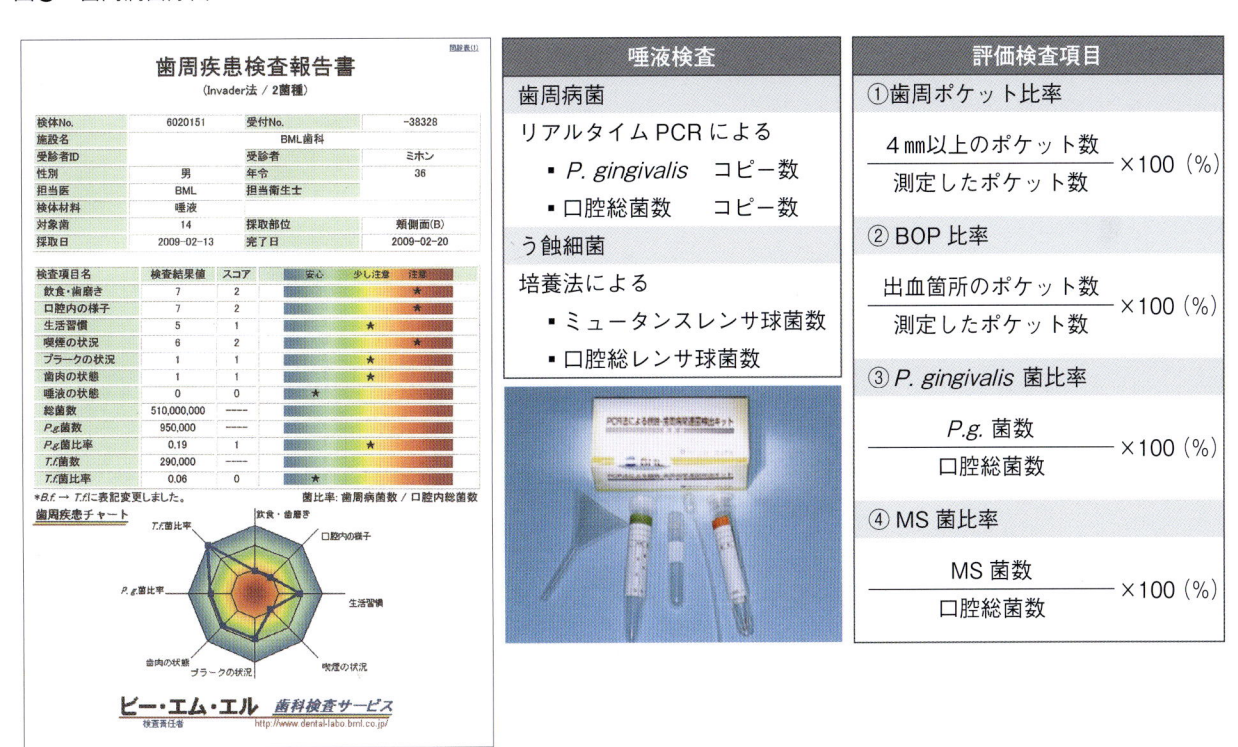

図❸　3DS 前後の評価検査

1．評価検査

検査項目は除菌プロトコールの前後に実施する（**図❸**）。う蝕細菌は培養法、歯周病菌は PCR により算定し、口腔総レンサ球菌、総菌数との比率を用いる。歯周病菌除菌では、歯周組織の状態も評価する。

2．機械的バイオフィルム破壊

まず薬剤感受性が低いバイオフィルムを機械的

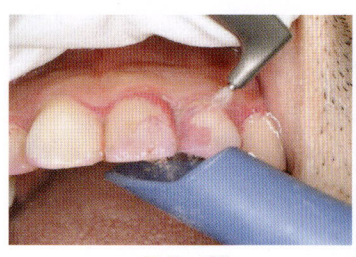
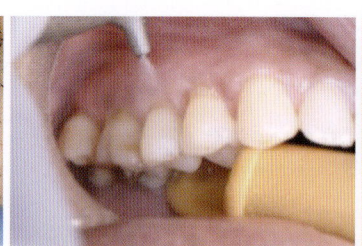
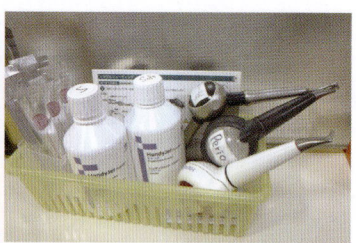
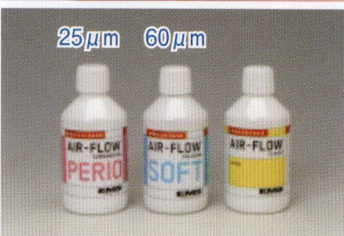
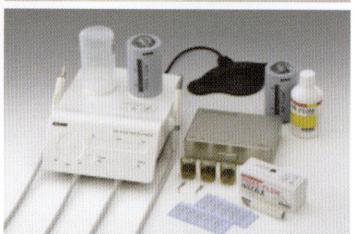

アミノ酸
グリシン Gly (G)

25μm　60μm

図❹　グリシンパウダー吹きつけによるディプラーキング。歯肉縁下、インプラント周囲、アンダーカット部など、微小領域のバイオフィルムを効率よく破壊する

表❶　う蝕細菌の 3DS に用いる殺菌消毒薬の特性

- ▪ 数秒で薬物効果を現す即効性
- ▪ 病原微生物を害のない程度まで減らすことを消毒といい、そのため薬品を「消毒剤（Disinfectant）」という
- ▪ 消毒剤は微生物と宿主の両方に作用
  生体塗布は健全な生体部位に限定（歯の表層、一部の角化歯肉）
  創傷面の使用ではアナフィラキシーショックなどの副作用が起きる
- ▪ クロルヘキシジン、ヨウ素剤（ポビドンヨード、ヨードグリセリン）、アクリノール、塩化ベンゼトニウム、塩化ベンザルコニウム

表❷　歯周病菌の3DS に用いる化学療法剤および抗生物質の特性

- ▪ 生体にあまり害を与えず、病原微生物の増殖を抑える薬物
- ▪ 化学療法剤は宿主である動物細胞と微生物細胞の間の構造や機能の相違に基づいて合成されている
- ▪ 安全性に優れているが、選択毒性が発揮されるには、病原微生物の代謝や増殖の時間が必要
- ▪ 消毒剤のように即効性はない

方法で極限まで破壊減量(デブライドメント)する。

　これらは、PMTC、ディプラーキング、スケーリング・ルートプレーニングなどあらゆる方法を駆使する。近年、軟組織を傷害しないアミノ酸(グリシン) パウダーを吹きつける方法が今後の主力法として重視されている。このディプラーキング法は、約10分という短時間で実施可能な、有用性の確立したプロトコールである (**図❹**)。こうして薬剤抵抗性の高いバイオフィルムを浮遊細菌またはマイクロコロニーの状態にすることで細菌

の薬剤感受性を高めておく。

3．薬剤による除菌

　薬剤選択基準は、適用部位が歯の表面のような体外か、歯周ポケット内のような体内かに基づき、体外には殺菌消毒薬を適用し、血管と交通する体内は、抗菌薬を適用する (**表❶、❷**)。

　歯周病菌除菌には、ミノサイクリンとジスロマックを使用している。アジスロマイシン服用後の歯周組織内濃度は、おおむね15μg/mL であり、多くの抗菌薬のバイオフィルムに対する最小発育

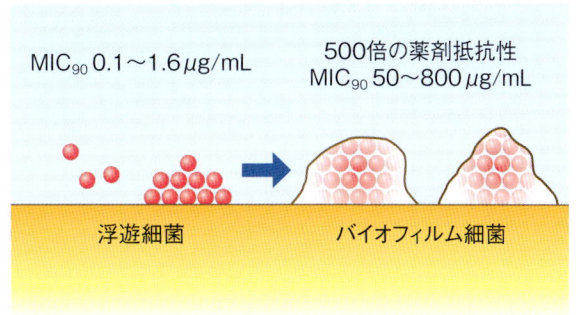

MIC_{90} 0.1〜1.6μg/mL　　500倍の薬剤抵抗性
MIC_{90} 50〜800μg/mL

浮遊細菌　　　　　バイオフィルム細菌

血液・歯肉溝滲出液の抗生物質濃度は最大でも
azithromycin（ジスロマック）15μg/mL

図❺　通常抗菌薬のバイオフィルムに対する最小発育阻止濃度（MIC_{90}）は、浮遊細菌に対する（MIC_{90}）の500倍である

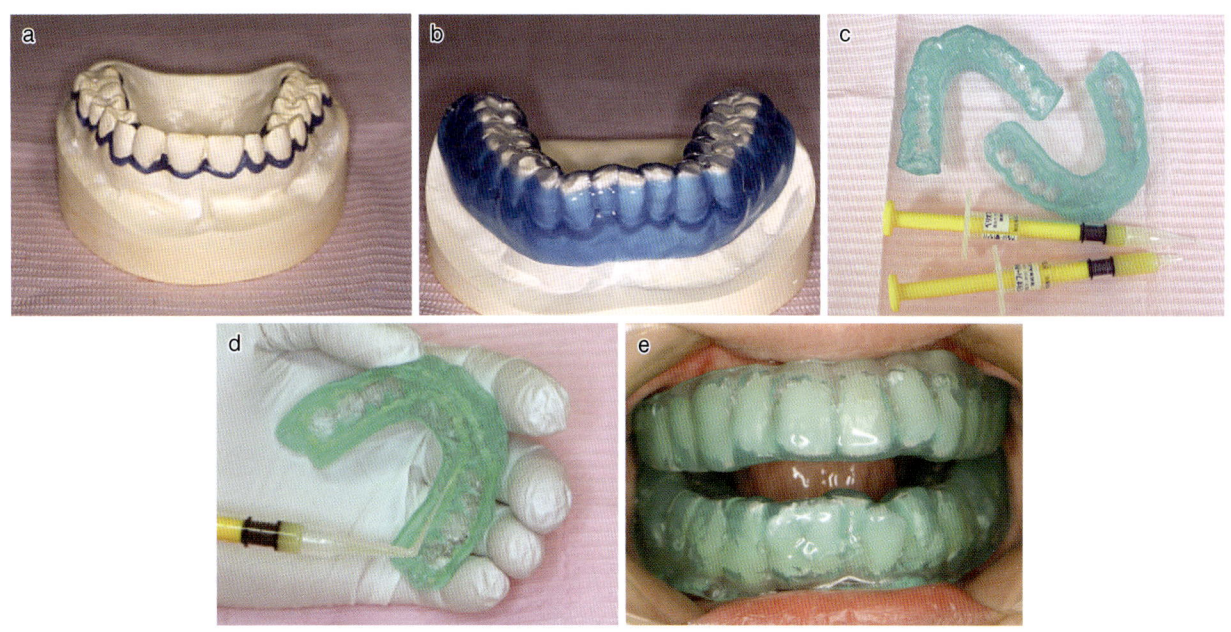

図❻　トレーの薬液溜り（a、b）に抗生物質軟膏（c）を塗布していく（d）。抗生物質軟膏はドラッグ・リテーナーで6時間以上、就寝中の自己管理（セルフメディケーション）で投与する（e）

阻止濃度（MIC_{90}）の50〜800μg/mL に遠く及ばない（**図❺**）。したがって、バイオフィルム破壊は、抗菌療法の前提条件である。

　次いで連続的に（増殖する時間を与えぬよう）抗菌療法を実施する[4]。このとき、組織内感染した細菌に対しては抗菌薬：アジスロマイシン、総量1,500mgの内服投与を併用し、歯周組織中の薬剤濃度を上げておく。同時に3DSを用いた歯周ポケット周辺の浮遊細菌に対しては、3DSトレー（歯列型カスタムトレー：ドラッグリテーナー）で外用抗生物質軟膏を歯周組織周辺に局所輸送す

る。3DSトレーは、輸送する薬剤を一定濃度で一定時間、局所に限局して作用させることができる（**図❻**）。

　抗生物質を用いる場合は、一日最低6時間以上の作用時間を要するため就寝中の自己管理（セルフメディケ−ション）で合計7日間装着投与する[6]除菌後60日後に再度評価検査を実施して終了する。

　う蝕予防やセルフケアなど、目的が異なる場合は、使用薬剤やその運用も異なる。歯周炎における3DS（機械的清掃＋化学療法）[5,6]は超短期的な消炎処置であり、歯周基本治療に位置づ

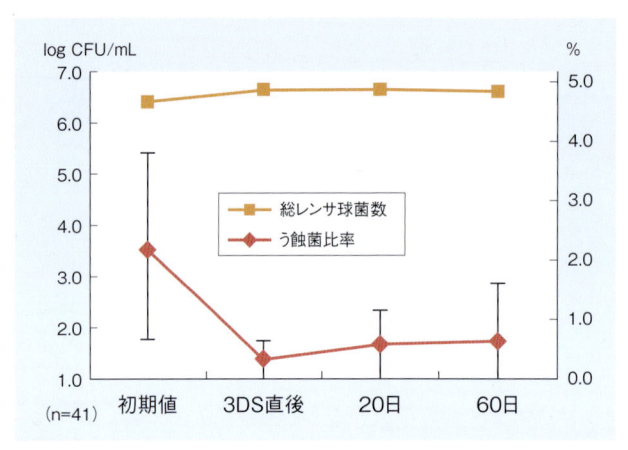

図❼　3DS によるミュータンスレンサ球菌と口腔細菌の変動

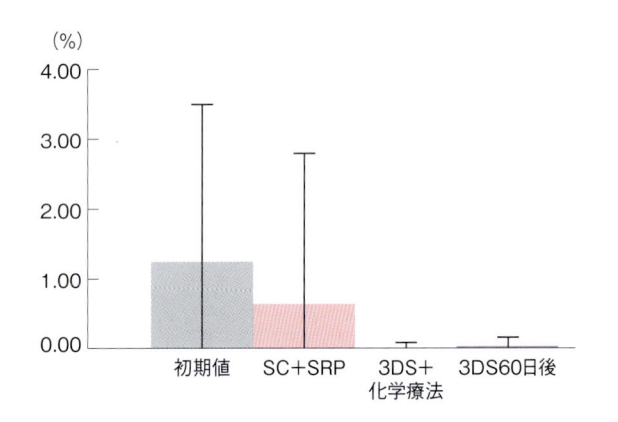

図❽ a　重度歯周炎患者（n=18）を対象とした3DS 実施前後における *Porphyromonas gingivalis* 菌比率の変動

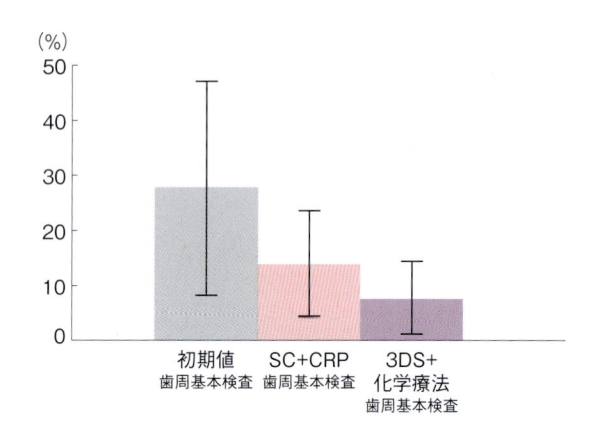

図❽ b　重度歯周炎患者（n=18）を対象とした3DS 実施前後におけるポケット値比率の推移

けられる。

3DSによる除菌成績

　3DS による口腔病原細菌除菌と歯原性菌血症の予防に関する知見の一部を紹介する。これら臨床研究は複数の研究課題名において鶴見大学歯学部研究倫理委員会の承認を得ている。

　以前に実施した3DS によるう蝕細菌除菌の結果は、ミュータンスレンサ球菌比率を低下させた一方で、総レンサ球菌数は変化しなかった（**図❼**）[3, 4]。

　3DS 抗菌療法を含む歯周治療（n=18）実施時に、リアルタイム PCR 検査により口腔総菌数と *Porphyromonas gingivalis*（以下 *P. g.* 菌）比率を調べた。結果は、初期値および機械的処置後

（SC+SRP）の値と比較して、3DS 除菌後から60日以降において口腔総菌数は変化せず、*P. g.* 菌比率が著しく低下した（**図❽ a**）[5, 6]。

　また4 mm以上の歯周ポケットの比率（**図❽ b**）、および BOP％比率は、初期値、機械的処置後、3DS 除菌後に改善を認めた。これらの結果から、う蝕細菌や *P. g.* 菌など歯周病関連菌除菌の可能性が示された。

　一方、重度歯周炎患者（n=12）の末梢血液検査にて菌血症は、通常時から10％ 陽性、スケーリング直後：50％ 陽性、スケーリング後10分：20％ 陽性であった。

　さらに重度歯周炎患者（n= 5）を対象に、スケーリング前後の末梢血液検査（**図❾ A ～ C**）で、菌血症細菌と LPS を評価し、次いで3DS による

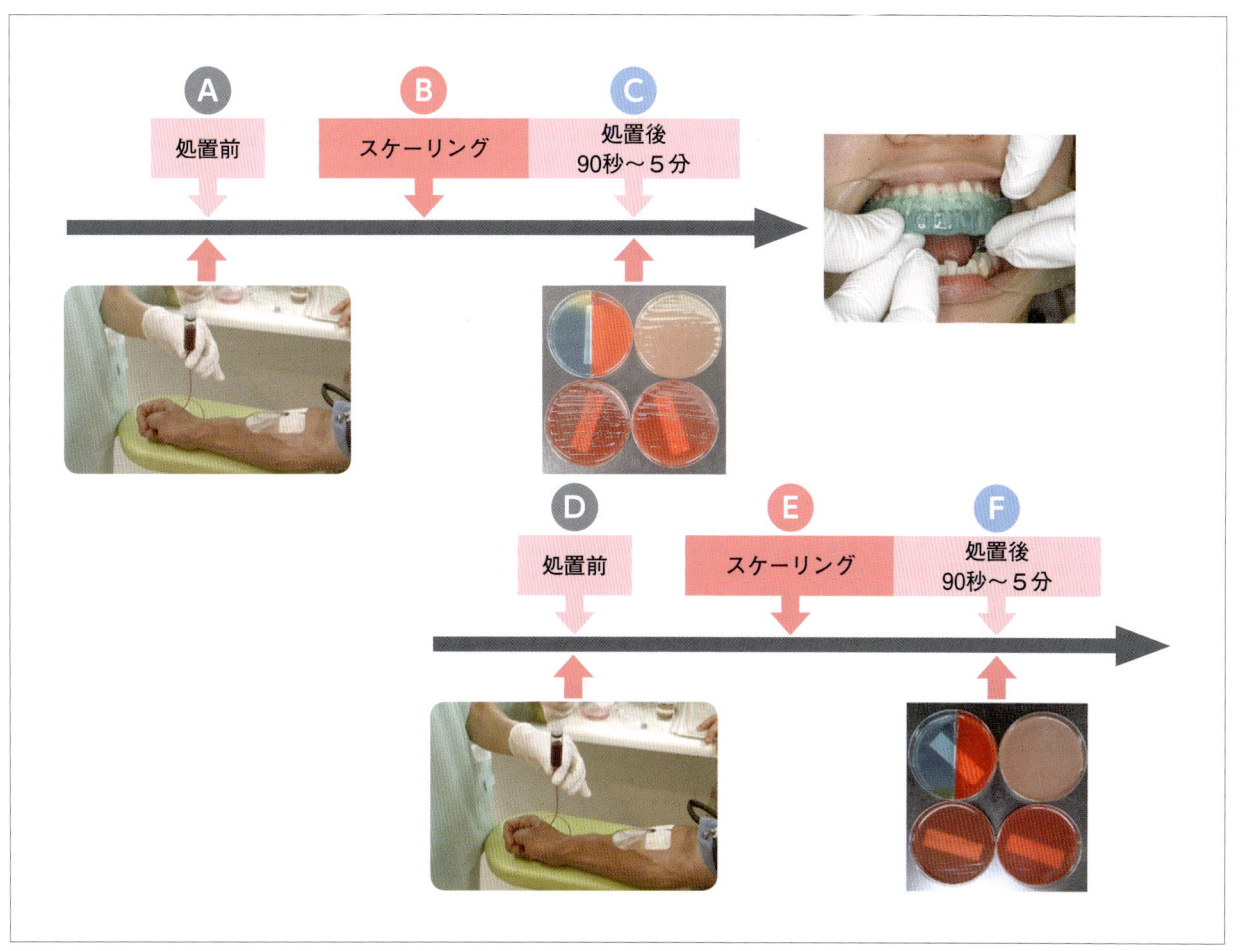

図❾　スケーリング前後における末梢血液中の細菌定性検査による菌血症の状態。　A：スケーリング前、B：スケーリング中、C：スケーリング後90秒〜5分、D：3DS除菌後のスケーリング前、E：3DS除菌後のスケーリング中、F：3DS除菌後のスケーリング後90秒〜5分における末梢血液中の細菌定性検査

同様の抗菌療法を実施し、除菌後に再びスケーリング前後の末梢血液検査（**図❾ D〜F**）を行い、菌血症の抑制について比較した（**図❾**）[8〜11]。

3DS抗菌療法を含む歯周治療を実施すると、歯肉溝ディプラーキングおよびスケーリング直後に菌血症が60％（5例中3例）抑制された（**図❿**）[8〜11]。

以上の結果から、歯周病予防・治療の意義が、歯原性菌血症、およびLPS血症など多臓器横断的リスク低減になることが確認された（**図⓫**）。

 口腔バイオフィルム制御の今後の展望

3DSは、細菌叢を制御できる優れたプラークコントロール技術であり、予防歯科の数少ないハイリスクアプローチである。

今後は、医療連携の分野にも積極的に応用すべきであり、貢献できると考えている（**表❸**）。即時に応用可能な一例として、人工呼吸器関連肺炎（Ventilator Associated Pneumoni [以 下 VAP]）がある。

不完全な口腔清拭では、取り残された微少なバイオフィルムがすぐさま増殖し、感染に繋がる。気管挿管前に精度の高い口腔バイオフィルム抑制を実施すれば、口腔から下気道に不顕性誤嚥とともに落ち込む細菌数が減少することは論を俟たない。医科の先生方をはじめ、ぜひとも多職種連携において注視していただきたい技術である。

3DSで用いるドラッグリテーナーの発想は、1978年にすでにニューブルン先生の教科書にあるフッ化物塗布の際にカスタムメイド個人トレー

被験者	年齢	性別	歯周治療（抗菌療法）前：血液データ					
			（A）処置前		（B）スケーリング中		（C）終了5分後	
			静脈血中菌血症	LPS量 (pg/mL)	静脈血中菌血症	LPS量 (pg/mL)	静脈血中菌血症	LPS量 (pg/mL)
1	58	M	（−）	1.0 以下	グラム陽性球菌(+) *α-Streptococcus*(+)	1.0 以下	（−）	1.0 以下
2	47	F	（−）	1.0 以下	嫌気性グラム陰性桿菌(+) Prevotella oralis Group(+)	1.0 以下	（−）	1.0 以下
3	39	M	グラム陽性球菌(+) *S. Mitis*(+) *S. parasanguinis*(+) *Gemella haemolysans*(−)	1.0 以下	グラム陽性球菌(+) Granulicatella adiacens(+)	1.0 以下	*S. parasanguinis*(+)	1.0 以下
4	41	F	グラム陽性球菌(+) *α-Streptococcus*(+)	N.D.	（−）	N.D.	（−）	−
5	50	M	（−）	1.0 以下	グラム陽性球菌(+) Gemella morbillorum(+)	1.0 以下	（−）	1.0 以下

被験者	年齢	性別	歯周治療（抗菌療法）後：血液データ					
			（D）処置前		（E）スケーリング中		（F）終了5分後	
			静脈血中菌血症	LPS量 (pg/mL)	静脈血中菌血症	LPS量 (pg/mL)	静脈血中菌血症	LPS量 (pg/mL)
1	58	M	（−）	1.0 以下	（−）	1.0 以下	（−）	1.0 以下
2	47	F	（−）		（−）		（−）	
3	39	M	（−）	1.0 以下	（−）	1.0 以下	（−）	1.0 以下
4	41	F	（−）	N.D.	グラム陽性球菌(+) *α-Streptococcus*(+)	N.D.	（−）	N.D.
5	50	M	嫌気性グラム陽性桿菌 *Propionibacterium acnes*(+)	1.0 以下	（−）	1.6↑	（−）	1.0 以下

図❿ 図❾の採血スポットA〜Fに対応する5人の被験者の菌血症の検出状態を示す。（−）は、血液を4種類の培地にて72時間嫌気培養し、定性的に細菌が検出されなかったサンプル

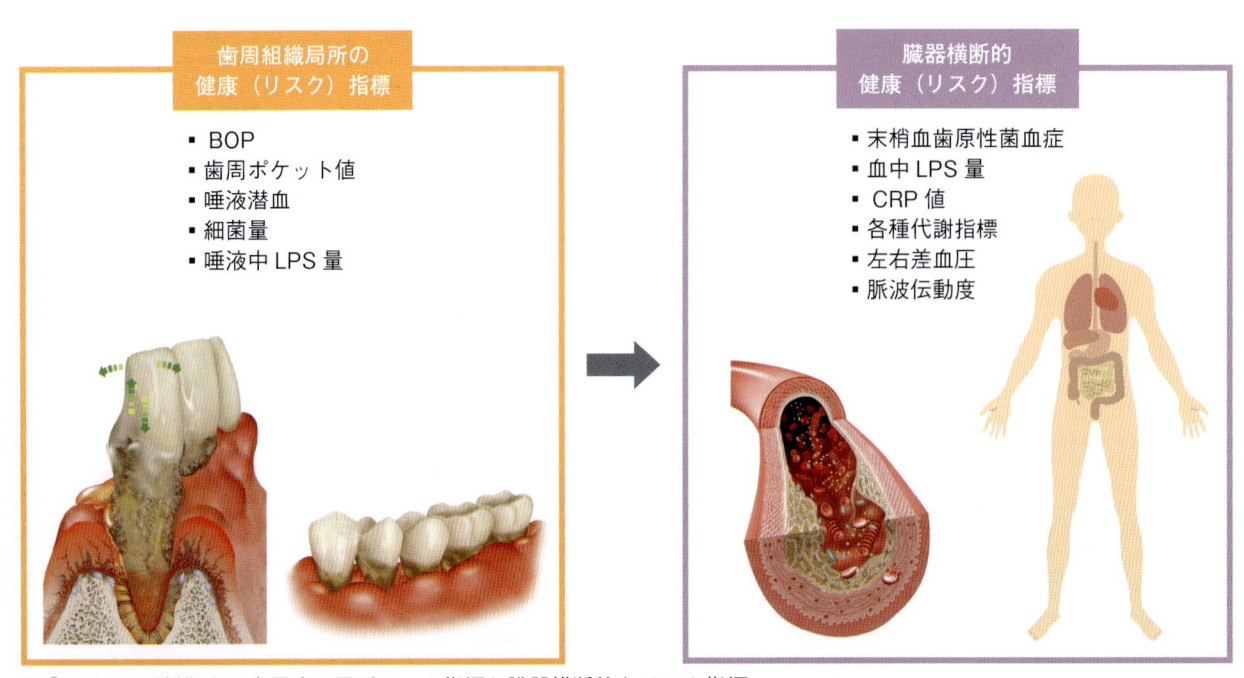

歯周組織局所の
健康（リスク）指標

- BOP
- 歯周ポケット値
- 唾液潜血
- 細菌量
- 唾液中LPS量

臓器横断的
健康（リスク）指標

- 末梢血歯原性菌血症
- 血中LPS量
- CRP値
- 各種代謝指標
- 左右差血圧
- 脈波伝動度

図⓫ 3DSが制御する歯周病の局所リスク指標と臓器横断的なリスク指標

表❸　3DS の応用が期待される連携医療

| ①免疫抑制剤使用時の口腔感染対策 |
| ②ビスホスホネート系薬剤関連顎骨壊死（BRONJ） |
| ③人工骨頭置換術など週術期の菌血症予防目的の口腔管理 |
| ④人工呼吸器関連肺炎（VAP）、老人性肺炎予防 |
| ⑤急性骨髄性白血病（AML）、悪性リンパ腫などの無菌室入室前の口腔感染予防 |

の使用が推奨されていることに由来する[12]。ホームケアにおいても歯面への薬剤輸送に優れているため、特異的フッ化物、ホームジェル類、口腔化粧品類などを輸送することで強力に口腔衛生をサポートできる。歯ブラシを使う習慣が定着したように、ブラッシング時に国民がマイトレーを使用する習慣の普及が望ましい。

　こうした習慣により、口腔総菌数が常時10^6 cfu/mL 程度に維持されると、局所の炎症反応や不顕性誤嚥による肺炎、歯原性菌血症など通常負荷されるストレスがフリーとなり、思わぬ抗加齢効果が期待できるかもしれない。

【参考文献】
1) Takeuchi H,et al.: Clinical study of mutans streptococci using 3DS and monoclonal Antibodies. Jpn. J. Infect. Dis, 54:34-36, 2001.
2) 武内博朗, 他：初期う蝕のマネージメント. 3-3う蝕の微生物学的リスク低減治療－Dental Drug Delivery System（3DS）による病原口腔細菌の制御－. クインテッセンス出版, 2004:117-138.
3) 武内博朗：う蝕細菌制御技術の科学と臨床－Dental Drug Delivery System（3DS）とは何か－. 日本歯科医師会雑誌 8 月号, 60（5）：15-26, 2007.
4) Takeuchi H. Hanada N: Physicochemical and immunological research to reduce the dental caries epidemic - a paradigm shift in the role of a caries vaccine -. J. Oral Biosci, 47（3）: 243-252, 2005.
5) 武内博朗, 早川浩生：最新3DS 環境　う蝕ステージ・ペリオステージ. デンタルダイヤモンド社, 東京, 2009：31-60.
6) 武内博朗, 花田信弘：Preventive Periodontology　－臨床を支えるサイエンスを知る、唾液検査を活用する、生活習慣病を予防する－第5章: どう治療しどう予防するか(科学的治療と予防)　5. 歯周病のメインテナンスと治癒判定、再発防止－薬剤を用いた微生物学的リスク低減治療－. 医歯薬出版, 東京, 2007：235-247.
7) Wahaidi VY, et al.: Endotoxemia and the host systemic response during experimental gingivitis. J Clin Periodontol. 38（5）:412-417, 2011.
8) H. Takeuchi, T. Murata, E. Kakuta, Y. Nomura, H. Senpuku, N. Hanada: Investigation about control of odontogenic bacteremia caused oral biofilms. 10th IADR World Congress on Preventive Dentistry. Budapest, Hungary, 2013.
9) 武内博朗, 村田貴俊, 角田衣理加, 野村義明, 泉福英信, 花田信弘：第21回日本口腔感染症学会・総会「菌血症に関連する口腔バイオフィルム細菌の検討」. 平成24年10月27-28日, 熊本.
10) 武内博朗, 泉福英信, 野村義明, 花田信弘：第24回日本口腔感染症学会総会・学術大会「3DS による歯周病原細菌の制御とエンドトキシン血症の予防」平成27年11月28日, 鶴見.
11) 武内博朗, 村田貴俊, 角田衣理加, 野村義明, 泉福英信, 花田信弘：第62回日本口腔衛生学会・総会「口腔の健康に関する微生物学的エンドポイントの再考」. 平成25年5月15-17日, 松本.
12) Ernest Newbrun: Cariology. Williams & Wilkins Co. v. United States, 1978：259.

1

③慢性持続性炎症コントロールと代謝改善効果

鶴見大学歯学部　探索歯学講座
岡田彩子　野村義明

　歯周病と全身疾患との相関性が高いことが認知されてきた昨今、その因果関係に関するエビデンスが少しずつ蓄積してきている。

　本項では、最近報告された研究結果をもとに、歯周病に罹患した結果生じる歯原性菌血症の視点から全身疾患、とくに代謝障害に焦点を当て述べる。

歯周病と血管の健康

　歯周病は、炎症が緩やかに進行する慢性炎症を基本病態とする。さらにこの慢性炎症は、歯周組織における局所に留まらず、口腔内の病原体が血液や血管を介して（歯原性菌血症）、全身の臓器へ影響を及ぼすといわれている。

　Kebschull M らは、歯周病原細菌が産生する内毒素（Lipopolysaccharide：以下 LPS）が、酸化 LDL の血管透過性を亢進し、マクロファージの遊走・泡沫化を惹起し、アテローム動脈硬化を発症するまでのメカニズムについてレビューした

[1]。また、この LPS は、インターロイキン 1、インターロイキン 6 および TNF-α などの炎症性サイトカインの血中濃度の上昇を促進する。その結果、全身の細胞のインスリン抵抗性が高まり、2 型糖尿病の血糖コントロールを困難にさせることが指摘されている。臨床疫学のデータでは、歯周病治療によって、2 型糖尿病患者の血糖値や血中 TNF-α 濃度、および HbA1c 値が低下したとの報告が数多く発表されている。

　一方糖尿病は、免疫機能低下により細菌感染に対して過剰反応を惹起し、歯周病を重篤化させる。

　このように両者は密接な相互関係にあり、歯周病に罹患している糖尿病患者については、糖尿病治療と並行して歯周治療を行う必要がある。そして歯原性菌血症予防を行うことはいうまでもない。

　さらにこの LPS の刺激は、血管内皮細胞の機能障害を惹起する（図❶）。血管内皮細胞は、血管の収縮・拡張を調節するほか、血小板の粘着・

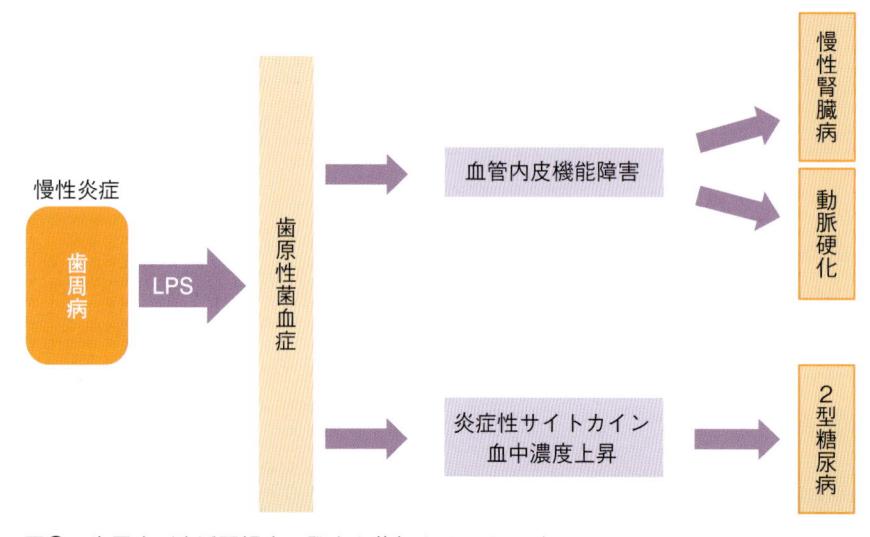

図❶　歯周病が生活習慣病の発症を惹起するメカニズム

凝集を抑制し、血管を保護するという生命活動において重要な機能を担っている。この血管内皮細胞の機能変化は、やがて血管中膜へ病変進行し、血管内皮細胞の形態変化（石灰化）を経て動脈硬化を発症する。

　Tonetti MS らは、重度歯周炎の患者に対する集中的な歯周病治療によって、血管内皮機能の指標である血流依存性血管拡張反応（Flow Mediated Dilation：以下FMD）に改善をもたらすことを報告しており[2]、関心が高まっている。FMD は、高解像度超音波装置を用いて上腕動脈の安静時血管径と反応性の血管拡張度を測定することにより、血管内皮機能を評価する。非侵襲的に初期段階の血管内皮機能を診査できるため、将来の心血管系イベント発症の予測パラメーターとして非常に有用である。

歯周病と腎臓病

　またそれだけではなく、最近、慢性腎臓病の非古典的危険因子の一つとして、炎症、感染症および酸化ストレスと並び、この血管内皮機能が挙げられる。慢性腎臓病とは糸球体濾過量（eGFR）で評価される腎機能低下の３ヵ月間持続、あるいは腎機能障害を示唆する所見が３ヵ月間持続するものと定義される。無症状のうちに腎機能が低下し、透析や腎移植が必要となることも少なくないため注意が必要である。現在では、日本に1,330万人（20歳以上の成人の８人に１人）の患者がいることが想定されており、新たな国民病ともいわれている。

　Almeida S らは、歯周病に罹患している慢性腎臓病患者に歯周治療を行ったところ、eGFR は増加し、非対称性ジメチルアルギニン（Asymmetric dimethylarginine：以下 ADMA）は減少したことを報告している[3]。ADMA は、血管内皮機能の新規バイオマーカーとして期待されている。ADMA は L- アルギニンとよく似た構造をしていることから、内皮型一酸化窒素合成酵素（eNOS）の内因性阻害物質として働き、血管内皮細胞からの血管拡張因子である一酸化窒素の分泌を抑制する。そのため、血管内皮機能が低下するに従って血中 ADMA の値は上昇することになる。

まとめ

　以上、歯原性菌血症の関与が示唆される全身疾患は、主に述べてきた代謝障害を含め、多岐にわたる。そのほとんどは、口腔内環境を健康にすることにより予防できる可能性が高い。

　鶴見大学歯学部附属病院 3DS 除菌外来では、カスタムトレーと薬剤を用いて歯面上の口腔細菌を一時的に除菌する技術である3DS により、（Takeuchi H, Hanada N et al.: Jpn J Infect Dis, 2000）、歯原性菌血症予防に努めている。治療内容、術式に関しては、「２章１－①：鶴見大学歯学部附属病院 3DS 除菌外来について」を参照されたい。

【参考文献】
1) Kebschull M, Demmer RT, Papapanou PN: "Gum bug, leave my heart alone!"--epidemiologic and mechanistic evidence linking periodontal infections and atherosclerosis. J Dent Res, 89: 879-902, 2010.
2) Tonetti MS, D'Aiuto F, Nibali L, Donald A, Storry C, Parkar M, Suvan J, Hingorani AD, Vallance P, Deanfield J: Treatment of periodontitis and endothelial function. N Engl J Med, 356: 911-920, 2007.
3) Almeida S, Figueredo CM, Lemos C, Bregman R, Fischer RG: Periodontal treatment in patients with chronic kidney disease: a pilot study. J Periodontal Res, 2016. doi: 10. 1111/jre. 12390.

④歯周病に対する抗菌療法と新しい使い方

日本大学歯学部　保存学教室歯周病学講座
佐藤秀一

国内での歯周病に対する抗菌薬は、おもに急性症状の緩和や歯周外科処置後の感染予防として保険治療で用いられてきた。歯周病はプラークを主因子とする細菌感染であることから、プラークを機械的に除去することで改善する。しかし、近年の歯周病の原因に関するさまざまな研究結果から、歯周病はプラーク（細菌）だけではなく、「全身」や「環境」など、さまざまな危険因子が複合することにより病態が形成されているため、従来の機械的プラークコントロール（細菌除去）だけでは対処できない歯周病に対する治療が必要となってきた。

そこで、注目されるようになったのが歯周抗菌療法である。日本歯周病学会では国内の歯周治療の指標として「歯周治療の指針2015」[1]や「歯周病患者に対する抗菌療法の指針」[2]を発表している。本項ではこれらの指針をもとに、歯周病患者に対する抗菌療法について最近の知見と併せて考えてみたい。

抗菌療法を行う根拠

歯周病に対する薬物治療は、歯周病原細菌を直接ターゲットとし歯周基本治療中に応用することで、より高い効果が期待できる。しかし、プラークがバイオフィルムを形成し、薬だけで対応することが極めて難しい場合、機械的なプラークコントロールによってバイオフィルムを破壊しなければ、効果を最大限に発揮できない。

また、スケーリング・ルートプレーニング（SRP）などの機械的なプラークコントロールは、歯肉縁下の歯周病原細菌量を減少させることはできるが、バイオフィルム中の細菌叢、つまり細菌の質を十分に改善させることはできない。そこで、抗菌薬を併用し、歯周ポケット内の細菌叢を変化させ、歯周組織の良好な状態を長期間維持安定させるために抗菌療法を行う。

抗菌療法の効果

1．経口投与における効果（表❶）

Herreraら[3]は、無作為比較試験（以下RCT）25論文を比較し、以下のように結論づけている。

①抗菌薬の経口投与群はSRPのみを行った群と比較して、臨床的付着レベル(CAL)が0.2～0.6mm多く獲得され、深い歯周ポケットは0.2～0.8mm深さが減少した。

②抗菌療法は深い歯周ポケットを有する患者や進行性の活動性が高い歯周病に対して有効な処置である。

Haffajeeら[4]は、26のRCTならびに3つのコホート研究を併せて比較し、まとめとして次の2点を挙げている。

①慢性歯周炎患者と侵襲性歯周炎患者の歯周ポケットの深い部位でCALの獲得が有意に認められた。

②メトロニダゾールとアモキシシリンの複合投与が最も有効な処方である。

②の処方は、国内では認可されていない。

さらに、Herreraら[5]は別のレビューで次のように述べている。

①抗菌薬の投与は機械的治療終了後ただちに行い、可及的に短期間（できれば1週間以内）で行うことが効果的である。

②抗菌療法による耐性菌の出現を十分に考慮したうえで、侵襲性歯周炎や進行性歯周炎患者を対象とする。

③抗菌療法を行う場合は必ずSRPなどの機械的治療と併用し、バイオフィルムをできるだけ破壊しておくことが重要である。

最新のレビュー[6]では、さらに、アジスロマイシンが慢性歯周炎、侵襲性歯周炎患者の局所で

表❶　抗菌薬の経口投与とポケット内投与の比較

	経口投与	ポケット内投与
薬剤分配範囲	全身にわたり広範囲	局所に限局
薬剤濃度	末梢組織にいくに従い低濃度	局所で高濃度存在
効果	全身の広範囲の細菌感染にも有効	局所に限定
問題点	全身的な副作用 患者へのコンプライアンスが必要	治療していない部位からの再感染 治療部位に限局した効果

治療反応が悪い部位や喫煙などのリスクを有する患者に対して有効であることを示している。しかし、これらの海外の報告の多くは、国内使用が承認されていないアモキシシリンとメトロニダゾールの併用療法との比較がほとんどである。そのため、国内の現状に対応した抗菌薬の効果的な使用法に関するエビデンスの蓄積が、さらに必要で急務と考える。

2. 局所（ポケット内）投与における効果（表❶）

ポケット内投与は、歯周基本治療の結果、残存している深い歯周ポケット（Probing pocket depth：以下 PPD）や SPT 時に再発した限局部位に投与する。経口投与と比較して PPD の減少量や CAL の獲得量は0.3 ～ 0.6mmの範囲であり、両者の効果に有意差は認められない[6]。

抗菌療法を用いるべき症例

「歯周病患者に対する抗菌療法の指針」[2] では、以下の患者への使用が推奨されている。ここでは、それぞれに対する具体的な適応について整理する。

1. 治療抵抗性および難治性歯周炎患者

治療抵抗性歯周炎とは、通常のプラークコントロールで十分な臨床的改善がみられない歯周炎を表し、歯周治療後に5mm以上の歯周ポケットが9％以上残存した場合や、治療前5mm以上の深い歯周ポケットが2mm以上減少した割合が70％未満の場合を、未反応性患者（non-responding patients）と称している。また、歯周基本治療後の6mm以上の歯周ポケットの残存は、患者レベルの歯周病進行のリスク因子であることから、三辺ら[7] は6mm以上の PD が、歯周治療後2mm

以上減少した部位率が70％未満の場合を、治療抵抗性歯周炎と定義している。

難治性歯周炎とは、適切と思われる治療を行っているにもかかわらず、著しく病変が進行する症例である。つまり、歯周治療後に SPT が良好に維持されているにもかかわらず、歯周ポケットの深化やアタッチメントロスが進行する症例である。しかし、難治性歯周炎の定義は、不均一な治療に対し、反応しない患者のグループから見出されたものであるため、AAP（米国歯周病学会）や日本歯周病学会の分類からは除かれている。

2. 広汎型重度歯周炎患者および広汎型侵襲性歯周炎患者

広汎型重度歯周炎とは、罹患歯数の30％以上に6mm以上の深さの歯周ポケットが存在する症例である。侵襲性歯周炎は年齢に比較して歯周組織の破壊が急速であり、全身は健康であるが、急速な歯周組織破壊、家族集積性を特徴とする。また、一般的にはプラークの付着量は少ないが、*Aggregatibacter actinomycetemcomitans*（*A. a*）の存在率が高く、生体防御機能、免疫応答の異常が認められるなど、二次的な特徴がある症例を指す。

3. 易感染性疾患（糖尿病）、動脈硬化性疾患を有する中等度・重度歯周炎患者

易感染性疾患とは、糖尿病など、感染防御機能に障害が生じているため、歯周治療による感染が懸念される歯周病患者である。そのため、重度の歯周病を有する糖尿病患者には抗菌薬の併用療法が推奨される。

Munenaga ら[8] は、2型糖尿病（高感度 CRP

表❷ 感染性心内膜炎に対する抗菌薬の術前投与（感染性心内膜炎の予防と治療に関するガイドライン2008より引用改変）

対象	抗菌薬	投与方法
ペニシリン経口投与可	アモキシシリン	成人2.0g／処置1時間前に経口投与
ペニシリンアレルギーを有する場合	クリンダマイシン	成人600mg／処置1時間前に経口投与
	セファレキシン	成人2.0g／処置1時間前に経口投与
	アジスロマイシン	成人500mg／処置1時間前に経口投与

表❸ 歯周病原細菌に対する抗菌薬の効果（参考文献[2]より引用改変）

A. a	P. g	T. f	T. d	ペニシリン系	テトラサイクリン系	マクロライド系	ニューキノロン系
＋					○		○
	＋			○	○	○	
		＋					
	＋	＋	＋			○	
＋	＋	＋	＋				○

＞500ng／mL以上）の患者に対し、SPR後に局所抗菌薬を投与したところ、HbA1cの値が有意に改善したことを報告した（0.49％減少）。このHiroshima studyの結果を受け、「歯周ポケットを4mm以上有する歯周病患者に対して、歯周基本治療と並行して1ヵ月間計画的に、抗菌薬の局所投与が可能。ただし、医科の保健医療機関、または歯科併設の医療機関の医師から情報提供に基づく場合に限り算定ができる」が保険収載された。

現在、動脈硬化疾患を有する患者に対し、抗菌薬使用に関してのエビデンスは確立されていない。しかし、動脈硬化病変部位からの歯周病原細菌の検出や、歯周治療による血管内皮機能の改善効果が歯周病患者で報告されているため、今後、抗菌療法による改善が期待される。

4. 最上のリスクを有する歯周炎患者

最上のリスクを有する患者とは、細菌性心内膜炎や大動脈弁膜症、チアノーゼ先天性心疾患、人工弁・シャント術実施患者などを指す。歯周治療を行うと一過性の菌血症を生じるため、この菌血症を予防することを目的とし、抗菌薬の術前経口投与が前提となる。その場合の抗菌薬の投与を**表❷**に示す。

 抗菌薬の選択

どの抗菌薬を使用するかの選択は、細菌検査の結果に基づいて行うのが原則である（**表❸**）[9]。

細菌検査でモニターすべき細菌は、Red Complexの3菌種（P. g, T. f, T. d）ならびにA. a菌である。細菌検査の結果、Red Complexに対しては、ペニシリン系、テトラサイクリン系、セフェム系などを選択する。また、A. aに対してはニューキノロン系が強い抗菌力を示す。マクロライド系は組織移行性に優れ、薬剤半減期が長く、MICを超える濃度を維持し、バイオフィルムの形成抑制作用があることが報告されている（**表❹**）。投与期間は、アモキシシリンで7日間、テトラサイクリンは12〜14日間、アジスロマイシンでは3〜5日間が適当である。

 医科歯科連携による抗菌薬の使用

超高齢社会を迎えた現在、歯周病患者の多くは全身疾患を有しているため、多数の患者が医科を受診している。そこで、歯周病患者に対する抗菌療法を行う場合の抗菌薬を選択するにあたり、医科領域との連携が必要となってくる。

たとえば、ピロリ菌の除菌のためにファースト

表❹　歯周治療に用いられる代表的な抗菌薬（参考文献[9]より引用改変）

系統名	作用点	薬品名	特徴
ペニシリン系	細胞壁合成阻害	サワシリン バラシリン	広域スペクトル、Red Complex に有効
セフェム系	細胞壁合成阻害	フロモックス オラセフ ケフレックス	広域スペクトル、Red Complex に有効
マクロライド系	タンパク質合成阻害	クラリス ジョサマイシン ジスロマック	バイオフィルム破壊および形成阻害作用、組織移行性あり
テトラサイクリン系	タンパク質合成阻害	ミノマイシン アクロマイシン ビブラマイシン	広域スペクトル、コラゲナーゼ抑制作用
ニューキノロン系	核酸合成阻害	クラビット（レボフロキサシン） タリビット（オフロキサシン） グレースビット（シタフロキサシン）	*A. a* に対する抗菌力強い

ステージではマクロライド系抗菌薬、ペニシリン系抗菌薬のアモキシシリンなどが処方されている。さらに、セカンドステージではメトロニダゾールが処方される。前述したように、マクロライド系やペニシリン系の抗菌薬は、歯周治療においては有効であり、さらに、メトロニダゾールは歯科適応が認められていないものの、海外では歯周病に対する有効性を示す報告が多数みられる。また、近年耳鼻咽喉科では、副鼻腔炎の治療にマクロライド系抗菌薬の長期少量投与などが行われている。

このように、連携することで医科で処方されている抗菌薬が歯周病と医科領域の疾患の治療でも使用可能となれば、患者にとって大きなメリットになると考えられる。

以上のことから、現在の歯周抗菌療法の使用について以下のようにまとめられる。

①歯周抗菌療法は SRP などの機械的清掃法と併用する

②歯周ポケットの深さが6mmを超える深い歯周ポケットに対して有効である

③基本治療後に残存する深い歯周ポケットの数を減らすことができる。それにより、歯周外科を行う部位を減らすことができる

④広汎型重度歯周炎（治療抵抗性歯周炎）、侵襲性歯周炎および糖尿病を有する中等度から重度歯周炎患者が適応である

⑤使用する抗菌薬は細菌検査に基づき決定する

【参考文献】

1 ）日本歯周病学会編，歯周治療の指針2015．医歯薬出版，東京，2015．

2 ）日本歯周病学会編：歯周病患者における抗菌療法の指針2010．医歯薬出版，東京，2010．

3 ）Herrera D, Sanz M, Jepsen S, Needleman I, Roldan S: A systematic review on the effect of systemic antimicrobials as an adjunct to scaling and root planing in periodontitis patients. J Clin Periodontol, 29: 136-59, 2002.

4 ）Haffajee AD, Socransky SS, Gunsolley JC: Systemic anti-infective periodontal therapy. A systematic review. Ann Periodontol, 8 : 115-81, 2003.

5 ）Herrera D, Alonso B, Leon R, Roldan S, Sanz M: Antimicrobial therapy in periodontitis: the use of systemic antimicrobials against the subgingival biofilm. J Clin Periodontol, 35: 45-66, 2008.

6 ）Herrera D, Matesanz P: Bascones-Martínez A, Sanz M: Local and systemic antimicrobial therapy in periodontics. J Evid Based Dent Pract, 12: 50-60, 2012.

7 ）三辺正人，他：重度歯周炎患者の歯周治療の予後に影響を及ぼす患者レベルのリスク因子分析．日歯周誌，55：170-182, 2013．

8 ）Munenaga Y: Hiroshima Study Group. Yamashina T, Tanaka J, Nishimura F: Improvement of glycated hemoglobin in Japanese subjects with type 2 diabetes by resolution of periodontal inflammation using adjunct topical antibiotics: results from the Hiroshima Study. Diabetes Res Clin Pract, 100, 53-60, 2013.

9 ）五味一博：臨床家からみた歯周治療に適した抗菌療法とは．歯界展望，118：832-831, 2011．

2 生活習慣病（NCDs）を予防する

① 歯科で行う保健指導の意義

神奈川県・武内歯科医院

河野 結 寺田美香 小林和子 武内博朗

歯科診療の領域において"予防歯科"の必要性が浸透しているように、"予防"というキーワードは、どの医療分野においても必要不可欠となっている。WHO（世界保健機構）が警鐘を促す「NCDs（Non-Communicable Diseases）：非感染性疾患≒生活習慣病」は、乱れた食習慣や運動不足、喫煙、過度の飲酒などの生活習慣が原因であることから、NCDs予防には生活習慣への介入が必須である（表①）。

また歯科口腔保健において、う蝕や歯周病などの歯科疾患とNCDsの関連性に基づく予防の介入は可能で、その重要性が認識されている。平成20年に開始した、特定健診・特定保健指導の第三期運用見直しの検討会においても、糖類の過剰摂取や咀嚼機能の低下による栄養バランスの偏りが、糖尿病や肥満、循環器疾患の危険因子になると指摘されている。生活習慣の改善に関する歯科口腔保健の取組みのきっかけとなる、糖類の摂取状況や咀嚼機能の状態と残存歯を把握しておく必要性について考えられてきた[1]。これに伴い平成30年度以降の特定健診の標準的な質問項目に、「咀嚼状態の把握」の項目の追加が決定された。また、これまで特定保健指導における食生活の改善指導を歯科医師が行う場合、食生活改善指導担当者研修の受講が必要であったが、この研修要件

が廃止され、受講は必須でなくなった。歯科医師は歯科医師法において保健指導をつかさどることが規定されていることや、健診の質問票に歯科口腔保健に関する項目が追加されたためである[2]。

以上のことは、歯科に対しても歯科口腔に関連する食生活の改善に必要な知識と指導が求められているということである。ただし、特定保健指導の業務の統括者は常勤の医師、保健師、管理栄養士となっている。しかし、歯科診療所に常勤の保健師あるいは管理栄養士を配置することで、歯科単独施設において特定保健指導の実施が可能となる。今後一層、歯科におけるNCDs予防のための保健指導の普及が期待されている。

特定保健指導は、糖尿病、脳卒中、心筋梗塞、がんなどの生活習慣病の抑制が目的である。これは、内臓脂肪症候群（メタボリックシンドローム：以下メタボ）に着目し、メタボと高血圧、糖尿病、脂質異常症のリスクが重複する者に対して、早期介入を目指している。

歯科で行う保健指導の目的の一つは、歯科疾患と全身疾患の関連からNCDsへ移行させないことである。これは特定保健指導の目的と同じである。特定保健指導の概念に歯科的なアプローチが加わることで、歯科における保健指導に付加価値をつけることが可能となる。

表① NCDs予防に必要な対策

身体活動・運動習慣の増加	1日60分以上の身体活動（生活活動と運動）と週60分の運動をする
健康的な食習慣	1日3食、野菜や魚を積極的に摂り、塩分は控え、栄養バランスを整える
飲酒	1日1合までを目安とし、休肝日を設定する
禁煙	自身の喫煙だけでなく、受動喫煙も身体にとって有害である
健康状態の把握	自身の体重、血圧、血糖値、脂質異常を把握する

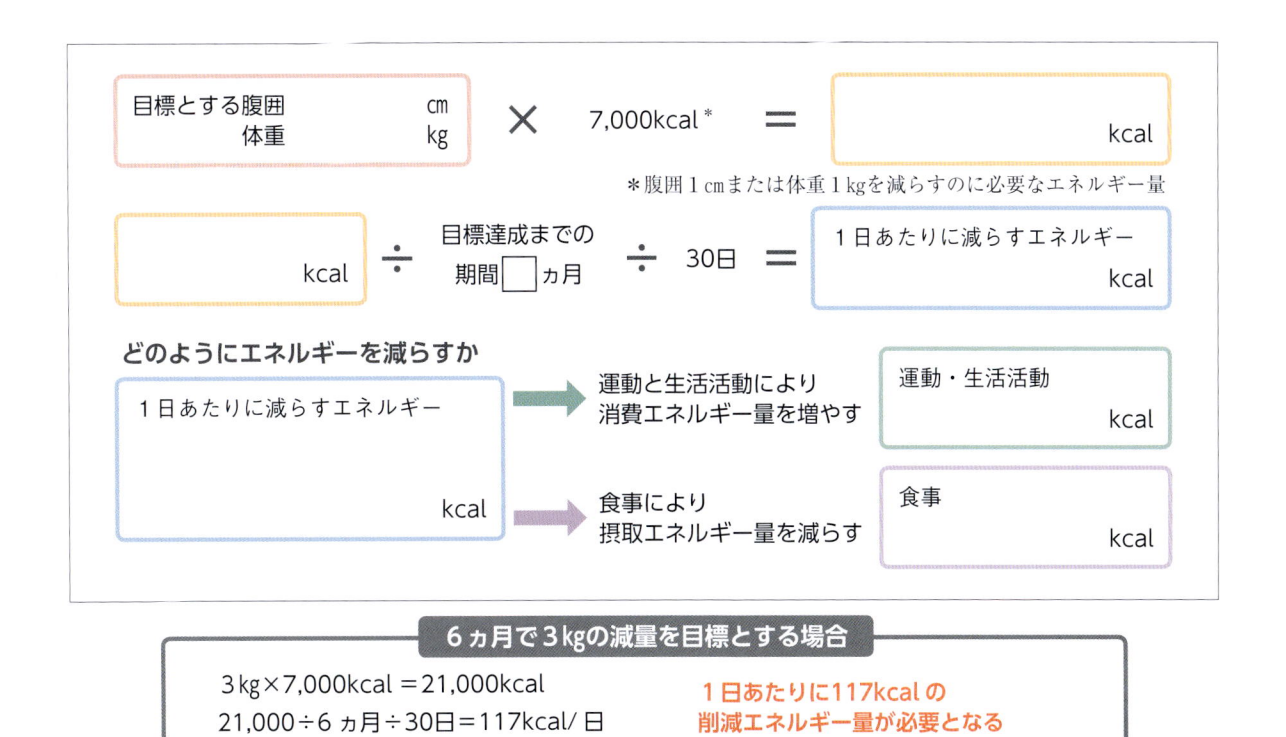

図❶ 削減エネルギー量の算出方法（「無理なく内臓脂肪をへらすために〜運動と食事でバランスよく」：保健指導における学習教材集，国立保健医療科学院より引用改変）

NCDs 予防の保健指導

う蝕や歯周病治療に加えて、メタボ改善のための保健指導により、歯科での NCDs の予防は可能となる。以下に保健指導のおおまかな流れと、歯科的アプローチの例を挙げる。

1. 慢性炎症巣となる内臓脂肪の理解

生活習慣病で腹囲の減少と体重の減量が必要となるのは、蓄積した内臓脂肪を減少させるためである。蓄積した内臓脂肪は炎症性物質を分泌させ、インスリン抵抗性や動脈硬化など疾患のリスクを高める。内臓脂肪型肥満と高血糖、脂質異常、高血圧が重複することで、虚血性心疾患、脳血管疾患などの発症リスクは高まる[3]。

歯科では歯周病が慢性炎症巣となることがわかっている。腹囲に内臓脂肪の蓄積を疑う歯周病罹患者に対しては、慢性炎症巣といえる内臓脂肪を減らすとともに、慢性炎症の抑制に繋がる保健指導は有効となる。

2. エネルギー代謝の把握

内臓脂肪の蓄積の原因は、摂取エネルギー量の過剰あるいは活動量・消費エネルギー量の過少である。そのため、摂取エネルギー量と消費エネルギー量のバランス、つまりエネルギーの出納を考える必要がある。内臓脂肪は、食習慣や運動、飲酒、喫煙習慣の改善により軽減しやすいことから、そのために必要な削減エネルギー量を把握、認識する必要がある（図❶）。内臓脂肪を減らす目安としては、現在の体重の 3〜5％ 減量でも血糖値や血圧改善がみられるため[4]、達成しやすい設定にすることが望ましい。

体重とは、体脂肪量と除脂肪体重に分かれ、除脂肪体重には、骨・筋肉量、水分量が含まれる（図❷）。

削減エネルギー量の決定後は、どのような行動変容により、摂取エネルギー量の削減と消費エネルギー量を増加させることが可能か検討する。ただし、減量はエネルギーの削減なしに達成できないが、問題となるカロリー（食品）を減らすというカロリーの足し引きに陥りやすいのが欠点である。できれば栄養のバランスを整え、体重が増加していかない腹八分目を目指すことである。基礎代謝量や除脂肪体重、体脂肪量、骨格筋バランス

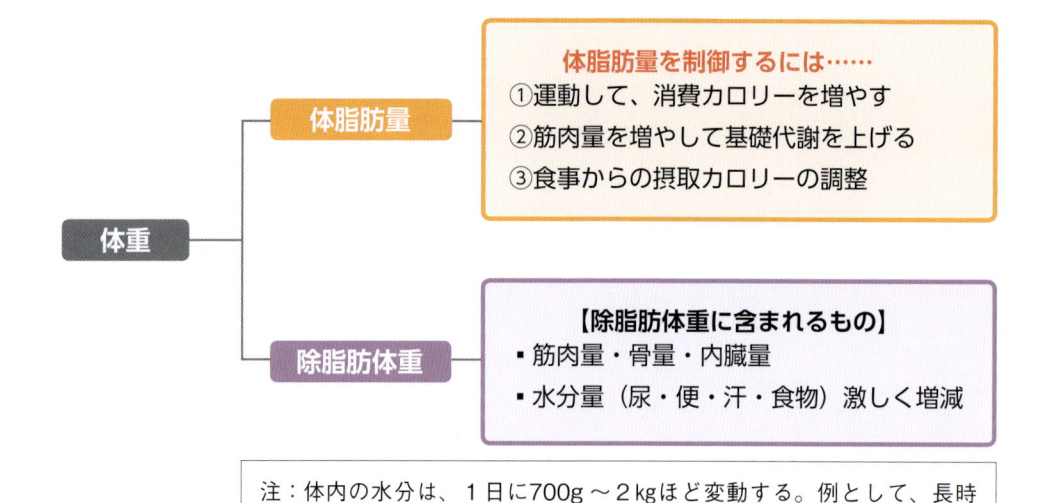

体重 ── 体脂肪量

体脂肪量を制御するには……
①運動して、消費カロリーを増やす
②筋肉量を増やして基礎代謝を上げる
③食事からの摂取カロリーの調整

体重 ── 除脂肪体重

【除脂肪体重に含まれるもの】
▪筋肉量・骨量・内臓量
▪水分量（尿・便・汗・食物）激しく増減

注：体内の水分は、1日に700g〜2kgほど変動する。例として、長時間サウナで汗を流して体重を減らしたとしても、それは水分量が減っただけであり、体脂肪が落ちたわけではない

図❷　適正体重維持は健康管理の基本である。しかし、体重ではなくその中身（体組成）こそが重要である。骨量、筋肉量を維持、もしくは増加させ、内臓脂肪を減らすように指導する（即実践！ 歯科クリニックで活かす食育・生活習慣保健指導マニュアル 第三版．Medical プランニングより引用改変）

表❷　対象者自身が必要と思える具体的な情報を提供することにより、自らの健康に関心をもち、行動変容に繋げる

- ▪間食と砂糖の関係
- ▪夕食が遅くなってしまうときの対処法
- ▪野菜摂取が少ないときの増やし方
- ▪頻繁にお酒を飲む場合
- ▪外食が多い場合のメニューの選び方
- ▪活動量が低いときの増やし方
- ▪よく噛んで食事に時間をかける方法

を把握し、基礎代謝量の改善、体脂肪量の減少、除脂肪体重の増加をめざすことを含めた行動変容を考えたい。

エネルギー出納の評価には、日々の体重測定を利用する[5]。削減エネルギー量を毎日測定することは現実的には難しいため、一定時刻の体組成の変化を測定するとよい。測定した体重や実施した行動を記録しておくことは、自身の課題を再認識することができ、その後のセルフコントロールに役立つ。

3．血糖コントロール

NCDs の一つである糖尿病は予備軍が多い。う蝕や歯周病の罹患者に対しては、血糖の動向を追い、歯科治療と保健指導による血糖コントロールを実施することで糖尿病の予防、改善が可能となる。

4．生活習慣の改善に必要な行動変容

栄養指導の現場では、栄養管理のための「指導型」の栄養指導から、対象者のセルフコントロールをサポートする「支援型」に変化している。NCDs の予防の保健指導においても、治療の一環としての栄養指導においても、疾患の危険因子となる生活習慣の改善には、対象者自身がセルフコントロールできることがカギとなる。生活習慣を変えることは容易ではないため、対象者の主体性を尊重し、継続していくことができる行動変容を探ることである。

NCDs の予防のためには、原因となる食事、運動、飲酒、喫煙などの生活習慣の改善を目指す行動変容が必要となる。

次に挙げるような点が、行動変容へと導く。

①対象者が自身の健康状態を認識したうえで、現在の状態を把握する
②生活習慣においての課題に気づくように促す
③対象者の生活状況などを把握し、必要に応じて情報を提供する（**表❷**）

④課題に対する健康的な行動変容を一緒に考える

⑤対象者は実行可能な行動目標を自ら決定する

⑥行動変容を実行に移し、健康的な生活を維持できるように支援する。

近年、疾病予防の大切さは認識されているものの、自覚症状がないため、さしあたり危機感は弱い。しかし、アンチエイジングなどのキーワードを示すと、行動変容に対するモチベーションが変わってくる。慢性炎症の抑制は血管の老化を抑制し、疾病予防だけでなく美肌など、美しく健康的な身体づくりを目指すことが可能である。

行動変容により減量目標が達成できたら、実はそこからが対象者にとって本当の健康づくりのスタートになる。改善した生活習慣を維持し、エネルギー出納のセルフコントロールができるよう保健指導の終了後を見据えた支援をしなくてはならない。また、ヘルスケアサービスにおいて重要とされていることは継続支援であることから、予防歯科では定期的な来院に併せて継続的な支援が可能となる。よって、歯科医院は NCDs 予防のための保健指導を行ううえで最適な場であるといえるだろう。

フレイル（高齢期の虚弱）予防の保健指導

超高齢社会のわが国において、健康寿命の延伸は大きな課題である。要介護の期間を短くし、自立した状態を維持するためにフレイル（虚弱）の予防は重要となる。フレイル予防には、栄養・運動・社会参加に対する取り組みが柱となる。なかでも、タンパク質・エネルギー欠乏症（Protein Energy Malnutrition：以下 PEM）は、咀嚼・嚥下や唾液分泌などの口腔機能の低下が発端の一因となることから、口腔機能の維持の重要性が指摘されている[6]。タンパク質は筋肉や骨、爪などを構成する栄養素であり、PEM は筋肉量の低下の他、免疫力の低下や骨量の減少の要因にもなる（表❹）。ただし、タンパク質は腎障害がある場合、は摂取が制限される。単に摂取を増加させると腎臓に負担をかけるため、分解と合成を促すビタミン B_6 やエネルギー源となる糖質の摂取も必要となる。

口腔環境の不備は食に対する意欲の低下や、人との食事や交流を避けるようにもなり、社会参加にも影響を及ぼす可能性が高いと考えられる。

口から栄養を摂る経口摂取は、生きていくうえで重要項目である。病院や介護施設では、咀嚼機能の低下や嚥下状態に応じて、きざみ食・ソフト食といった食形態の変更や見た目の工夫、食事介助により経口摂取を保持している。しかし、こうした食形態の変更は食べる意欲の低下を招きやすく、低栄養に繋がりやすい。低栄養の定義を次の①〜③に挙げる。

表❹　タンパク質を多く含む食品と 1 日の推奨量に対する献立例。各栄養素の推奨量は日本人（成人）の食事摂取基準（2015年版）を示す（日本食品標準成分表2015年版（七訂）より算出）

タンパク質	
推奨量　男性：60g　女性：50g	
多く含む食品　1 食分（可食部）	含有量（g）
鳥むね肉、皮なし、焼き（80g）	31.0
まさば、焼き（100g）	25.2
豚もも、焼き（80g）	24.2
かつお（たたき3切れ50g）	12.9
卵（1個60g）	7.4
木綿豆腐（1/4丁75g）	5.0

1 日のタンパク質の推奨量に対する献立例とタンパク質量

朝食	パン・目玉焼き・サラダ・ヨーグルト	卵 1 個（7.4g）ヨーグルト 1 個（2.9g）
昼食	ご飯・牛皿・温野菜・味噌汁	薄切り肉3 〜 4枚：80g（22.4g）
夕食	ご飯・焼き鮭・納豆・和え物	魚 1 切れ：80g（23.3g）納豆1パック：45g（7.5g）
タンパク質の合計量*		63.5g

（＊：肉、魚、大豆・大豆製品、乳・乳製品のタンパク質量を合計量として算出。それぞれのタンパク質量を（　）内に示す）

① BMI が18.5未満

② 6ヵ月以内の原因のわからない2～3kg の体重減少

③ 血清アルブミン値が3.5g 以下の状態

　介護従事者や管理栄養士は、このような状態に陥る前に口腔機能を把握し、歯科の介入により咀嚼が可能な口腔環境の整備ができれば、健康的な経口摂取を維持することができるのではないだろうか。

　高齢者の加齢に伴う身体機能や順応性の低下は、口腔内も同様であり、新しい義歯になかなか馴染むことができず、食欲低下を起こしてしまった高齢者を介護予防の現場でたびたび見かけてきた。管理栄養士は、低栄養の予防のために口腔内を把握することを忘れてはならない。

　また、歯科医院の役割として欠損の放置や義歯の未使用が咀嚼能力の低下や口腔内の変化を引き起こすこと、加齢により口腔内は変化するため、義歯の調整が必要であること、さらには奥歯の欠損の放置が筋力や体力低下をもたらすことを啓発し、広く認知してもらうことが重要である。

 ## 歯科における栄養指導

　歯科で行う保健指導では、栄養の入口となる口腔環境を整え、栄養を取り込むための咀嚼ができているかという点にこだわりたい。食を楽しむために、経口摂取は欠かすことができないうえ、結果として肥満の予防にも繋がる。

　噛むことは無意識に行われるため、意識的に噛もうと思わなければ咀嚼回数を増加させることはできない。さらに欠損歯があると、自然と軟らかい食品を選び、噛まなくてもよい状況下にある。補綴という噛むための道具を手に入れた後は、その道具を自身で使用する咀嚼指導までを包括する必要がある。補綴が体組成改善のための手段の一つと捉えたうえで、健康増進に寄与することが重要である。したがって、歯周病治療による血糖コントロールや内臓脂肪蓄積の解消に併せて、健康的な身体へ改善させることを目指したい。

　口腔環境を整えるためには、歯科的治療とともに歯周組織を形成する栄養摂取も忘れてはいけない。とくに、タンパク質の摂取が大切である（表❹）。歯周組織は歯根膜、セメント質、歯肉、歯槽骨から構成されている。そのなかでも歯槽骨の特徴は、体内の他の骨と比較して骨の破壊・吸収と代謝が速いことである。歯周組織の原料不足は骨の破壊・吸収と再形成のバランスを崩してしまう。

　骨は骨量を高めるカルシウムと骨質を高めるコラーゲン線維を主として形成されている。コラーゲン線維は骨だけでなく歯根膜の成分でもあり、歯周組織の重要な栄養成分である。

　コラーゲンはタンパク質がアミノ酸まで分解された後に再合成されたものであり、その再合成はビタミンCにより促進される。また、血中のホモシステイン濃度の上昇はコラーゲンの結合（コラーゲン架橋）を劣化させる。ホモシステイン濃度を低下させるためには、葉酸、ビタミンB_6、ビタミンB_{12}が必要となる[7]。したがって、タンパク質源となる肉、魚、大豆類、卵と一緒に、葉酸、ビタミンB_6、ビタミンB_{12}の供給源となる青菜類やレバーなどを摂取することで、質のよいコラーゲン架橋を形成し、骨質を高めることができる。さらに、コラーゲン架橋は酸化ストレスや高血糖の持続によっても劣化するため注意が必要である。タンパク質、ビタミンC、葉酸、ビタミンB_6、ビタミンB_{12}を多く含む食品の一例を**表❺**に示す。肉類、魚類、大豆製品、卵、乳・乳製品を1皿ずつ/日、緑黄色野菜類は5皿/日、果物類は1皿/日の摂取を心がけることで、推奨量を摂取することは可能である。

 ## 管理栄養士としての展望

　歯科は子どもから高齢者まで、幅広い年齢層が通院する。ゆえに、それぞれの世代に対しての保健指導が可能となる。

　高齢者にはフレイル（虚弱）、働く世代にはNCDs の予防と改善といったように各世代に対しての保健指導が加わることで、さらなる健康増進を目指すことができる。

　幼児期では、噛む機能と味覚の形成の場となる

表❺ コラーゲンの生合成や骨質強化に関与するビタミン群を多く含む食品。各栄養素の推奨量は日本人（成人）の食事摂取基準（2015年版）を示す（日本食品標準成分表2015年版（七訂）より算出）

ビタミン C		葉酸	
推奨量　男性：100mg　女性：100mg		推奨量　男性：240μg　女性：240μg	
多く含む食品　1食分（可食部）	含有量（mg）	多く含む食品　1食分（可食部）	含有量（μg）
アセロラ飲料果汁10%（100g）	120	鳥レバー（3〜4枚50g）	650
ゴールドキウイ（中1個80g）	112	菜の花、和種［生］（50g）	170
パプリカ［生］（中1個50g）	85	枝豆、ゆで（50g）	130
いちご（約5粒80g）	50	ブロッコリー［生］（30g）	63
柿（中1/2個60g）	42	焼き海苔（1/4枚0.7g）	13

ビタミン B6		ビタミン B12	
推奨量　男性：1.4mg　女性：1.2mg		推奨量　男性：2.4μg　女性：2.4μg	
多く含む食品　1食分（可食部）	含有量（mg）	多く含む食品　1食分（可食部）	含有量（μg）
焼き鮭（1切れ80g）	0.40	牛レバー（3〜4枚50g）	26.4
牛レバー（50g）	0.45	あさり（20g）	10.5
バナナ（1本100g）	0.38	しじみ（7.5g）	5.1
かつおのたたき（3切れ50g）	0.38	いわし味付け缶詰（1切れ30g）	4.0
豚もも、焼き（80g）	0.34	焼き海苔（1/4枚0.7g）	0.4

ことで患者の健全な食習慣の礎を築くことができる。また、子どもの食育は親世代にも影響を与える。さらに、歯科医師は保育園や幼稚園、小学校の校医として地域の子どもたちとかかわり、学校と連携を図りながら歯科口腔保健の面から食育が可能である。子どもに対する食育は生活習慣の基盤を整え、咀嚼の重要性の認識と健全な味覚の形成は NCDs 予防の根底部分になるはずである。

生きていくうえで食を楽しむには、健康的な口腔環境を維持していく必要がある。

歯科では健康的な口腔環境の改善の対策を、いち早く講じることができる。具体的には、対象者自身の価値観や人生の目標にも寄り添うことで、対象者の心が前向きになり、健康で魅力的になってもらう保健指導を展開することができる。管理栄養士として、対象者が心身ともに健康になっていく姿を目の当たりにできることは、このうえない喜びであり、それこそ、歯科ならではの保健指

導であると思う。

歯科には、医師や看護師、薬剤師、管理栄養士、介護福祉士など多職種との連携により、地域における健康ステーションとしての役割が期待されている。

【参考文献】
1 ）厚生労働省：第3期特定健診・特定保健指導に向けた見直しについて『第21回保険者による健診・保健指導等に関する検討会平成28年6月3日資料』. http://www.mhlw.go.jp/file/05-Shingikai-12401000-Hokenkyoku-Soumuka/0000126468.pdf
2 ）厚生労働省：保険者による健診・保健指導などに関する検討会「第3期特定健康診査等実施計画期間（平成 30 年度〜 35 年度）における 特定健診・保健指導の運用の見直しについて（議論のまとめ）. http://www.mhlw.go.jp/file/05-Shingikai-12401000-Hokenkyoku-Soumuka/0000149238.pdf
3 ）厚生労働省健康局：標準的な健診・保健指導に関するプログラム（確定版）. 第1章，第3編．2007：69-72.
4 ）津下一代：特定健診・特定保健指導の成果・課題から、平成30年度以降の健康・医療戦略を展望する. 人間ドック，31（vol.17-21）：2016.
5 ）鈴木志保子：保健指導としての栄養指導−管理栄養士の役割と活動事例−．スポーツ科学研究，6：40-43, 2009.
6 ）飯島勝也：虚弱・サルコペニア予防における医療歯科連携の重要性. 日補綴会誌，2015：92-101.
7 ）斎藤 充：運動器の基礎研究1 骨質とコラーゲン代謝. 治療学，44（7）：736-742, 2010.

2 ②歯科で行う保健指導プログラム
―食育・生活習慣指導も含めて―

1）神奈川県・武内歯科医院　2）鶴見大学歯学部 探索歯学講座
小林和子[1]　寺田美香[1]　河野 結[1]　武内博朗[1,2]

■ はじめに

　歯科は有病率の高い歯周病の治療や咀嚼機能回復を司ることから、慢性炎症や糖質偏重食、栄養状態に介入するため、生活習慣病およびその未病段階の改善に向けた保健指導プログラムが効果的に実施しやすい。

　当院で行う保健指導の目標は、口腔保健はもちろんのこと、NCDs（非感染性疾患≒生活習慣病）の予防・改善、そして健康寿命延伸のための健康増進にある。

　本項では、どのような対象者にいかなるプロセスを経て保健指導に至るのか、保健指導の具体例を用いて解説する。

　多くの保健指導を経験し、その内容や方法も回を重ねるごとに改善してきた。こうした保健指導により患者自身が生活習慣や食習慣の改善ポイントをより早く理解し、行動変容に繋がりやすく

なっている。

　保健指導によって栄養状態および体組成が改善し、身体の不調が取り除かれたなど嬉しい声も聞かれるようになり、新しい保健サービスが評価されるようになってきた。

■ 歯科クリニックで行う 保健指導の実際

1．保健指導の目標

　歯科疾患は生活習慣病でもあるため、NCDs 発症予備軍が多く通院している。歯科疾患と生活習慣病とが共通リスク関連因子を有していることから、歯科疾患への介入と同時に保健指導を施せば、より効果的に健康増進に繋がる[1]。

　当診療所では、「健康寿命延伸のための歯科医療」に必要な事項を追求してきた。こうした基盤を背景として来院者に生活習慣・保健指導を実施するに至った（**図❶**）。

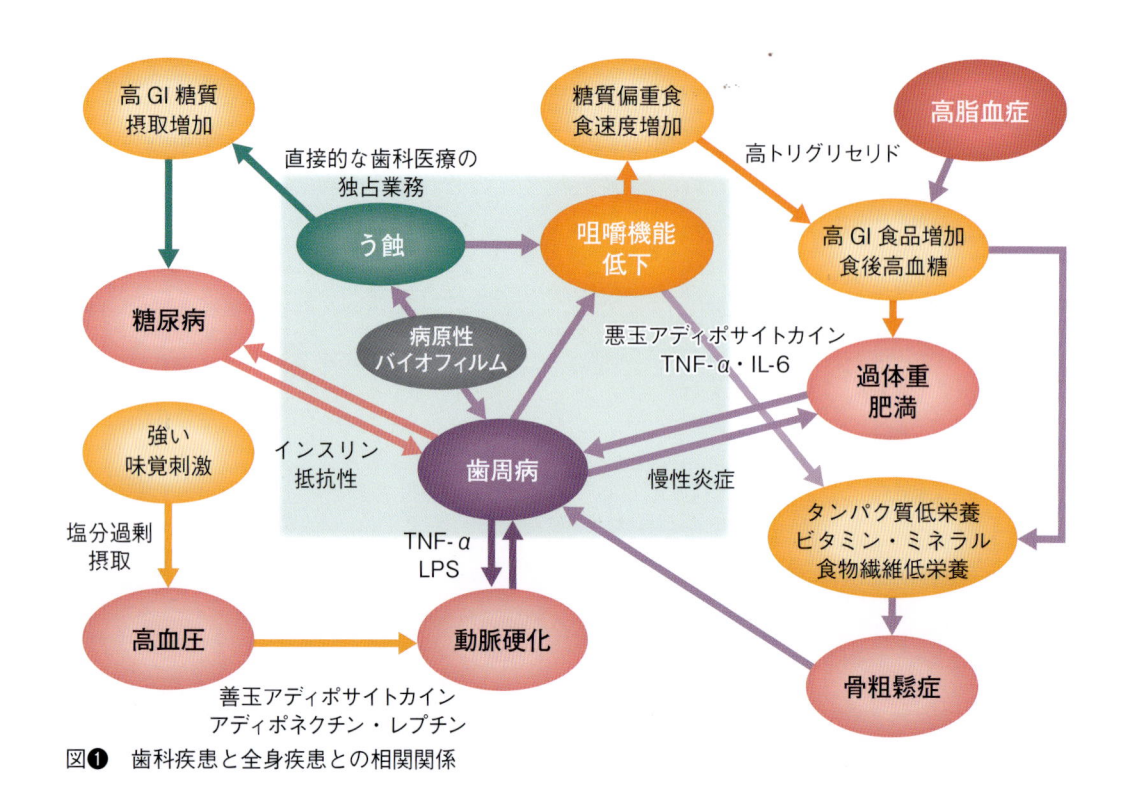

図❶　歯科疾患と全身疾患との相関関係

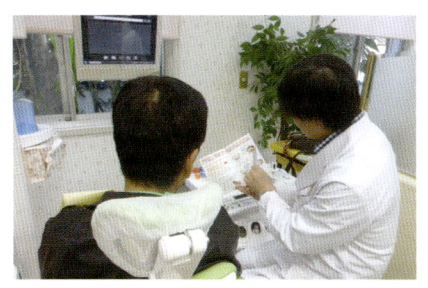

図❷　歯科医師が保健指導の必要性を説明する

評価項目 【検査の種類】	基準値	補綴前 測定値	補綴後 測定値
摂取エネルギー量 【FFQ】	成人男性：約2500Kcal 成人女性：約2200Kcal	kcal	kcal
食事バランス （PFC比：タンパク質・脂質・炭水化物の全摂取カロリーに対する割合） 【FFQ】	タンパク質(P)：20~25% 脂質(F)：20~25% 炭水化物(C)：50~60% となれば理想的	タンパク質 (P)：　　% 脂　質 (F)：　　% 炭水化物 (C)：　　%	タンパク質 (P)：　　% 脂　質 (F)：　　% 炭水化物 (C)：　　%
食速度 （100gのコンビニおにぎり（おかか・海苔あり）の、食べ始めから食べ終わりまでの時間を計る）	標準時間：　4分 2分以下だと早食い	分	分
BMI（Body Mass Index） BMI=体重(kg)÷（身長×身長(m)） 【体組成】	＜18.5　低体重 18.5≦BMI＜25.0　普通体重 25.0≦BMI＜30.0　肥満（1度） 30.0≦BMI＜35.0　肥満（2度） 35.0≦BMI＜40.0　肥満（3度） 40.0≦BMI　肥満（4度）		
筋肉量(kg) 【体組成】	平均筋肉量目安： BMI24.9以下　女性14kg 男性22kg BMI25.0以上　女性17kg 男性24kg	kg	kg
基礎代謝量 (kcal/kg) 【体組成】	年齢　男性　女性 18-29　24kcal/kg　22.1kcal/kg 30-49　22.3kcal/kg　21.7kcal/kg 50-　21.5kcal/kg　20.7kcal/kg	kcal/kg	kcal/kg
体脂肪率(%) 【体組成】	男性15〜20% 女性20〜25%	%	%
除脂肪体重(kg) 【体組成】	（体重）ー（体脂肪量） （参考）体重×体脂肪率＝体脂肪量	kg	kg
活動量 （エクササイズ） 【生活習慣アンケート】	23エクササイズ／週 3メッツ以上の身体活動を毎日60分 3メッツ以上の運動を毎週60分	エクササイズ	エクササイズ
血圧(mmHg) 【血圧計】	収縮期血圧　129mmHg以下 拡張期血圧　84mmHg以下	収縮期　　mmHg 拡張期　　mmHg	収縮期　　mmHg 拡張期　　mmHg
左右差血圧 (mmHg)【血圧計】	10mmHg 以下	mmHg	mmHg
咀嚼機能値(mg/dl) 【咀嚼機能測定器】	200〜300mg/dl	mg/dl	mg/dl
咀嚼能力判定スコア 【咀嚼能力判定テスト】	18点満点　（12点以下で咀嚼能力低下の疑い）	点	点

図❸　保健指導評価項目データ記入シート。歯科介入時期別に評価項目測定数値を記録するシートである。補綴後測定値は、3ヵ月後、半年後、1年後と継続測定する

2．保健指導の対象者

　対象者は、歯周病による慢性炎症、咀嚼機能が低下、NCDs の既往がある、見た目で栄養・体型の逸脱がある方などで、歯科疾患の処置と合わせて歯科医師がとくに保健指導の必要性を説明している（図❷）。

　外来でグルコセンサーで咀嚼機能値を測定し、保健指導評価項目データ記入シート（図❸）に記入する。このシートには、保健指導開始後に測定した各項目を随時記入していく。

臨床栄養指導実施記録

カルテNo.			氏 名				初 回 平成 　年　月　日

〔保健指導が必要と判断される歯科疾患の背景〕
　（軽度・中等度・重度）歯周病による代謝障害を改善する
　咀嚼機能低下による栄養バランスを改善する

		身長	cm	体重	kg
栄養アセスメント	体組成計測	体脂肪率	％		
		BMI			
		筋肉量	kg		
		基礎代謝量	kcal/kg/day		
		内臓脂肪レベル		体型判定	
	問診	症状（便秘、倦怠感、貧血、その他）			
		健康診断などの特記事項			
		食事調査			
		指導対象となる生活習慣			
		日常生活活動・運動量のレベル			

	受講参加目的（大目標）	主目標	実行方法・取組方法
理想とする目標	（例1）減量したい	基礎代謝を上げる・食生活の改善	100gダイエット・良質な油の摂取・糖質の摂り方の改善
	（例2）美肌、美しくありたい	栄養の向上・タンパク質合成の向上・血液量の上昇	水分摂取（1日2ℓ）・サプリメント摂取
	理想的運動量：	kcal	

【第1回目】 平成	年	月	日	指導担当者：
実施内容				
取組項目				
【第2回目】 平成	年	月	日	指導担当者：
実施内容				
取組項目				
【第3回目】 平成	年	月	日	指導担当者：
実施内容				
取組項目				
【第4回目】 平成	年	月	日	指導担当者：
実施内容				
取組項目				

図❹　臨床栄養指導実施記録

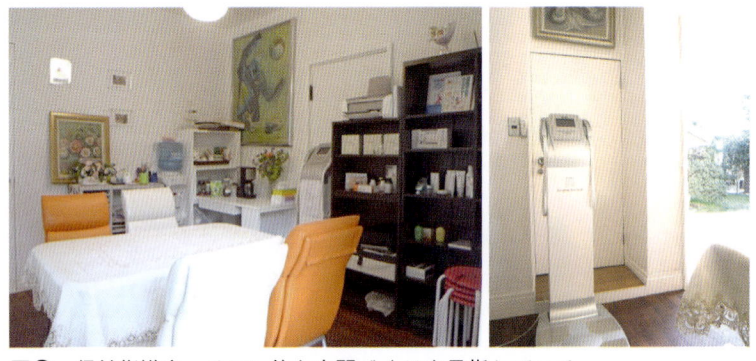

図❺　保健指導室。サロン的な空間づくりを目指している

次いで臨床栄養指導実施記録、**図❹**の赤枠「保健指導が必要とされる歯科疾患の背景」に“なぜ指導が必要か”を記入して、保健指導の予約を入れる。

3．保健指導プログラム

歯科に特化した保健指導プログラムは、①生活習慣アンケート、②FFQ質問、③体組成測定器での測定、④血圧、咀嚼機能値の測定、⑤100gレコーディングダイエット法、⑥食速度評価、⑦専用テキストによる食育・保健学習、などで構成されている。評価は図❸の項目で行うが、プログラムを4回程度に分けて、専用の部屋で評価項目を実施している（**図❺**）。保健指導プログラムの全体像を**図❻**に示した。以下に各内容を簡潔に説明する。

①生活習慣アンケート

生活習慣に関する問いであるが、まず始めにアイスブレーキングをした後、質問を始める。このときに受講者との信頼関係をしっかり構築できるように心がける（**図❼** a）

②FFQ質問

FFQ（Food frequency　Questionnaire）と

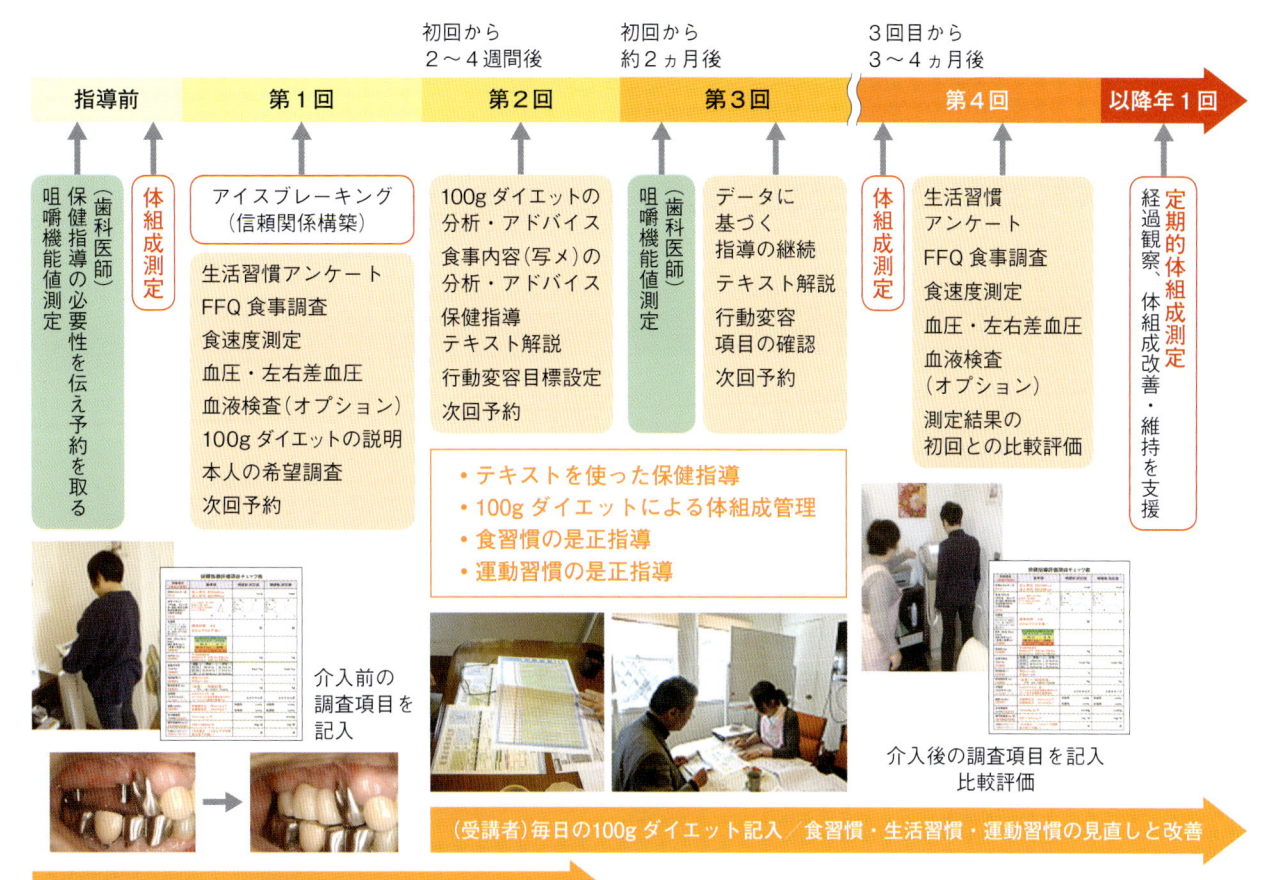

指導前	第1回	第2回	第3回	第4回	以降年1回

初回から
2〜4週間後

初回から
約2ヵ月後

3回目から
3〜4ヵ月後

咀嚼機能値測定

保健指導の必要性を伝え予約を取る（歯科医師）

体組成測定

アイスブレーキング
（信頼関係構築）

生活習慣アンケート
FFQ 食事調査
食速度測定
血圧・左右差血圧
血液検査（オプション）
100g ダイエットの説明
本人の希望調査
次回予約

100g ダイエットの
分析・アドバイス
食事内容（写メ）の
分析・アドバイス
保健指導
テキスト解説
行動変容目標設定
次回予約

咀嚼機能値測定（歯科医師）

データに
基づく
指導の継続
テキスト解説
行動変容
項目の確認
次回予約

体組成測定

生活習慣
アンケート
FFQ 食事調査
食速度測定
血圧・左右差血圧
血液検査
（オプション）
測定結果の
初回との比較評価

定期的体組成測定 経過観察、体組成改善・維持を支援

- テキストを使った保健指導
- 100g ダイエットによる体組成管理
- 食習慣の是正指導
- 運動習慣の是正指導

介入前の調査項目を記入

介入後の調査項目を記入
比較評価

（受講者）毎日の100g ダイエット記入／食習慣・生活習慣・運動習慣の見直しと改善

補綴治療（保健指導2回目までに完成させる）

図❻　保健指導プログラムの全体スケジュール

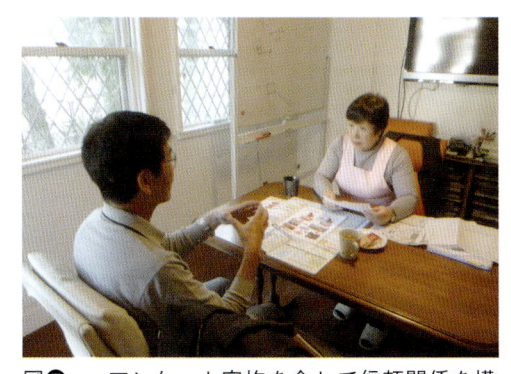

図❼a　アンケート実施を介して信頼関係を構築する

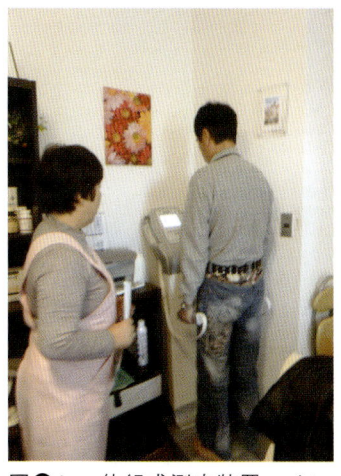

図❼b　体組成測定装置。インボディを使用している

は食品摂取頻度の質問であり、個人特有の偏食傾向を見いだし、保健指導に活かす。

③体組成測定器

体組成測定器は、電気インピーダンスにより体重と体組成を算出する。保健指導では、体重よりも体組成の改善を重視する（**図❼b**）。

④各種測定　血圧、左右差血圧、咀嚼機能値

これらに加え、今後健康増進に役立ちそうな機器を適宜加えていくとよい。

⑤100g レコーディングダイエット法

この方法は認知行動療法であり、体重を100g単位の微少な変化で検出し行動変容を促す方法である（**図❼c**）。6ヵ月分配布することで、付け方やご自身の体重コントロールだけでなく、生活

100g 計測ダイエットのすすめ

◆特　徴◆

従来のキログラム体重計（目盛りが1kg毎）では日々の地道なダイエット行動の結果が現われにくく、実際には微細でも改善効果が出ているのにそれを知ることができず、結局挫折してしまう傾向にありました。

この100g計測ダイエット法では、この微細な効果を的確にとらえることができます。そして100gレベルの確実な増加・減量が、適正体重へと導いてくれます。

◆適正体重の設定（BMI18.5〜25が基準）◆

BMI＝体重(kg)÷{身長(m)×身長(m)}

標準体重(kg)＝身長(m)×身長(m)×22

BMI（Body Mass Index）
…厚生労働省による肥満度の判定基準

身長	標準体重		
155cm	52.9kg	＜18.5	低体重
160cm	56.3kg	18.5≦BMI＜25.0	普通体重
165cm	59.9kg	25.0≦BMI＜30.0	肥満（1度）
170cm	63.6kg	30.0≦BMI＜35.0	肥満（2度）
		35.0≦BMI＜40.0	肥満（3度）
		40.0≦BMI	肥満（4度）

◆100g計測ダイエットの方法◆　（グラフ記入例はウラへ）

1. 体重を1日2回計測
　・朝：起床直後朝食前トイレを済ませた後　・夜：夕食直後
2. 一目盛100gのグラフに記入し、折れ線グラフを描く
3. グラフが増加したときは、コメント欄に自分なりの理由を書き込み、増加した理由を次に生かします
4. 目標1日50〜100g増減

- 1ヵ月の最大減量は約3kgまでと考える
- 「1kg減量」はたいへん価値のある数値です。
　統計的に、1kg減量＝腹囲1cm減※
　　　　　　　＝血圧2mmHg減　の効果がみられます。
- 肌の色つやも改善され、すっきり感、爽快感が得られます。

●グラフ活用法（1）「体重増減の理由考察」

体重が上がってしまった日のグラフを見ると、ほとんどの場合、理由・コメント欄が埋まっています。この欄が、実は肥満の原因を探るのにとても有効なのです。

●グラフ活用法（2）「グラフの変化」

通常、夕飯後に体重は増え、朝には下がります。夕朝の差が少ないのは、夕食の量が多いか時間が遅いかのどちらかです。また、同じ食事内容・量であっても、食事を摂った時刻によって代謝経路が異なります。時刻が遅いほど、摂ったカロリーは脂質となって貯蔵されます。

グラフがきれいなジグザグを描いて下がらない場合、その理由を探ることで肥満の原因を退治できます。

●グラフ活用法（3）「生活習慣の把握」

毎日グラフをつけることによって、自分の生活（食）習慣が見えてきます。これをもとにすれば、より具体的な生活習慣改善の計画がたてられます。

●肥満者におけるグラフの「右下がり」

成功者の証言でも、「グラフが右下がりになることの快感が、ビールの快感に勝った」とおっしゃる方が多数おられました。

●体重計の目盛は細かいものが成功の秘訣

細かい変化を喜べるからです。現在では1目盛り50gのものまで販売されています。

※Miyatake N et al:Relationship between changes in body weight and waist circumference in Japanese. Environ Health Prev Med, 12(5): 220-223, 2007.

※この方法は、大分大学医学部第一内科学講座で考案された認知行動療法を改変したものです

◆グラフの記入方法◆

① 1日目の朝、体重を計ります。
② 1の位までのキロ数を、グラフ左側の赤い枠の中に記入します。
③ その上下の枠に、1キロ単位で目盛りをふっていきます。
④ 1日目の朝のところにグラフの値を折れ線で記入し、その下に日付と、「朝の体重」欄に体重計の値も記入します。
⑤ 夜も同様に、体重を計ったらグラフの値を折れ線で記入し、「夜の体重」欄に体重計の値も記入します。

〔例〕1月15日の朝、
　　　体重計の値が68.25kg
　　　夜の体重が69.45kgだった場合

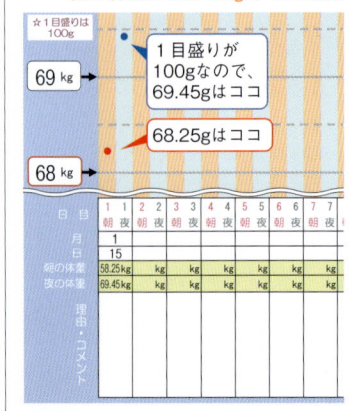

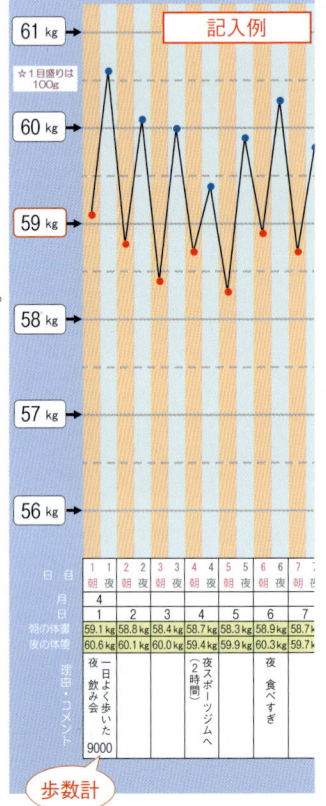

【100g計測ダイエット・4つのパターン】

①理想的なパターン

朝夕で適度な体重差があり、全体になだらかな右肩下がりのグラフは食事・運動ともに適量であり、消費エネルギーが摂取エネルギーを上回っていることを表しています。

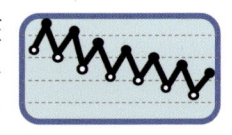

②朝・夜の体重差が少なく、減り続けている

やや急な傾きのグラフ。体重は減っていますが、少々ムリをし過ぎでは？　急激なダイエットはやがてリバウンドの元となりがちです。

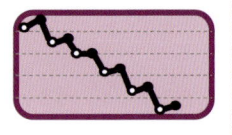

③同じ増減パターンを繰り返す

全体的に横ばいの、いわゆる停滞期のグラフです。これという変化が見られず、記録していても楽しくないかも知れません。でもここが我慢のしどころ、停滞期もいつかは抜け出せます。記録する習慣は続けましょう！

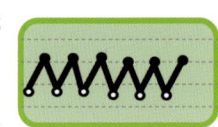

④朝と夜の差が大きく、体重が増加傾向

全体に右肩上がりのグラフ。体重が増え始めています。1日の基準となる朝の体重が、前日よりも増えていたら赤信号。間食や食事の量と食べる時間・運動量などを見直そう！

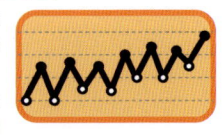

図❼c　100gダイエットグラフ。上：100g計測ダイエットについての説明事項。下：100gダイエットグラフの記入方法〔(株) Medicalプランニング：指導者用 保健指導マニュアル．より引用改変〕

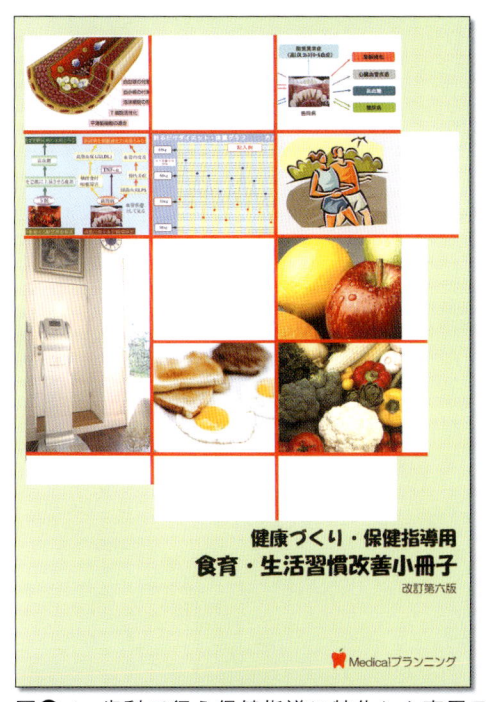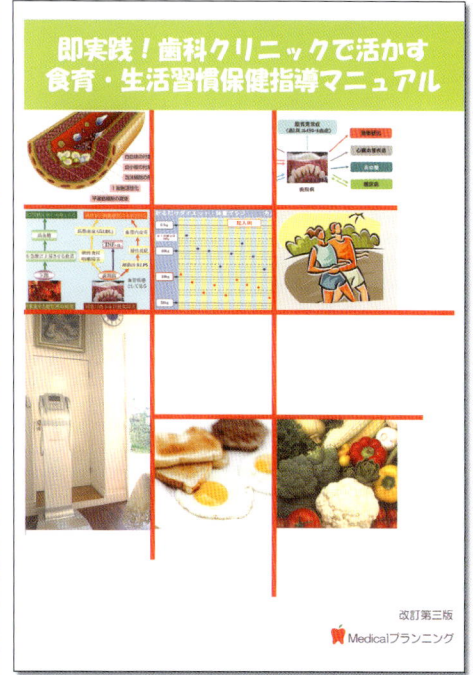

図❼d　歯科で行う保健指導に特化した専用テキスト。左：受講者用。右：指導者用［(株) Medical プランニングより引用］

表❶　保健指導の対象者に該当する要件

①大臼歯を喪失した者（インプラント、義歯補綴治療）

②歯周病と心臓血管疾患など NCDs を伴った者

③歯周病と糖尿病など NCDs を伴った者

④体型・体組成が著しく標準から逸脱した者

⑤う蝕多発傾向を示す者

⑥抗加齢・保健指導に関心の高い者

表❷　保健指導を受けていただく目的

例１：咀嚼機能改善（補綴処置）後の食習慣・代謝、体組成の改善
例２：軽度、中等度、重度歯周炎による代謝障害の改善
例３：中等度、重度歯周炎に伴う歯周組織および歯槽骨など、失われた組織再生のための栄養指導
例４：ヤセ型女性などに対する（インプラント補綴前後における）骨量・筋肉量回復指導
例５：ヤセ型女性などに対する（歯周組織強化＋骨粗鬆症対策）骨量・筋肉量回復指導
例６：慢性炎症を伴うサルコペニア肥満
例７：歯周炎を伴う内臓脂肪肥満者の保健指導

習慣や食習慣が見え、改善策に繋がる（行動パターン改善）
⑥食速度評価
⑦専用テキストによる食育・保健学習（図❼d）

4．保健指導の流れ

　保健指導は、歯科的に介入した直後から始めるほうが、治療が完全に終了してから行うよりもモチベーションや時間、アクセスの面からも有利である。おおむね４回行う保健指導は、歯科治療の前半からスタートし、補綴処置であれば、咀嚼の回復に２～３回行うように配分している。

　初診時に歯科医師が、問診と医療面接から保健指導を受けていただきたい方を選定しておく。歯科診療時に共通のリスク因子を説明して保健指導を受けていただく。保健指導が必要と考える対象者に該当する要件を表❶に示す。

　保健指導を希望した場合、診療室内の歯科医師、歯科衛生士から保健指導スタッフへ、図❹の赤枠内に患者情報と指導を受けていただく目的を記入して伝達し、予約をとる。

　保健指導を受けていただく目的を表❷に示す。
　保健指導は、自発的な健康増進の意欲を妨げな

いように、予約時間の厳守と保健指導を楽しめるように和やかなアドバイス環境づくりに努めている。

そのため、診療所とは別棟の絵画などが飾られた部屋で、お茶、コーヒー、紅茶などをお茶菓子付きで提供し、アドバイスを行っている。部屋には①血圧計、②体組成測定機、③保健指導用教材、④面談用家具などを設置している。

なお、歯科医師から説明を受け、受講が決まった時点で保健指導のスタッフを紹介する。

 ### 指導1回目

保健指導のスタッフから改めて保健指導が必要な理由を明確に説明する。

アンケートをはじめ各種データの採取が主であるが、その間受講者との信頼関係を構築する。それらの情報に基づき個人の取り組み目標を設定する。

①生活習慣アンケート（アイスブレーキング：信頼関係構築）

患者の日常生活および病歴、投薬、ストレスの有無など、聞き取る

②体組成測定、血圧計などの客観データの測定と結果説明

現在の BMI 値、筋肉量、基礎代謝量、脂肪率、除脂肪体重、食速度表などの測定結果を、図❸の保健指導評価項目チェック表に記入する。これを参考にこれからの指導内容を決めていく。

③100g レコーディングダイエットグラフの意義と付け方を説明

④食物摂取頻度調査（FFQ）聞き取りと記入

食べものの写メールの撮り方を確認し、次回も継続する。

テキスト小冊子（健康づくりと歯科の役割」P8〜11）を配布し、解説する。当日の体組成と食速度などから必要な項目を次回までに予習していただく。次回2・3・4回目指導に使用。次回までに栄養状況成績表を作成し、患者に渡す。

摂取エネルギー量・食事バランスの調査結果から食事内容改善に役立てる。臨床栄養指導実施記録（図❹）の栄養アセスメント項目に改善目標を記入し、さらに第1回目実施内容・取り組み項目にも記入する。

 ### 指導2回目
（初回より2週間から1ヵ月後）

①100g ダイエットデータの分析

2週間から1ヵ月記入していただいた表をもってきてもらい、どのように変化したかをみる。結果の確認や、コメント欄の記入を参考にする。そして100g ダイエット（記録をつけている最中）の傾向を分析し、今後に向けての指導を行う（100g ダイエットグラフ評価）。

②実際の食事の写真を見てデータを分析し、FFQの問診を追加していく

食傾向を分析し、修正事項をテキストを用いてアドバイスする。

③データ（体組成、100g ダイエットグラフの結果、FFQ の結果）に基づく保健指導の継続実施

④テキスト小冊子を用いながら解説し、行動変容すべき項目を確認する

⑤図❹の第2回目実施内容・取り組み項目に記入する

 ### 指導3回目
（初回から約 2 ヵ月後）

2回目と同様、順次指導する。補綴治療を行っている場合は指導3回目前後の嚙める状況を聞き取りながら、食事内容を変えていただく。図❹の第3回目実施内容・取り組み項目に記入する。

 ### 指導4回目（初回から半年後、
3回目より3ヵ月から4ヵ月後）

指導最終回では指導1回目に準じた各種データを取り、確認検査を行う。確認検査と総合評価を行い、それらの情報に基づき不足事項をアドバイスする。100ｇダイエットグラフの評価は、保健行動そのものなので結果が出てきているか、コメント欄とグラフが連動しているかに気をつけてアドバイスをする（受講者自身が生活習慣を改善して結果が出たことを理解しているかを確認する）。

初回の BMI 値、筋肉量、基礎代謝量、体脂肪率、除脂肪体重などに変化がみられたか比較する。

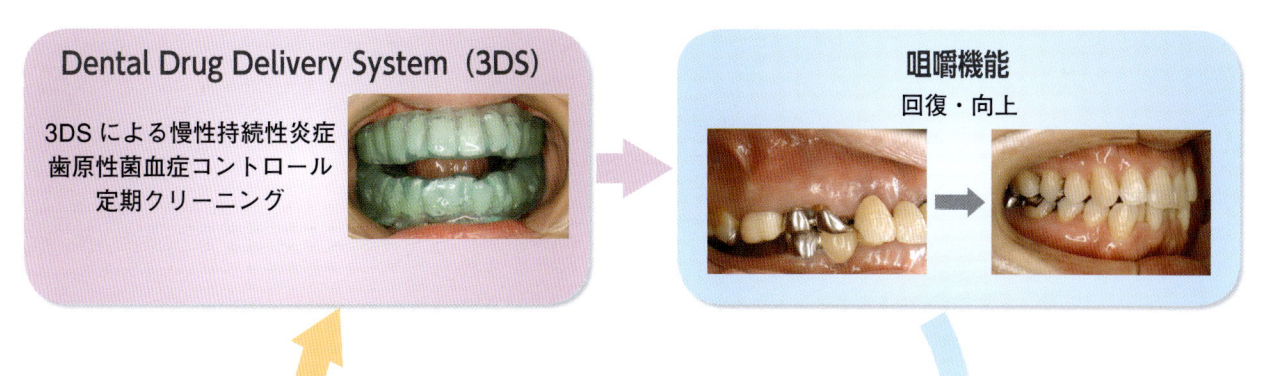

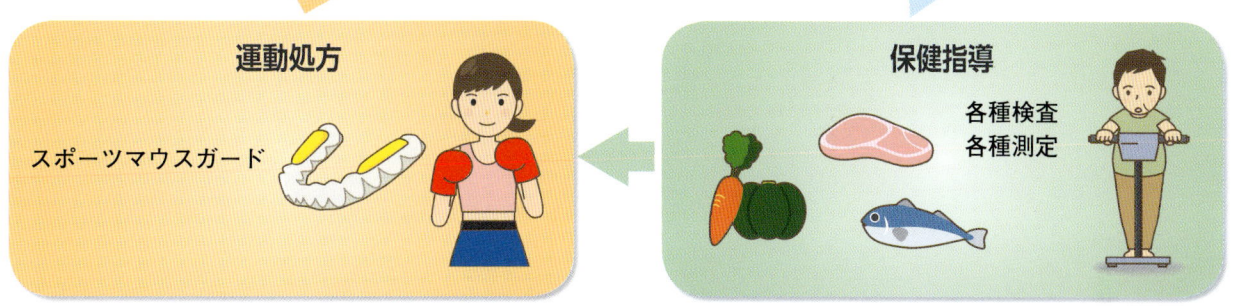

図❽　歯科の総合的健康づくり。健康ステーションの概念。保険外診療の予防項目と癒合して運用する

FFQ調査結果で初回の摂取エネルギー量、食事バランスと比較する。保健指導評価項目チェック表に記入して初回と比較評価する。以後、年に1回定期データ測定と保健指導の実施を続けていただく。図❹の第4回目実施内容・取り組み項目に記入する。

保健医療サービスは歯科定期チェックアップと組み合わせて運用するとよい。医科人間ドックとは、根本的にカバーする領域が異なることを受講者に理解していただく。近年、歯科の健康ステーション化構想が論じられており、歯科の診療科としての特性を考えると、保健指導はたいへん理にかなっている（**図❽**）。

しかし、保険診療との区別（保健指導は医療ではないため、保険診療と同時に行っても問題ないとする考え方もある）の問題や、各種検査測定項目や内容をどこまで広げるのかといった課題があり、検討すべきである。地域の人々が生涯継続できる保健指導の理想的なあり方とはどのようなかたちなのか。歯科における保健指導の重要性と期待感が高まっている。

【参考文献】
1）深井穫博：歯科医療における予防の概念と健康増進．ヘルスサイエンスヘルスケア，12：77-78，2012.
2）花田信弘：『未病を治す』に歯科がどう関わるか？未病への歯科学的アプローチ神歯会報，8：8-14，2016.
3）武内博朗：『未病を治す』に歯科がどう関わるか？　予防歯科から生活習慣病を予防する歯科への転換．神歯会報，8：37-38，2016.
4）武内博朗：ヘルスサイエンス・ヘルスケア 咀嚼機能回復が体組成・代謝の改善におよぼす影響，12（2）：97-103，2012.

③歯科で行う食育・生活習慣・保健指導
―保健指導報告と指導のあり方―

1）医療法人社団武内歯科医院　2）鶴見大学歯学部 探索歯学講座
寺田美香[1]　小林和子[1]　武内博朗[1,2]

はじめに

本項では、「2章2-②：生活習慣・保健指導1」で解説した方法による保健指導の具体例を紹介する。効果的に結果に繋がったケース（保健指導例

3）、短期間で効果が得られなかったケース（保健指導例2）など限られた紙面での提示であるが、歯科診療所におけるこれからの保健指導の有用性や運用法など、その在り方を模索していただけると幸いである。

保健指導例1（64歳・女性）

保健指導が必要と判断される背景

歯科的には欠損歯はなく歯周病もコントロールされており、メインテナンス目的で来院していた。しかし、著しい虚弱体型から栄養摂取および食選定、咀嚼力に問題があることが示唆された。

体組成改善、とくに骨格筋量・骨量を増加させる目的で保健指導を実施した。

歯科医師からの説明 ▶虚弱体型を改善するために、「歯槽骨の劣化、将来の骨折リスクに備え一緒に体組成の改善を行っていきましょう」と話した。

保健指導前アンケートと検査所見

1. 口腔所見

パノラマX線写真から欠損歯はない（図❶a）。

初診時、軽度う蝕および部分的軽度歯周炎であったが、現在はコントロールされている。咀嚼機能低下の要因は、咀嚼筋力低下であった。咀嚼スコアは6/18ポイントで著しく低下していた。体組成測定中の様子から、虚弱体型を認めた（図❶b）。

2. 生活習慣アンケート

アンケートより、胆嚢摘出手術がターニングポイントとなっていた。誤った認識により脂質・コレステロールの摂取制限を行い、同時にタンパク質摂取量も減少し、術後10kg以上の体重減少がみられた。体力も落ち、家で横になっている時間が増えた。寝つきが悪く睡眠導入剤を使用している。運動する習慣がない。胃腸の働きが悪く薬を処方されている。食べることに対して消極的である。

その後の聞き取りで、味つけは手術後極度に薄

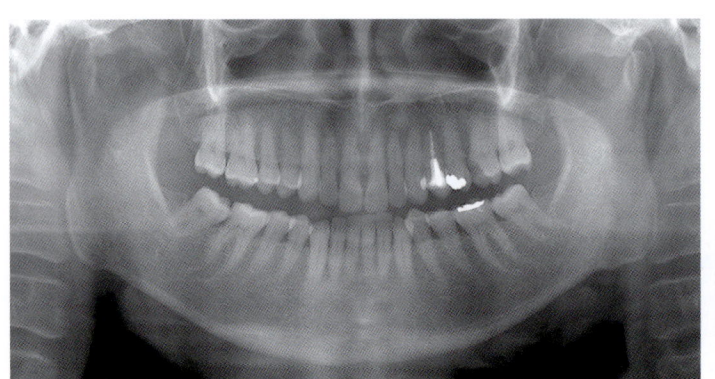

図❶a　パノラマX線写真。上下顎とも喪失歯はない

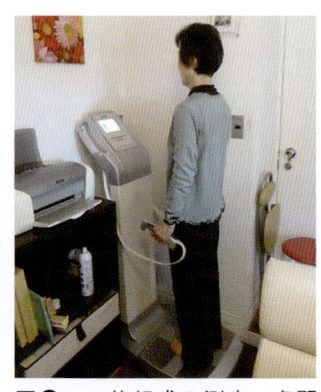

図❶b　体組成の測定。虚弱体質を認める

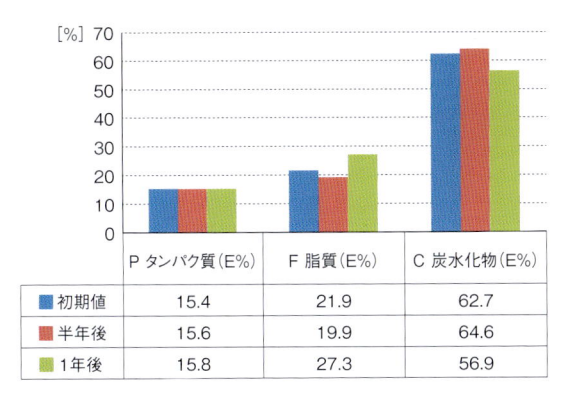

	P タンパク質(E%)	F 脂質(E%)	C 炭水化物(E%)
初期値	15.4	21.9	62.7
半年後	15.6	19.9	64.6
1年後	15.8	27.3	56.9

図❷　PFC バランスの変化

表❶　体組成前後比較

体組成測定	基準値	初期値	1年後
基礎代謝（kcal）	1,059	927	947
体重（kg）	51.15	39.4	38.25
基礎代謝基準値（kcal/kg）	20.7	23.5	24.8
BMI	22	16.9	16.4
筋肉量（kg）	33.8	32.1	33.3
推定骨量（kg）	1.8	1.8	1.9
体脂肪率（%）	30	14	7.9
内臓脂肪レベル	10以下	2	1
咀嚼能力判定スコア（18点満点）	16点	6	10
咀嚼機能値（mg/dL）	200		131

味になった。よく喉が渇くので水を手放せない。少量ずつしか食べられない。空腹時に胸やけがする。とくに夏場はお粥と味噌汁程度しか食べられないときがあった。家の前の坂道を5分歩くだけで疲れ、10分以上の調理ができない。

評価 ▶動作がゆっくり、痩身、控えめな印象、声に力がない。現時点で補綴の必要性はないが、咀嚼のポテンシャルは低下している。

アンケートと聞き取り調査から諸症状について分析を行った。

①胃腸の働きの低下

生真面目な性格からストレス→交感神経優位、副交感神経が働きにくいことによる消化管機能低下。もともと運動習慣がなく冷え性（脚部筋肉少な目）→冷えによる胃腸の働きの低下。

胆嚢摘出を気にしすぎたことによる低栄養（消化のよい高 GI 食を選んで摂取）→タンパク質、ビタミン、ミネラル不足により生理活性物質（ホルモン）の生成不全→さらに自律神経が乱れる悪循環。

②睡眠障害

タンパク質不足によるメラトニンの合成不全。自律神経の乱れによる睡眠の質の低下。

③慢性疲労

糖代謝不全。グルコースをエネルギーに変えるために必要なビタミン、とくにビタミン B 群不足。栄養・運動不足から脚部筋肉量低下→血流不足で疲労物質の排泄不全、脳・胃腸を含め各組織の働き低下。

④肌荒れ・かぶれ

保水能力低下→リノール酸、抗酸化物質摂取不足によるセラミド生成不足。

⑤ドライアイ

涙を保持する成分の減少→脂質・ムチン（タンパク質）減少。

3．食物摂取頻度調査票（以下 FFQ）

食事調査では、肉・魚の摂取不足からビタミン B 群、乳製品摂取習慣がないことによるカルシウム、野菜不足から食物繊維、ビタミン A、ビタミン C、葉酸の欠乏がみられた。

1日の摂取エネルギー 1,400kcal のうち63%を炭水化物から摂取していたため、身体の構成成分であるタンパク質や身体を動かす潤滑油であるビタミン・ミネラルの摂取不足であることがわかった。

脂質のエネルギー比率は21.9%と低く、内容も油料理はほとんど作らないため、菓子パンに含まれるトランス脂肪酸に偏っていた。脂質摂取不足から、脂溶性ビタミンの吸収も抑えられていると推測される（**図❷**）。

4．保健指導評価項目検査所見

保健指導前の評価検査と体組成測定結果（図❶）、（保健指導評価項目チェック表：**表❶**）を示し、その基準値を赤で記した。

体組成測定結果は BMI16.9と低く、筋肉量（とくに脚部）・体脂肪量の著しい低下がみられた。サルコペニアであり、プレフレイルの状態であった。

保健指導を進めるうえでの本人の希望

本人は、体力を回復したい、身体の不調を改善したいと希望した。

胆嚢摘出後の脂質、タンパク質制限は間違って

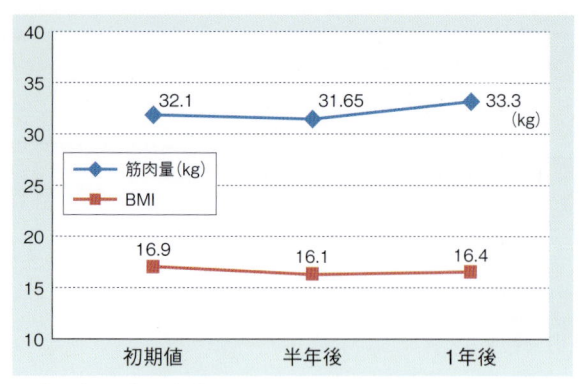

図❸　体組成の変化

いること、過度なダイエットを健康のゴールにしていないかを再度確認する。

指導内容と経緯

- 体組成計とレコーディングダイエット表で体重、筋肉量（とくに脚部）、骨量の変化をみていく
- 前向きに生活習慣の見直しができるよう励ます
- 間違った知識の修正。食選力の向上
- 栄養、運動で体力の回復・血行促進
- タンパク質の摂取量を増やす。抗酸化物質を増やす。良質な油脂の摂取。なぜ必要なのか、適正量を知ってもらう
- 長時間の調理に耐えられないため、簡単に食べられるものから。無理はさせない→長続きできるような内容を取り組む
- ゆで卵、納豆、焼肉、ヨーグルト、刺身、果物などを少しずつ増やしていく
- 食べもので体力回復を図り、徐々に活動量を増やしていく。最初は座った状態でできる脚上げ運動から取り入れる
- 次第に体力が戻り、調理時間の増加、かかと上げ下げ運動、ウォーキング実行、歩いて買い物（重い荷物の持ち運び）。活動量の増加、胃腸の回復とともに食事の量が増えていく
- 徐々に筋肉量・骨量増加、体重増加。1年後に

は朝からご飯、味噌汁、納豆、野菜の副菜数品を摂取できるようになった

- 昼食のにゅう麺も蕎麦へ移行
- 肉、卵、魚、大豆製品、乳製品を少しずつだが、全種類を1日に摂取できるまでに回復
- 1年で400kcal摂取エネルギー量増加。タンパク質量約20ｇ増加。副菜をしっかり摂るようになったためPFC（Protein［タンパク質］、Fat［脂肪］、Carbohydrates［炭水化物］）バランスも改善された（図❷）

保健指導開始3～6ヵ月後の評価検査と結果

咀嚼指導により咀嚼スコア6から10ポイントに上昇した。長期的な取り組みが必要だと判断。約1年かけて体組成の筋肉量増加、基礎代謝基準値改善の変化がないようにみられた（図❸）。

活動量が増えたため筋肉量（とくに脚部）・骨量が増えた。その反面、代謝量の増加に食事量の増加が追いつかず、体脂肪が減少。今後さらに食事量が増えることによって体重増加を図りたい。

保健指導の総評と本人の感想

食事内容の改善と活動量が増えたことで血流がよくなり、胃腸の働きが改善されてきたと推測される。空腹時の吐き気はほとんどなくなった。今後さらに身体に必要な栄養素の摂取・利用効率が向上し、体組成の改善も見込まれる。顔色もよくなり、1年前と比較すると意欲的ではつらつとした印象になった。

筋肉量、体脂肪両方を適正にするために今後も経過を観察していくことが大切である。

本人の感想▶ここまでよくなると思っていなかった。もっと筋肉量を増やして、健康長寿でいられるように励みたい。

保健指導例2（57歳・女性）

保健指導が必要と判断される背景

上下左右大臼歯の喪失後、約6年そのままの状

態で放置していた。咀嚼不全によるメタボリック症候群の改善と栄養の改善、生活習慣の見直しが必要に思われ、保健指導を実施した。

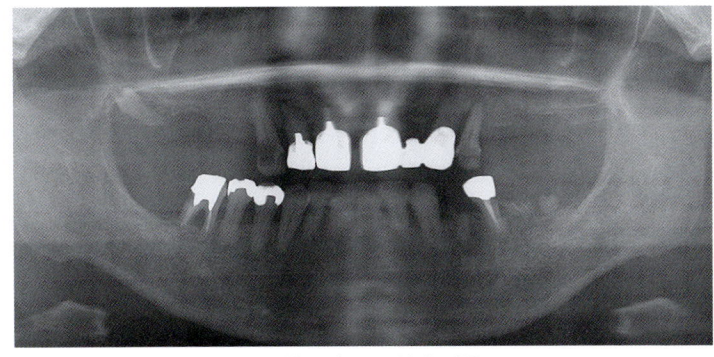
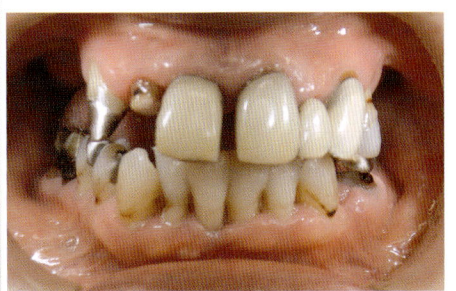

図❹　初診時のパノラマ X 線写真と口腔内所見

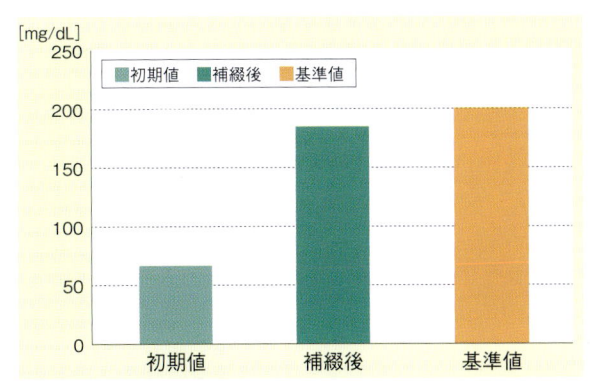

図❺　咀嚼機能の変化

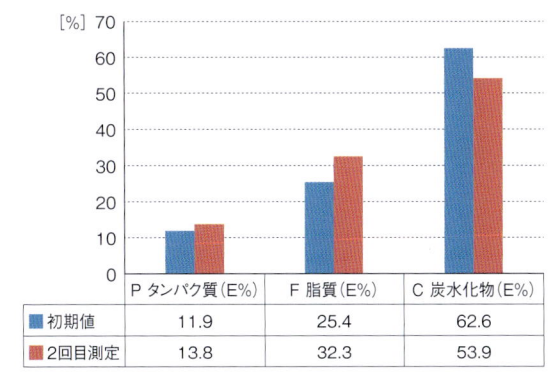

	P タンパク質（E%）	F 脂質（E%）	C 炭水化物（E%）
初期値	11.9	25.4	62.6
2回目測定	13.8	32.3	53.9

図❻　PFC バランスの変化

歯科医師からの説明 ▶ 咀嚼機能低下、肥満体型を呈していたため「これから何でも噛めるようになるので、この機会に、偏食傾向や食生活の乱れを正して生活習慣病の予防・改善を行って理想的な体組成を目指しましょう」と話した。

保健指導前アンケートと検査所見

1. 口腔所見

　初診時の口腔の状態は、口腔リテラシーが低く、全顎的に重度・中等度歯周炎に罹患し、上下左右臼歯が欠損して咀嚼機能が低下していた。また、慢性持続性炎症が存在していたので、メタボリック症候群を助長する状態であった。**図❹**にパノラマ X 線写真と口腔写真を示す。歯科補綴・保健指導前の咀嚼機能値は60mg/mL、介入後の値は180mg/mL に向上した（**図❺**）。

2. 生活習慣アンケート

　家族でコンビニを経営をしており、昼前に出勤し、帰宅時間が遅い（夜10時頃）など生活が不規則。食事は 1 日 2 食（仕事前と夜19時頃）。休日も少なく、アルバイトやパートの雇用でストレスを感じている。

　運動は犬の散歩程度。仕事中は店の中を移動、荷物の運搬、品出し、レジ打ちなどの活動以外は事務所で待機。多いときには 1 日20本の喫煙。睡眠中何度かトイレタイムで目覚める。緑内障で目が見えにくく、好きな本が読めなくなった。

3. FFQ

　食事調査では、勤務中におにぎり（主食）を食べる、新商品の試食で菓子パン、菓子・デザートなどの高頻度の摂取、喉が渇くと炭酸飲料、缶コーヒーを飲むなどの食習慣から炭水化物の摂取量が多い。揚げ物などコンビニの残り物を毎日摂取しており脂質摂取量も多い。反面タンパク質は 1 日 1 食程度の摂取と少なかった。野菜の摂取も少なく、ビタミン・ミネラルが全般に摂取不足であった。PFC バランスも炭水化物に偏り、タンパク質比率が低値を示していたため、副菜の充実が指導のポイントとなる（**図❻**）。

客観的所見 ▶

①現状がよくないと理解している。

②生活に追われていて余裕がない。自分の健康は後回しに。

③メタボリックシンドローム

④ストレスから摂食行動に歯止めがかかり難い（レプチン抵抗性も考えられる）。

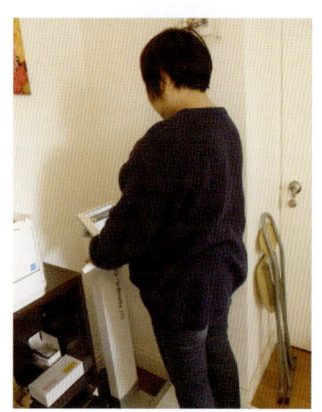

図❼　体組成測定

表❷　体組成前後比較

体組成測定	基準値	初期値	3ヵ月後
基礎代謝（kcal）	1,119	1,251	1,233
体重（kg）	50.85	78.9	75.95
基礎代謝基準値（kcal/kg）	20.7	15.9	16.2
BMI	22	34.1	32.9
筋肉量（kg）	34.1	36.9	36.8
推定骨量（kg）	2.5	2.25	2.25
体脂肪率（%）	29	50.4	48.6
内臓脂肪レベル	10以下	14	14
咀嚼機能値（mg/dL）	200	65	184

4．保健指導評価項目検査所見

　補綴・保健指導前の評価検査。典型的なメタボリック症候群である（**図❼**）。骨格筋が少なく、サルコペニア肥満といえる（保健指導評価項目チェック表：**表❷**）。歯科補綴前の咀嚼機能値は、60mg/mL であり、咀嚼力が要求される多くの食材が摂取困難であった（**図❺**）。

オプション血液検査結果 ▶

- LDL コレステロール高値、さらに MDA-LDL の値が高いことから、酸化を受けたコレステロールが血管を痛めている可能性が高いと推測される。
- 低アディポネクチン血症（測定値2.59μg/mL）によるインスリン抵抗性・脂肪燃焼の減少
- レプチン抵抗性（測定値59.7ng/mL）による摂食抑制能低下　アンジオテンシノーゲン分泌による血圧上昇（測定値163/101mmHg）

指導ポイント ➡ 糖尿病予防（HbA1c 測定値5.7%）

保健指導を進めるうえでの本人の希望

　本人は仕事が忙しいので、無理せずのんびりと体重（脂肪）を落としていきたいと希望。体組成計で内臓脂肪が多いことがわかり、糖尿病や脂質代謝不全を起こしている可能性が示唆され、内臓脂肪を落としていくことを目標に生活習慣改善に取り組んでいく。危機意識をもっていただき健康感を醸成したい。

指導内容と経緯

　前向きに生活習慣の見直しができるよう励ます。

- 100g ダイエットで体重の増減の原因を探る。体組成計とレコーディングダイエット表で体重、筋肉量（とくに脚部）、内臓脂肪量の変化を見ていく（「ヘルシーライフプロモーション」デンタルダイヤモンド刊：P122参照）。
- コンビニで扱っている食品の中で栄養価の高いものの選択方法。活性酸素を増やす食品の排除。食選力の向上。1日3食の食事と食事時間の徹底。摂取栄養素の適正化。
- タンパク質摂取量を増やす。抗酸化物質を増やす。良質な油脂の摂取。なぜ必要なのか、適正量を知ってもらう。血糖値の上がりにくい食品の選び方、食べ方（「ヘルシーライフプロモーション」P124 ～ 129：参照）。
- 食事時間・内容の見直し。おにぎりのみ、菓子パンのみの食生活を改善。遊離糖入りの炭酸飲料をやめる。
- 夕食を早い時間に摂る。→コンビニで摂ることになるので冷奴やサラダなど栄養価の高いものを選ぶようにする。
- 揚げ物はできる限り避ける。
- 間食はヨーグルト・ナッツなど整腸作用、抗酸化作用のあるものに変える。
- ストレス耐性をつけるためにタンパク質の適量摂取。ビタミンC 毎食摂取。
- 果物は缶詰やゼリーではなく、生の果物を夕方以前に摂取するよう指導。

- 内臓脂肪を減らすために有酸素運動を行う。内臓脂肪を増やさないために遅い時間の飲食を控える。トランス脂肪酸・遊離糖の摂取制限（「ヘルシーライフプロモーション」:P28〜37参照）

睡眠障害の指導ポイント ➡ タンパク質の摂取量適正化、自律神経のバランスを整える

喫煙習慣の指導ポイント ➡ 本数の減少、抗酸化物質の摂取（「ヘルシーライフプロモーション」P84〜89、P98参照）

- 日常生活動作を強化するため、以下の運動を勧める。

①3.3メッツ（フロア掃除）を20分、3.0メッツ（普通歩行）を20分、計1日2エクササイズ（Ex）となり、週14Exを目指す［メッツ：強さの単位］。

②第一目的である内臓脂肪減少のため、犬の散歩などウオーキングを毎日30分続ける。

補綴・保健指導開始3ヵ月後の評価検査と結果

咀嚼機能が65〜184mg/mLと大幅に向上した（図❺）。また、FFQより食事内容の改善（タンパク質、野菜などの食物繊維の摂取量増加、遊離糖、トランス脂肪酸を含む食品の摂取量減少）が確認でき、少しずつ体脂肪が減少した（**図❽**）。体重当たりの筋肉量はほぼ変化なく、基礎代謝基準値の変動も少なかった。

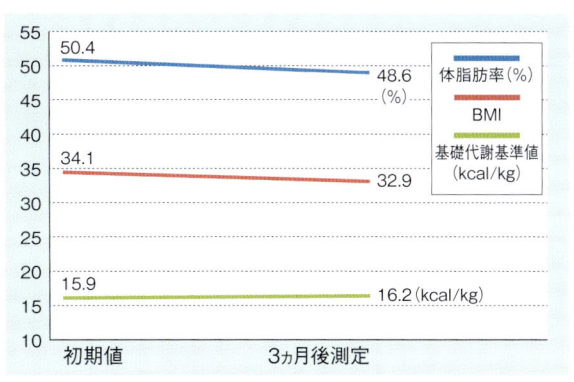

図❽ 体組成・基礎代謝の変化

愛犬の怪我で散歩に行っていないとのことなので、通勤で歩く（30分程度）など日常生活動作でさらなる改善を試みる。今後も継続して指導を続けていく（図❽）。

保健指導の総評と本人の感想

3ヵ月の短い期間で食生活の改善はみられたが、愛犬の怪我により散歩に行かなくなったなど運動量の減少がみられた。これから運動をどのように習慣づけるかが課題である。体組成の改善までには数年単位の時間を要する。

本人の感想 ▶ 以前より疲れにくくなった。咀嚼機能の回復により、肉などの硬いものも食べられるようになった。食品を選ぶときにカロリーや成分を気にするようになった。また、自分の健康に気を配り、よくしようとがんばる気持ちが芽生えた。

保健指導例3（71歳・女性）

保健指導が必要と判断される背景

大臼歯欠損の状態で咀嚼機能低下、糖尿病の既往（HbA1c 7.0）、肥満型体型を呈していた。メタボリック症候群改善目的で保健指導を行う。

歯科医師からの説明 ▶ 「治療によって咀嚼機能が向上するので、高カロリー低栄養食を是正して糖質代謝、肥満気味の体組成を改善しましょう。そのために保健指導を治療と同時にやっていきましょう」と話した。

保健指導前の状況と検査所見

1. 口腔所見

上下大臼歯のすれ違い欠損で義歯を作製したが、痛くて機能していない。咀嚼にたいへん不自由を感じており、ストレスになっていた。

図❾aは、歯周基本治療が終了し、大臼歯部はまだ補綴されていない。**図❾a、b**は術前のパノラマX線写真。**図❾c、d**は、大臼歯部のインプラントを埋入後である。

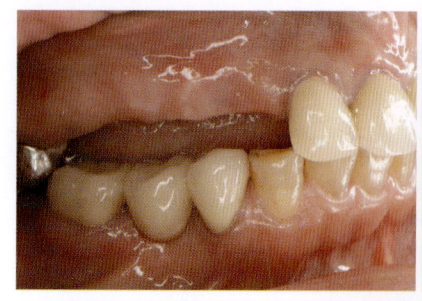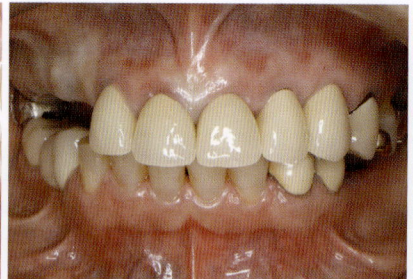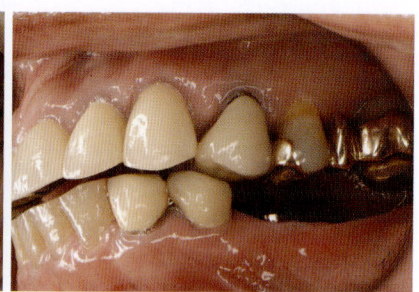

a：歯周基本治療終了。大臼歯部は未補綴

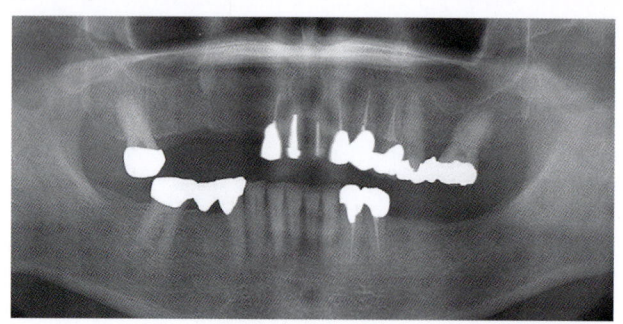

b：術前パノラマX線写真

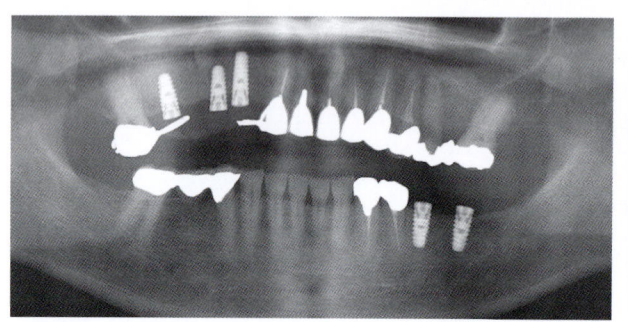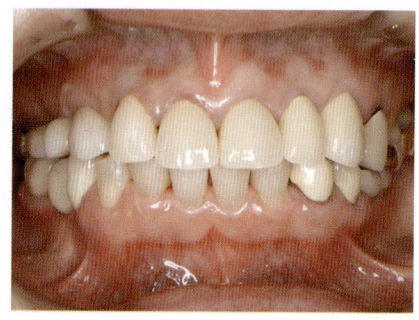

c：術後のパノラマX線写真　　　　　　　　　　　　d：　大臼歯部の補綴終了

図❾a〜d　歯周治療により慢性炎症を制御し、インプラントで咀嚼機能を回復した

2．生活習慣アンケート

　保健指導開始1年前より食生活改善を自己流に始め、1年で3kgの体重減少。寝る前のお菓子をやめ、間食の内容も洋菓子中心から和菓子やせんべいを摂るようになった。完全に甘い物を断つのは困難だったこと、運動する習慣がなかったために思うように体重が落ちなかった。その後ストレスで過食が進み、間食に甘いものを食べていた（家人の介護で、運動不足とストレスで過食に走ってしまった）。

3．FFQ

　初回のFFQは、タンパク質源である魚、肉、大豆製品は適量摂れていた。また、卵のみ摂取量は半分と少なかった。野菜、ビタミン・ミネラル、海藻類、乳製品などはほぼ適正量摂取されていた。

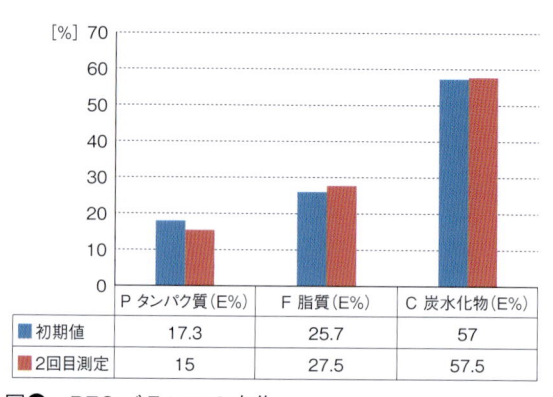

[%]	P タンパク質（E%）	F 脂質（E%）	C 炭水化物（E%）
初期値	17.3	25.7	57
2回目測定	15	27.5	57.5

図❿　PFCバランスの変化

PFCバランスも適正に近かった（**図❿**）。炭水化物の内容が遊離糖過多であることが問題である。夕食の摂取量が多く、毎日の間食習慣もある。

4．保健指導評価項目検査所見

　保健指導前は、BMI 41.5、内臓脂肪レベル18、体脂肪率59.7%のメタボリック症候群であり、

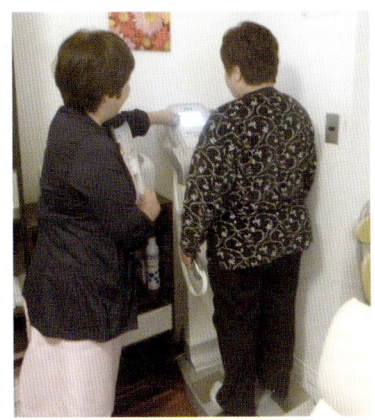
図⓫　体組成測定

表❸　補綴・保健指導の前後における体組成比較

体組成測定	基準値	初期値	8ヵ月後
基礎代謝（kcal）	957	1,198	1,179
体重（kg）	46.25	87.15	75.9
基礎代謝基準値（kcal/kg）	20.7	13.7	15.5
BMI	22	41.5	36.1
筋肉量（kg）	30.7	33.2	34.95
推定骨量（kg）	2.5	1.95	2.45
体脂肪率（%）	30	59.7	50.7
内臓脂肪レベル	10以下	18	16
咀嚼機能値（mg/dL）	200	98	171

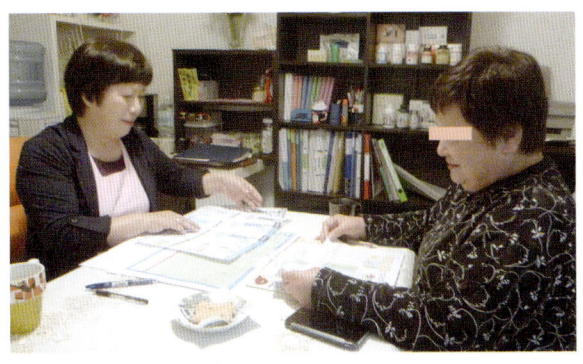
図⓬　アンケート調査

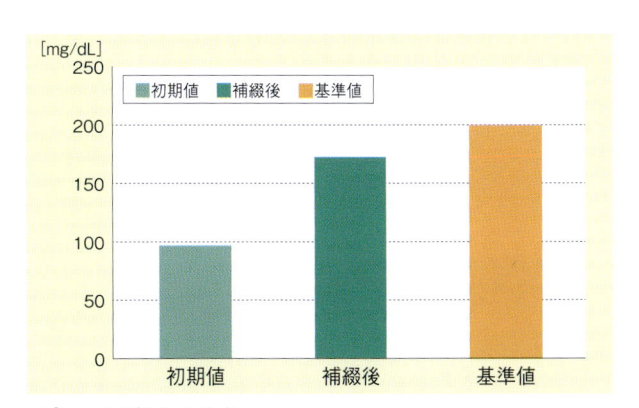
図⓭　咀嚼機能の変化

肥満体型を呈していた（図⓫、表❸）。

保健指導前を進めるうえでの本人の希望

　アンケートを行い、健康的に減量したい＝内臓脂肪を減らし、筋肉量は維持したい。また、なんでも食べられるようになったら健康的な食事に変えていきたい、とのこと（図⓬）。

指導内容と経緯

　運動する習慣がないことなどが体重減少の妨げになっていた。基礎代謝基準値を上げ、脂肪燃焼しやすい身体づくりや、食生活を改善することが課題である。実行内容や取り組み方法を以下に挙げる。

- 100ｇダイエットグラフ、良質な油の摂取、糖質摂取の改善、タンパク質の摂取方法
- ジムでの水中ウオーキング
- 100ｇダイエットグラフを毎日つけていただいた。それにより何が問題だったかを記載（運動不足と食事内容に問題あり）、週２回の以上のプールでの運動と食事バランス、間食を減らすことを提案した。

　咀嚼機能は、補綴前の右側69mg/mL、左側127mg/mL から人工歯根の上部構造の装着後、両側とも180mg/mL 弱まで回復したので（図⓭）、血糖上昇を防ぐ食べ方（野菜・タンパク質から食べる）を勧めた。咀嚼力が要求される食材を増やしたが、FFQ では PFC バランスの変化はみられなかった（図❿）。

補綴・保健指導開始3〜6ヵ月後の評価検査と結果

　100gダイエット表の変化を図⓮A〜D に示す。

　２ヵ月間で体重マイナス4.1kg、体脂肪率マイナス３％、BMI 値マイナス２の変化がみられた。また、体脂肪量が減少して筋肉量が増加したことで、基礎代謝が上昇し、以前より代謝が向上していた（図⓯）。

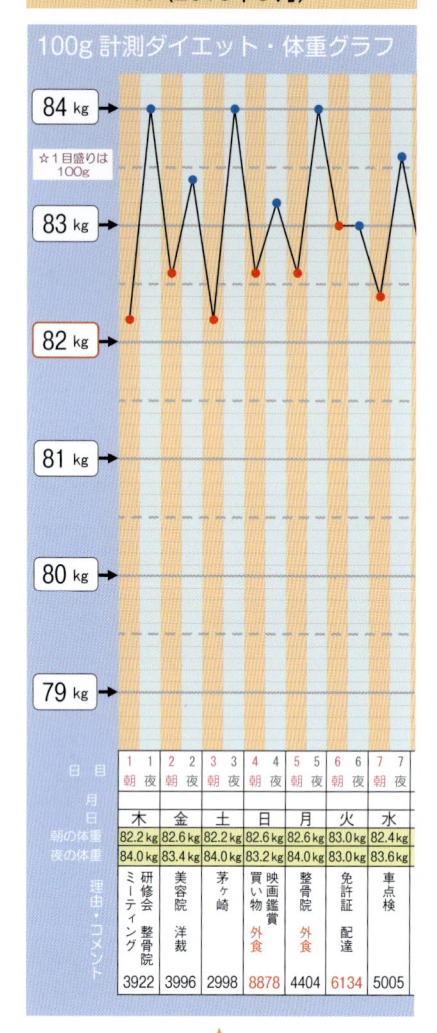

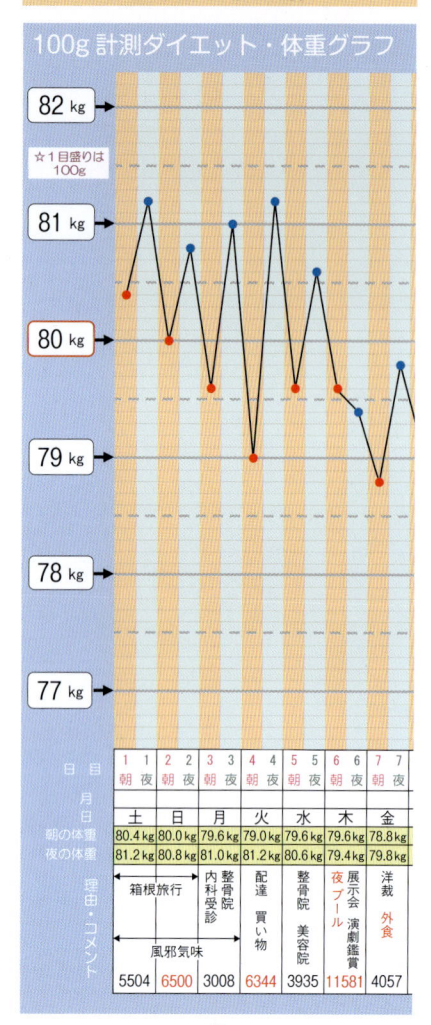

	A（2016年9月）

100g 計測ダイエット・体重グラフ

☆1目盛りは100g

日目	1 朝 夜	2 朝 夜	3 朝 夜	4 朝 夜	5 朝 夜	6 朝 夜	7 朝 夜
月日							
曜日	木	金	土	日	月	火	水
朝の体重	82.2kg	82.6kg	82.2kg	82.6kg	82.6kg	83.0kg	82.4kg
夜の体重	84.0kg	83.4kg	84.0kg	83.2kg	84.0kg	83.0kg	83.6kg
理由・コメント	研修会 ミーティング 整骨院	美容院 洋裁	茅ヶ崎	買い物 映画鑑賞 外食	整骨院 外食	免許証 配達	車点検
	3922	3996	2998	8878	4404	6134	5005

実施・取組内容

- 水中ウォークを週3回、1回40分を行うよう勧める
  - ➡ ジムでプール＋ダンスを45分、ウォーキング30分を週2回行うようになった
- 生野菜ではなく、オリーブオイルで炒めるようアドバイス
- 便秘のため根菜類を食べ便通をよくすること
- ストレスで過食状態であったが、現在は食事摂取量は腹八分目になってきた
- 9月以前はおやつに甘味を摂っていた（まんじゅう4個／日）。現在は甘味を摂らなくても過ごせるようになった

	B（2016年10月）

100g 計測ダイエット・体重グラフ

☆1目盛りは100g

日目	1 朝 夜	2 朝 夜	3 朝 夜	4 朝 夜	5 朝 夜	6 朝 夜	7 朝 夜
月日							
曜日	土	日	月	火	水	木	金
朝の体重	80.4kg	80.0kg	79.6kg	79.0kg	79.6kg	79.6kg	78.8kg
夜の体重	81.2kg	80.8kg	81.0kg	81.2kg	80.6kg	79.4kg	79.8kg
理由・コメント	箱根旅行 　　　風邪気味		内科受診	整骨院 配達 買い物	整骨院 美容院	展示会 演劇鑑賞 夜プール	洋裁 外食
	5504	6500	3008	6344	3935	11581	4057

実施・取組内容

- 100g ダイエットグラフの評価
- 食事内容の確認
- 体組成測定を行い、9月との差を確認。しっかりと実績が出ている
  - ・体重：マイナス4.1kg
  - ・体脂肪率：マイナス3％
  - ・BMI：マイナス2％
- ブロッコリーの房でインプラント仮歯が欠けた
- 緑黄色野菜を食べるようにアドバイス（鍋に肉類などのタンパク質も加える）
- 小腹が空いた際にはパプリカを食べている

図❶❹　A〜D：100g ダイエットグラフの変化。初期値は4月、100g ダイエットグラフはとくに効果が現れた9月以降のグラフを示す

C（2016年11月）

100g 計測ダイエット・体重グラフ

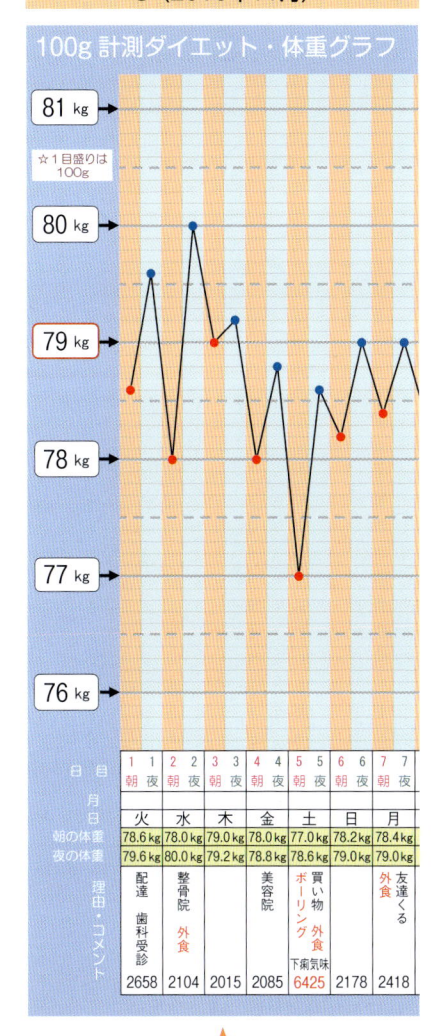

日	1 朝 夜	2 朝 夜	3 朝 夜	4 朝 夜	5 朝 夜	6 朝 夜	7 朝 夜
月日	火	水	木	金	土	日	月
朝の体重	78.6 kg	78.0 kg	79.0 kg	78.0 kg	77.0 kg	78.2 kg	78.4 kg
夜の体重	79.6 kg	80.0 kg	79.2 kg	78.8 kg	78.6 kg	79.0 kg	79.0 kg
理由・コメント	配達 歯科受診	整骨院 外食		美容院	買い物 ボーリング 外食 下痢気味	友達くる 外食	
	2658	2104	2015	2085	6425	2178	2418

実施・取組内容

食事内容・運動など、10月の実施内容を引き続き今月も継続してもらう（指導なし）

保健指導の総評と本人の感想

ストレスで過食が進んで間食に甘いものを食べ、運動もできなかったが、100g ダイエットグラフをつけ、咀嚼機能の改善や栄養の見直し、運動習慣のすべてが改善されたことによって、数ヵ月で著しく効果がみられた症例である。

本人の感想 ▶ 100 g ダイエットグラフをつけることで、自身の食生活や生活習慣、運動習慣を見直せた。また、炭水化物、タンパク質、脂質などの食べ方を勉強できてよかった。ストレスもなくなりダイエットに繋がった。

D（2016年12月：最終指導）

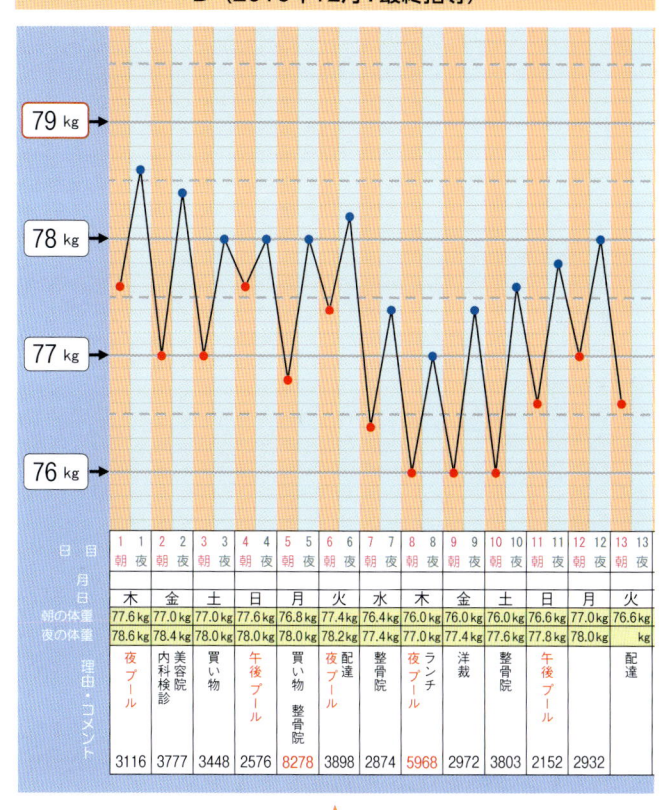

日	1 朝 夜	2 朝 夜	3 朝 夜	4 朝 夜	5 朝 夜	6 朝 夜	7 朝 夜	8 朝 夜	9 朝 夜	10 朝 夜	11 朝 夜	12 朝 夜	13 朝 夜
月日	木	金	土	日	月	火	水	木	金	土	日	月	火
朝の体重	77.6 kg	77.0 kg	77.0 kg	77.6 kg	76.8 kg	77.4 kg	76.4 kg	76.0 kg	76.0 kg	76.0 kg	76.6 kg	77.0 kg	76.6 kg
夜の体重	78.6 kg	78.4 kg	78.0 kg	78.0 kg	78.0 kg	78.2 kg	77.4 kg	77.0 kg	77.4 kg	77.6 kg	77.8 kg	78.0 kg	kg
理由・コメント	夜プール	内科検診 美容院	買い物	午後プール	買い物 整骨院	夜配達 整骨院	整骨院	夜ランチ プール	洋裁	整骨院	午後プール		配達
	3116	3777	3448	2576	8278	3898	2874	5968	2972	3803	2152	2932	

実施・取組内容

- 100g ダイエットグラフの評価。保健指導初期からの減量が著しい（マイナス12kg）。
  - ➡ ストレスで炭水化物中毒と早食いだったが、食習慣を直したため
- FFQ 調査
- 体組成測定
- 指導開始前の体重（87.5kg）に比べ、指導最終日は75.9kgと大幅に減った
- 100g ダイエットグラフは必ず続けてもらう。足・腰・体幹の筋肉をつけてもらうために、スクワットや壁腕立てを教えた。食事は多様な食品が摂れるようになっているので、少量でバランスよく、ゆっくり食べてもらうようにアドバイスをした

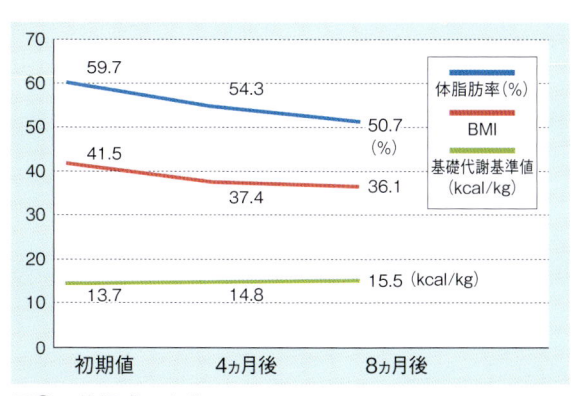

図⑮　体組成の変化

保健指導が必要と判断される背景

片側大臼歯喪失から咀嚼機能低下による丸呑みや、早食い、過食傾向があり。代謝障害（高血圧・高脂血症）があった。

歯科医師からの説明 ▶「インプラント補綴によって咀嚼機能はこれから格段に回復するため、これをきっかけに是非とも保健指導を受けていただき、理想的な食生活をめざし、代謝・体組成などの改善を図りましょう」と話した。

保健指導前の状況と検査所見

1．口腔所見

パノラマX線所見➡初診時は、右側下顎大臼歯欠損、中等度歯周炎にて、咀嚼機能低下と慢性持続性炎症があり、NCDs を悪化させる状態だった（図⑯ a）。

補綴・保健指導後（図⑯ b）➡歯周炎の慢性炎症制御、右側の咀嚼機能が向上して、NCDs 改善に適した口腔環境になった（図⑰）。5年後のチェックアップの際、左下大臼歯に歯根破折が見つかった。

2．生活習慣アンケート

右側下顎大臼歯がなく、炭水化物の摂取が多かった。肉・野菜が少ない。外食が多い。高血圧（95/150）、高脂血症の薬を常用。運動不足、多量飲酒、白米が大好きとのこと。

3．FFQ

保健指導前の FFQ は、総摂取カロリーに対して麺類、ご飯類など高 GI 糖質が66％を占めていた。タンパク質は10％未満であった。外食の機会がたいへん多く、大臼歯がなかったので食の選択にも問題があった。補綴および保健指導後は、タンパク質、脂質が増加した反面糖質が減少していた。脂質は、n-3系脂肪酸 や、オリーブオイルなどを食卓に取り入れるようにしていた（図⑱）。

4．保健指導評価項目検査所見

保健指導開始からすでに5年が経過しており、インプラントによる歯科補綴を施術後、何でも噛めるようになったことをきっかけとして健康づくりに積極的に取り組んできた。数値を意識しながらの取り組みだけにたいへん良好な経過を辿っている（表❹）。

保健指導を進めるうえでの本人の希望

本人は「体重が増えてしまったので減量したい。代謝をよくしたい、それには主目標基礎代謝をあ

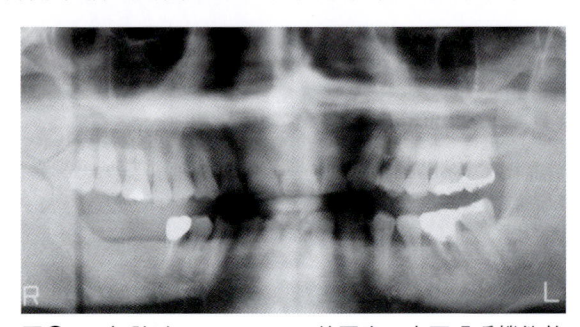

図⑯ a　初診時のパノラマX線写真。右下咀嚼機能値は70mg/dL

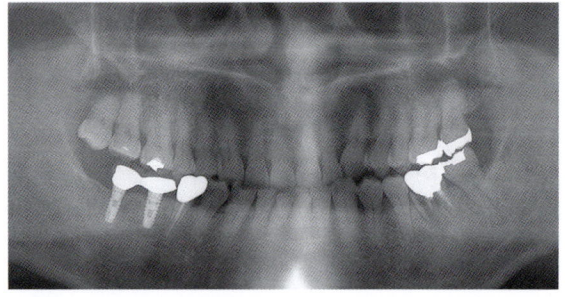

図⑯ b　補綴・保健指導後のパノラマX線写真。右下咀嚼機能値は230mg/dL

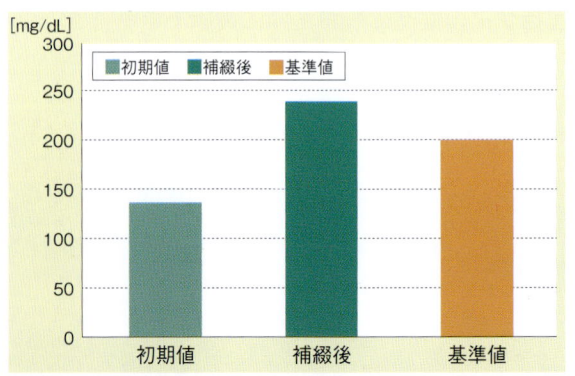

図⑰　咀嚼機能の変化

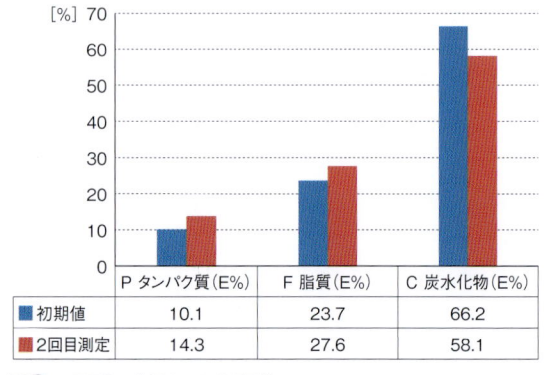

	P タンパク質（E%）	F 脂質（E%）	C 炭水化物（E%）
初期値	10.1	23.7	66.2
2回目測定	14.3	27.6	58.1

図⑱　PFC バランスの変化

体組成測定	基準値	初期値	18ヵ月後	2年後	3年後	5年後
基礎代謝（kcal）	1,474	1,805	1,802	1,696	1,615	1,701
体重（kg）	68.55	91.95	88	78.55	76.35	79.45
基礎代謝基準値(kcal/kg)	21.5	19.6	20.4	21.6	21.2	21.4
BMI	22	29.5	28.2	25.2	24.6	25.6
筋肉量（kg）	51.95	60.8	61.05	58.25	55.75	58.45
推定骨量（kg）	3	3.3	3.3	3.15	3.05	3.2
体脂肪率（%）	20	30.3	26.9	21.8	23	22.4
内臓脂肪レベル	10以下	18	17	14	14	15
咀嚼機能値(mg/dL)	200	136	237			

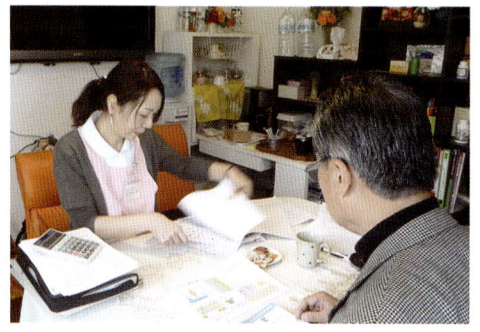

図❿　保健指導を熱心に聞く患者

げていく」と強い意思表示をされていた。

　保健指導中も集中して、たいへん楽しく取り組んでいる（図❿）。

 指導内容と経緯

　実行方法や取り組み方法を以下に示す。

- 100ｇダイエットグラフを毎日つけてもらう。
- コメント欄に外食、飲酒など必ず書き込むこと。
- 外食が多いため、揚げ物はなるべく避ける。
- 飲酒の際は高カロリーなつまみは避ける、日本酒より焼酎にして割って飲むように勧めた。休肝日を週2回作ってもらう。
- 夕食時間、摂る順番、早食いに気をつける。咀嚼機能回復後、肉や青魚、野菜をしっかり食べる。
- 油の摂取方法、飲酒方法、食事内容・食べ方を学んでもらう。
- 運動する習慣がなかったので取り入れてもらった。ジムに2〜3回／週、ゴルフ打ちっぱなし（28メッツ／日）をクリアー

 補綴・保健指導開始3〜6ヵ月後の評価検査と結果

　5ヵ月で体脂肪率マイナス1.7％、脂肪量マイナス1.15％、筋肉量プラス1.75％、推定骨量プラス0.1kg、基礎代謝量21.4/kg（図❷）。

 保健指導の総評と本人の感想

　100ｇダイエットグラフを毎日しっかりつけ、食事の量・内容にも気を付けていただけた。ご自身でどうすると体重が増え、減るかをしっかり理解いただけたので、よい結果に繋がった。

　運動する習慣が必要と気づき、ご自身でジム通いを始め、ウオーキングも取り入れられた。

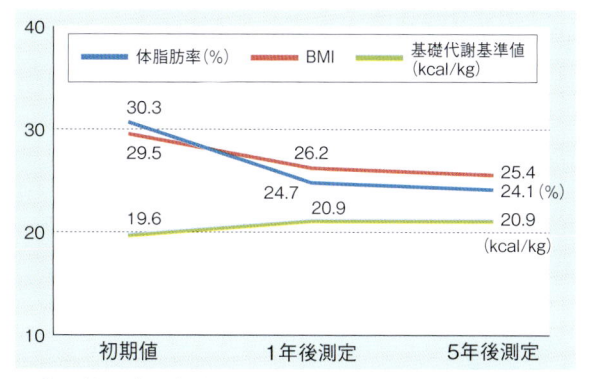

図❷　体組成の変化

本人の感想 ▶100ｇダイエットグラフを付けると自分の食・生活習慣の変化がよくわかり、とてもよかった。油の使用に気を付けるようになった、小冊子は妻にも読んでもらった。

　また、体組成測定は筋肉量を減らさず体重を減らせる目安となるのでとても役に立った。

　歯科的介入により咀嚼機能が回復して摂食環境が整備されたなら、基準値を逸脱した体組成の補正に向けた生活習慣の改善を図らなければならない。そのためには、体組成評価と保健指導が必要である。

　歯科診療所でプレフレイルの状態を未然に察知し、回復に向けた健康づくりがなされれば、地域包括ケアの推進にもおおいに貢献できるはずである。今後は歯科における保健指導運用の有効性が、注目されるだろう。

【参考文献】
1）花田信弘（監），武内博朗（編）：歯科発 ヘルシーライフ ライフプロモーション．デンタルダイヤモンド社，東京，2011：108-142.
2）即実践！歯科クリニックで活かす食育・生活習慣指導 マニュアル 第3版．（株）Medical プランニング，神奈川，2015.
3）深井獲博：歯科医院力を高める保健 指導実践ガイド 第一版．医歯薬出版，東京，2013.

④生活習慣病（NCDs）を予防する歯科への転換
—全身疾患と口腔疾患との関連に対応した歯科臨床のあり方—

1）神奈川県・武内歯科医院　2）鶴見大学歯学部 探索歯学講座

武内博朗[1, 2]　小田原由利恵[1]　二宮明子[1]　長岐祐子[1]

歯科医療が健康増進を強化する時代

近年、高齢社会の到来により健康寿命の延伸が求められるようになり、多職種連携やチーム医療に参画すべき場面も増加している。

いままでのように歯科医療は歯と口腔に特化した姿勢であり続けるわけにはいかず、従来の歯科医療を学際領域に適合するようにプロセッシングすべき必要性が出てきた。口腔疾患とNCDs（非感染性疾患≒生活習慣病）の関係事象が、さまざまなエビデンスとして蓄積されてきている[1]。そこで歯科口腔領域の疾病が、NCDsの発症や身体の老化に対してどのような機序で関係しているのかを知り、臨床に反映させることが重要である。歯科医療は、生活習慣病発症予防の初期段階（上流部分）を担っており、疾病治療と同時に健康増進に寄与できる要素をもっている。

歯科医療のパラダイムは、口腔完結型のいわゆる狭義の予防歯科（歯に限定した健康づくり）から、個体の健康増進やNCDsを予防するためのプライマリーケアに当該する方向に向かうと思われる。

「歯科疾患を予防しよう」とする目標から、「生活習慣病を予防するための歯科のあり方」と発想を広げると、歯を保存する歯周治療からNCDsを予防する歯周治療へ、咬合回復のための歯科補綴から低栄養回復のための歯科補綴へと目標が広がる。このようにNCDs予防に対応した新しい歯科医療体系がより合理的であり、社会貢献として求められている。歯科疾患に対する予防歯科の目標とNCDsの予防まで包括した目標を**表❶**に示す。

う蝕・歯周病とNCDsとのおもな関係

う蝕は、口腔細菌叢中のう蝕原性細菌の比率が増加し、スクロース由来の特殊なバイオフィルムの唾液遮断効果により、有機酸が歯面に留め置かれて歯の脱灰が生じて発症する感染症である[2]。

一方でう蝕は、その原因であるう蝕原性細菌の増加と、遊離糖などの高GI食品の高頻度で過剰な摂取が関係するので、生活習慣病としての側面も併せもつ[2]。

う蝕原性細菌のミュータンスレンサ球菌などの口腔細菌は、ショ糖（スクロース：砂糖）など遊離糖を基質としてグルカンおよびフルクタン（多糖類）を合成する。

これらが歯面に付着してバイオフィルムを形成し、唾液遮断効果によって有機酸を蓄積することで歯を脱灰する。う蝕の予防・治療は、「脱灰反応の防止、再石灰化反応を促すこと」といえるが、このなかで遊離糖の抑制と唾液分泌量促進は、メタボリック症候群の抑制とも合致する（**図❶**）。

ショ糖は、有機酸を産生し、非水溶性グルカン

表❶　従来の予防歯科と新しい予防歯科の指標。歯科疾患とNCDs、それぞれに対する指標は、口腔局所と口腔外に設定している

	歯周病	欠損	う蝕
第1評価項目 Primary endpoint	歯肉の健康 歯を残す	咀嚼機能の回復	う蝕予防
第2評価項目 Secondary endpoint	血管の健康 菌血症予防 左右差血圧 代謝の改善	食後高血糖 栄養状態 体組成	糖質代謝 糖毒性 血糖値

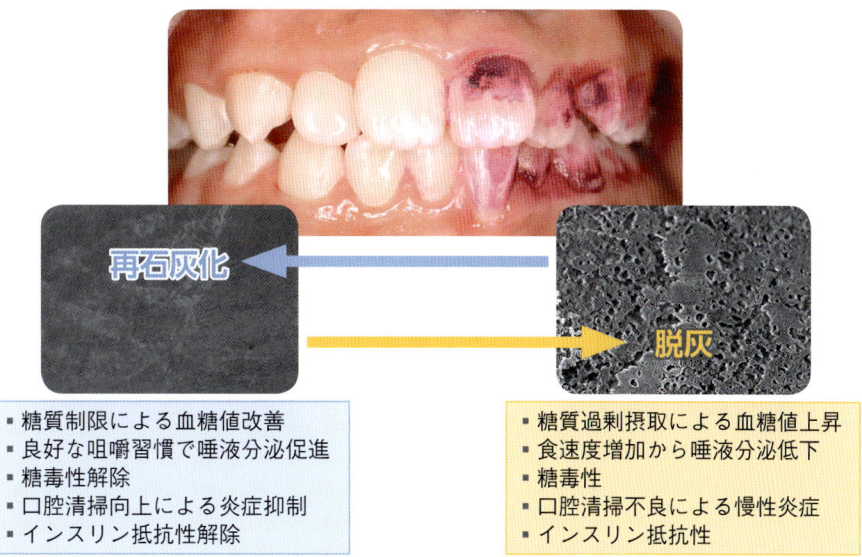

- 糖質制限による血糖値改善
- 良好な咀嚼習慣で唾液分泌促進
- 糖毒性解除
- 口腔清掃向上による炎症抑制
- インスリン抵抗性解除

- 糖質過剰摂取による血糖値上昇
- 食速度増加から唾液分泌低下
- 糖毒性
- 口腔清掃不良による慢性炎症
- インスリン抵抗性

図❶　歯面における脱灰と再石灰化反応は、糖質の摂食状況と糖質代謝と関連している

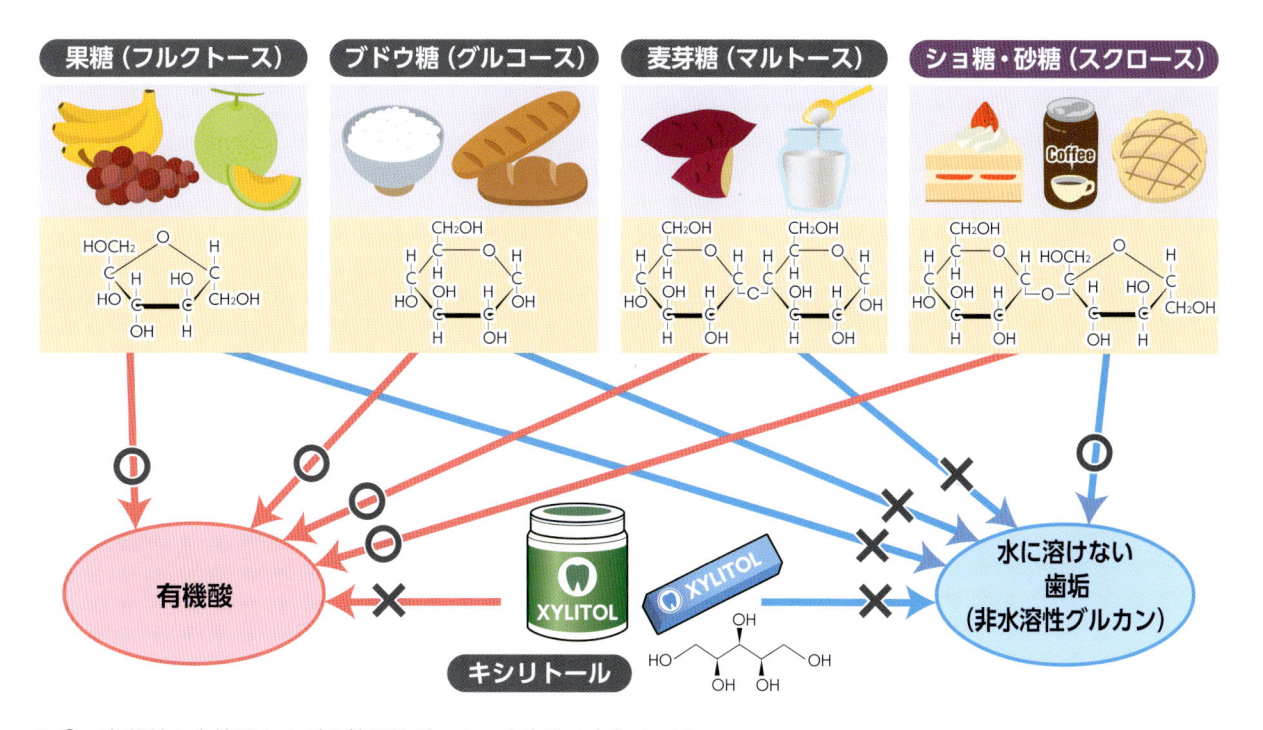

図❷　遊離糖と有機酸およびう蝕原性グルカンの産生の有無を示す

の基質（合成源）になるがゆえに、最もう蝕誘発能が高い遊離糖である（**図❷**）。口腔保健の維持には、単に"甘いものを控える"のではなくスクロース（砂糖）を代用糖もしくは他の糖類に置き換える工夫が重要である。

世界保健機構（WHO）は、2014年に遊離糖の摂取量を総摂取カロリーの5％以内に指導する目標を提示した[3]。したがって、NCDs 予防まで見据えたう蝕に対する医療体系では、う蝕予防までの保健指導から遊離糖摂取量と糖質代謝全般と代謝性疾患の関係を包括した保健指導を実践するべきである。

表❷　ペリクル生成から歯石形成までの口腔バイオフィルム成熟のステージ（Ⅰ〜Ⅴ段階）

ステージⅠ	唾液成分のエナメル質表面への結合（statherin / prinerich protein / α amylase / mucins / agglutinin）
ステージⅡ	唾液成分と親和性（Adhesion ligans を receptor にもつ）のある細菌群が定着、増殖健全な歯垢を形成
ステージⅢ	歯面の唾液成分がすべて菌で覆われた状態で、初期定着菌群の上にグラム陰性桿菌（歯周病菌）などが結合する
ステージⅣ	Stage Ⅲ の菌群がバイオフィルムで覆われた状態
ステージⅤ	バイオフィルムの石灰化

う蝕と NCDs 対策を総合した保健指導は、う蝕対策とセットで糖質代謝を適正化し、糖毒性も低減できる。

歯周病と NCDs の共通リスク因子

歯周病の局所要因は、炎症と力の制御であるが、歯周病と NCDs の共通リスク関連因子は慢性持続性炎症であり、共通関連因子は、歯原性菌血症といえる。

口腔リテラシーの低下（口腔の不潔）は、バイオフィルム感染症から炎症と菌血症を経由して代謝障害と血管疾患を招く。したがって、口腔バイオフィルム対策が NCDs 対策にもなる。

1．口腔バイオフィルムと慢性炎症の制御

歯面付着物は、経時的に正常細菌叢から病原性バイオフィルムに移行し、その後古い歯垢が石灰化されて歯石となる。この過程は臨床上ステージⅠからⅤまでの5段階に分類される（**表❷**）[4]。

始めに歯面に唾液由来糖タンパク質成分が結合しペリクルが生成する（ステージⅠ）。それに結合できるグラム陽性球菌が正常細菌叢を形成し健全な歯垢が生成する（ステージⅡ）。

次にこれら球菌群の上にグラム陰性桿菌が重層してくる（ステージⅢ）。これらの菌塊がグリコカリックスと呼ばれる多糖類で覆われると、病原性バイオフィルムが形成される（ステージⅣ）。そのなかには内毒素、病原性プロテアーゼが含まれ、周囲の歯周組織に極めて長期にわたる慢性持続性炎症を惹起する。こうした慢性炎症は全身的には稀であり、歯周病特異的である。炎症性物質

と歯原性菌血症が、代謝性疾患、循環器疾患など NCDs の発症基盤を形成するのである。

ステージⅣのバイオフィルムは、その後石灰化して歯石となる（ステージⅤ）。

歯科診療所で行う定期メインテナンス時に、セルフケアの及ばない歯肉縁下の口腔バイオフィルム（ステージⅢおよびⅣ）が石灰化する前に「ステージⅠ」や「ステージⅡ」の状態に口腔細菌叢をリセットするとことが望ましい。

歯周病の炎症制御とは、なにも重度歯周炎の治療ばかりではなく、軽度歯周炎対策も重要である。古い歯垢を除去する口のクリーニングが、歯肉出血を止め、炎症性物質を減らし糖質代謝を改善すること、さらに潰瘍面からの歯原性菌血症が制御され循環器疾患形成予防の一つの方策になる。

2．慢性持続性炎症と歯原性菌血症による代謝障害と血管疾患

歯周病で28本すべての歯の周囲に5㎜の歯周ポケットが存在するとその総面積は72㎠に匹敵し、この潰瘍面から細菌や炎症性物質が、毎日微量ながら血管系の中に入り続ける歯原性菌血症が生じる（**図❸**）。

歯周病および根尖性歯周炎ではエンドトキシン（内毒素：LPS）が長期にわたり炎症性細胞を増加させて慢性炎症を惹起する。ここに LDL（悪玉コレステロール）が血管壁に付着すると、マクロファージが血管内皮に潜り込んで LDL を貪食して体積の増した泡沫細胞となり、血管壁にアテロームと呼ばれるコブが形成され動脈硬化の原因になる（**図❹**）。

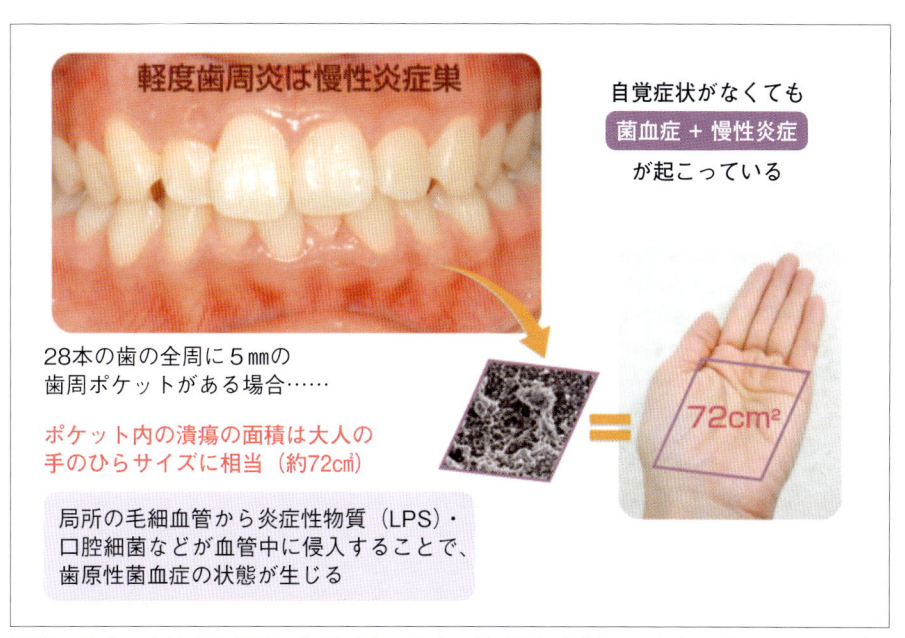

図❸ 重度、中等度歯周炎の歯周ポケット内の潰瘍面の面積は、大人の手のひらサイズに相当する（花田信弘（監），武内博朗（編）：歯周病病態説明ビジュアルファイル．MEDICAL プランニング，2016より引用）

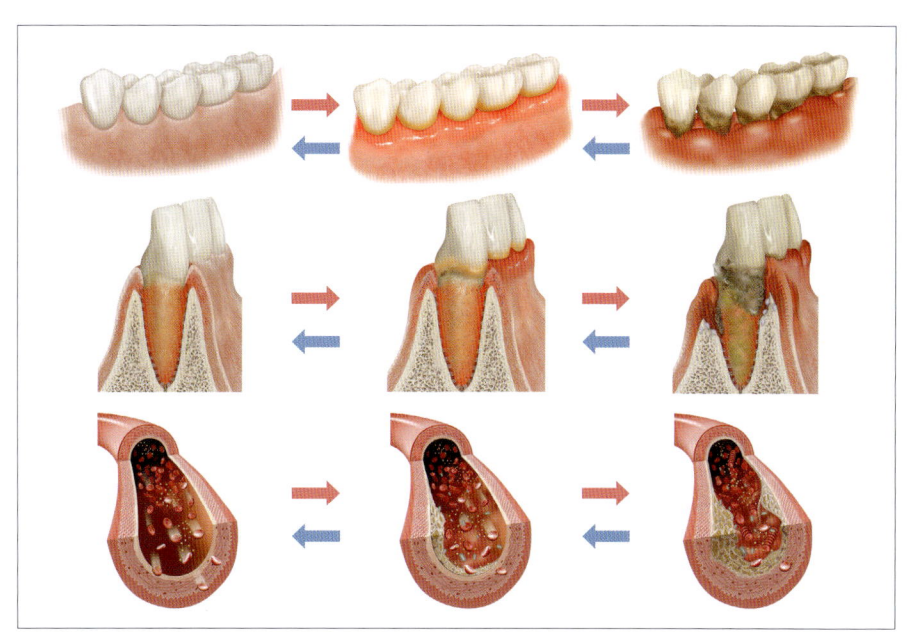

図❹ 歯周病による菌血症、LPS 血症は血管の粥腫形成と関係している（花田信弘（監），武内博朗（編）：歯周病病態説明ビジュアルファイル．MEDICAL プランニング，2016より引用）

慢性炎症と菌血症は、関節リウマチ、腎盂腎炎、アテローム性動脈硬化、アルツハイマー型認知症、脳梗塞、がんなどさまざまな疾患の下地を作るという報告がある（**図❺**）[5〜7]。

糖尿病と歯周病との関連では、腫れた歯肉から出る炎症性物質がインスリンの働きを阻害するた

め、歯周治療で歯肉炎症を消退させることが糖質代謝の改善にも繋がる[8〜10]。

歯科診療所で行う具体的対策としては、3ヵ月に一度、歯科衛生士による専門的歯周病の定期管理を実施する。この処置は歯周病予防のみならず、炎症と菌血症も合わせて予防できるので、NCDs

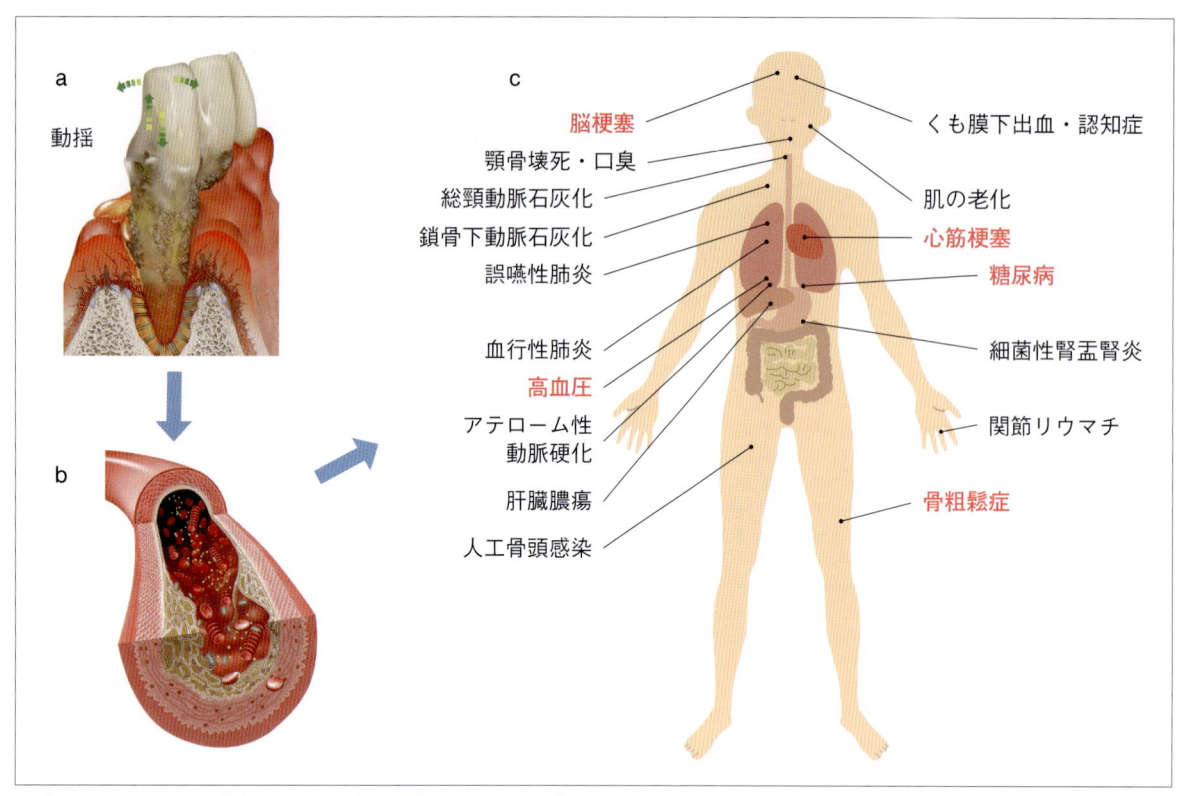

図⑤　a：歯周病が進行すると、歯の動揺でしっかり嚙めなくなるために、軟性食材（糖質）への偏重や早食い、丸呑みなどの習慣化で高カロリー低栄養の状態となる。歯周ポケットからは常時炎症性サイトカインやLPS（内毒素）などが血管系に侵入し、歯原性菌血症を引き起こす
b：歯周病由来の炎症性物質や細菌性毒素が血管系に侵入し、血管内皮に付着する。一方、悪い食習慣によるLDL増加、グルコーススパイクなどにより血管内皮炎が誘発されアテロームが形成され、最終的に動脈硬化へと進行する
c：歯周病の放置が慢性炎症と菌血症を継続させ、老化を加速させNCDsに至らしめる
（花田信弘（監），武内博朗（編）：歯周病病態説明ビジュアルファイル．MEDICALプランニング，2016より引用改変）

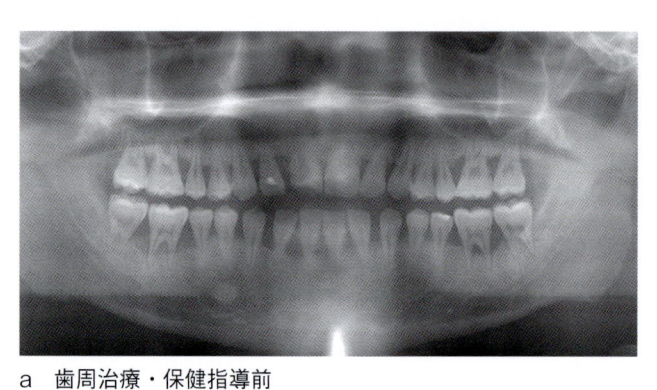

a　歯周治療・保健指導前

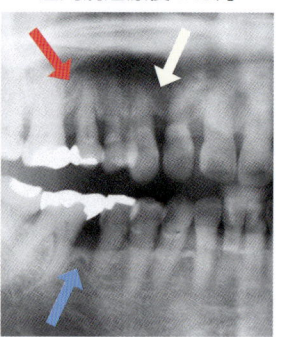

歯周病処置前　　　　歯周病治療後 6 ヵ月

b　歯周治療・保健指導前（左）と歯周治療・保健指導後（右）

図⑥　歯周治療および歯科臨床栄養管理（保健指導）で改善した歯槽骨

の予防にも繋がることを国民に強調したい。

3．失われた歯槽骨・歯周組織の修復を促す歯科臨床栄養管理の必要性

　歯周病の宿主側因子として、免疫力低下、低栄養、糖尿病などが病態の進行と組織修復力低下に影響している（図⑥ a）。歯槽骨造成と歯周組織のコラーゲン線維生合成、血管新生などを促す必要がある。

　歯周病の患者の多くは食生活に問題があり、タンパク質低栄養とビタミン、ミネラル低栄養改善

■ 歯周組織を修復再生させるために必要な1日のタンパク質量

動物性タンパク質（魚・肉・卵・乳製品）などや植物性タンパク質（納豆・豆腐・大豆）などを摂ることでアミノ酸の
バランスがよい状態になります。タンパク質をしっかり摂り、失われた骨、歯周組織の再生に活かしましょう。

最低限必要なタンパク質量 （g） ＝ 適正体重 （kg） × 1.0

例） 適正体重50kgの場合、50gのタンパク質を摂る必要があります

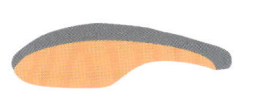 魚一切れ（約70g）　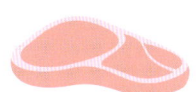肉一切れ（約70g）　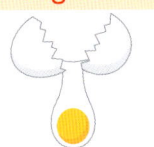卵1個　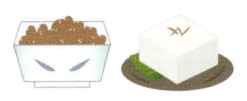大豆・豆類 60g（納豆1パック・豆腐1/5丁）　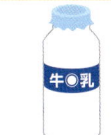牛乳・乳製品 200g

■ オメガ3脂肪酸　細胞膜（脂質二重層）合成の材料

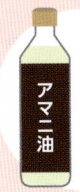アマニ油　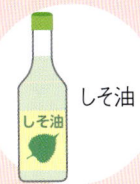しそ油　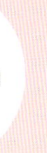エゴマ油　※加熱はNG そのままで！

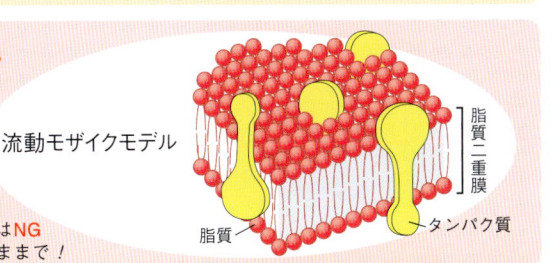
流動モザイクモデル　脂質二重膜　脂質　タンパク質

■ 失われた骨・歯周組織を再生させるには以下のビタミン・ミネラルも必要です

- ◉ **ビタミンE**　筋肉増強効果
- ◉ **ビタミンB6、B12、C、葉酸**　筋肉の分解合成を助ける
- ◉ **マグネシウム**　タンパク質などの代謝を高める

図❼　歯周組織を再生させるために必要なタンパク質量と脂肪酸、ビタミン、ミネラル類

を目標に栄養指導を行う。歯周組織再生促進、手術後の回復までの期間（ダウンタイム）短縮のために主として骨代謝に必要なカルシウム、マグネシウム、コラーゲン生合成の基質であるアミノ酸とその反応を触媒するビタミンB6、B12、葉酸、ビタミンCが重要である[11]。栄養指導は歯槽硬線の回復に有効であると思われる（図❻b）。歯周治療の一環に栄養指導を組み入れると効果的である（図❼）。

う蝕や歯周病を扱う歯科医療は、NCDsとの共通リスク因子、関連因子に対する口腔外評価指標の検査などが加わって、健康寿命延伸に寄与する体系に移行していくものと思われる。

【参考文献】

1）日本歯科医師会：健康長寿社会に寄与する歯科医療・口腔保健のエビデンス．日本歯科医師会，2015．

2）Hanada N: Current Understanding of the Cause of Dental Caries. Japanese Journal of Infectious Diseases, 53：1-5. 2000.

3）WHO: Guideline Sugars intake for adults and children. 2015.

4）kolenbrnder PE, Andersen RN, et al.: communication among oral bacteria. Microbiol. mol. biol. Rev. 66：486-505, 2002.

5）Iwai T, et al.: Oral bacteria in the occluded arteries of patients with Buerger disease. J Vasc Surg, 42: 107-115, 2005.

6）鴨井久一，花田信弘，佐藤 勉，野村義明（編）：Preventive Periodonotology. 医歯薬出版，東京，2007．

7）D' Aiuto F, Ready D, Tonetty MS：Periodontal disease and C-reactive protein@associated cardiovascular risk. J Periodontal Res, 39（4）:236-241, 2004.

8）Lõe H: Periodontal disease the sixth complication of diabete melltius. Diabetes Care, 16：329-334, 1993.

9）財団法人ライオン歯科衛生研究所編：歯周病と全身の健康を考える．医歯薬出版，東京，2004．

10）Taylow GW, Burt BA, Becker MP, Genco RJ, Shlossman M, Knowler WC, Pettitt DJ: J Periodontol, 67（10 Suppl）：1085-1093, 1996.

11）花田信弘，武内博朗（監・編）：歯科発ヘルシーライフプロモーション－食育・生活習慣指導と栄養管理．デンタルダイヤモンド社，東京，2011：74-79．

2

⑤咀嚼機能回復後の代謝・体組成改善・健康増進

1)神奈川県・武内歯科医院　2)鶴見大学歯学部 探索歯学講座
武内博朗[1,2]　小林和子[1]　寺田美香[1]　河野 結[1]

はじめに

　歯科口腔領域で頻度の高い機能障害は、大臼歯喪失による咀嚼機能低下症である。

　咀嚼機能低下が、どのような機構で健康維持およびNCDs（非感染性疾患≒生活習慣病）発症と関係するのかを認識したうえで、具体的な歯科補綴臨床に活かすべきである。そうした取り組みは国民の健康増進のみならず、歯科補綴がNCDs予防・改善にとり不可欠な医療として多職種に認識される意義をもつ。

咀嚼機能低下症とNCDs

　大臼歯喪失により咀嚼機能が低下した場合、噛みづらい食品目が増加して、軟性食材である炭水化物（糖質）偏重の食傾向となる。糖質には、摂取後ブドウ糖に分解され血糖値を上昇させるまでの早さを示すGI（Glycemic Index）値が与えられている。高GI食品は、噛まずに丸呑みしやすいため、早食いなど食速度の増加を伴って過食傾向と高血糖を招く食習慣を形成する（図❶a）。

　一方、雑穀類のような低GIの糖質は、たとえカロリーが同一であっても血糖上昇が緩やかであり、グルコーススパイクを起こさないために健康によい。しかし咀嚼力が要求されるので大臼歯を失うと摂取が困難となる（図❶b）。結果的に糖質代謝が悪化し、耐糖能異常を経由して糖尿病発症に近づいていく（図❶c）。

　また、健康日本21の努力目標にある1日350gの野菜（うち120gの緑黄色野菜）の摂取[1]は、咀嚼機能低下により達成しづらくなる。しかし野菜の摂取は、食物繊維により血糖上昇を抑制したり、ビタミン、ミネラル類、抗酸化物質の供給源として正常な代謝維持に不可欠である。

　仮に大臼歯を喪失すると、血糖値上昇を防ぐ食べ方ができない。タンパク質を豊富に含む食材の多くは咀嚼力を要求されるため、大臼歯を失うと相対的にタンパク質の摂取量が減少することが知られている。

　その結果、カロリーは充足できても、タンパク質、

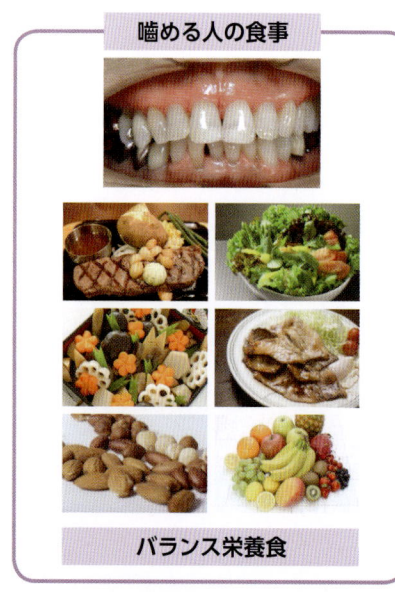
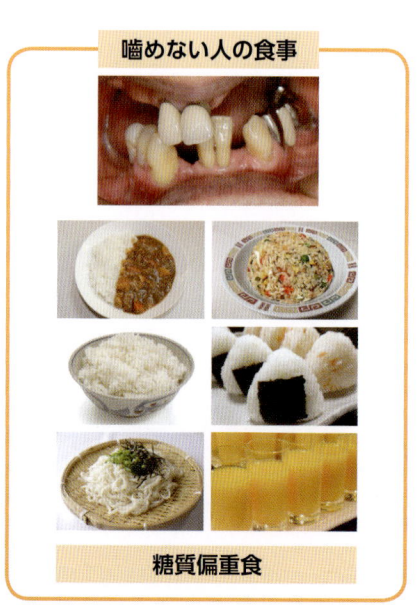

図❶a　咀嚼機能低下に伴い食事が糖質偏重の傾向を示す

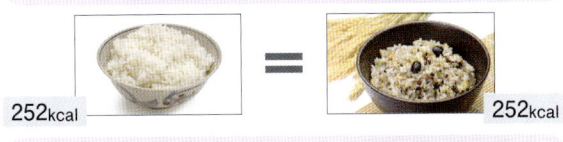

kcal（カロリー）は、糖質のもつ
エネルギー総量、どちらが高い？

252kcal ＝ 252kcal

Glycemic Index（GI 値）はその糖質がブドウ糖に
変わる（血糖上昇の）速さ、どっちが早い？

GI 値：80 ＞ GI 値：55

図❶b　白米と雑穀は、等量であれば、エネルギー量はおおむね等しく、GI は白米80、雑穀が55と異なっている

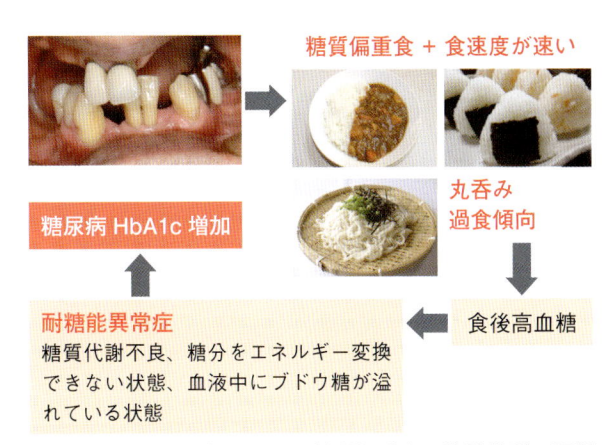

糖質偏重食 + 食速度が速い

糖尿病 HbA1c 増加

丸呑み
過食傾向

食後高血糖

耐糖能異常症
糖質代謝不良、糖分をエネルギー変換できない状態、血液中にブドウ糖が溢れている状態

図❶c　咀嚼機能低下からの糖質偏重食と糖質代謝の関係

ビタミン、ミネラルが低栄養となり、糖質・脂質代謝異常を来たす。そして血中アルブミン値の低下から慢性的低アルブミン血症を生じ、最終的に骨格筋量が減少し、骨量が低下したサルコペニア状態へと繋がっていく。筋肉量低下に連動し、基礎代謝が低下するため、摂取した中性脂肪や LDL コレステロールが内臓脂肪として蓄積、増加傾向を示す（**図❷**）[2,3]。

咀嚼機能回復と抗加齢・健康増進効果

　咀嚼機能低下が長期にわたり、それに伴い生じた食習慣および悪化した糖質代謝、低い基礎代謝などを放置したまま介入せず、歯科補綴により咀嚼機能のみ突出して向上させた場合、むしろ過食や糖質偏重食を助長して内臓脂肪の蓄積や血管の弾力性低下、糖質・脂質代謝のさらなる悪化、骨量や筋肉量低下などを招き、基準を逸脱した体組成となってしまう（**図❸**）[4,5]。

　NCDs を改善するためには、歯科補綴（摂食環境整備）と同時に代謝改善を見据えた保健指導が有効である。歯科補綴診療のなかに咀嚼機能回復・向上を第一評価目標、体組成・代謝の改善を第二評価目標として保健指導を包括すると合理的である（**図❹**）。

　補綴治療と保健指導を組み合わせ、摂食環境の改善から理想的代謝・体組成の発現までをひとつの診療単位として考えれば、NCDs 予防と健康増進に対する歯科補綴医療の価値は、格段に向上す

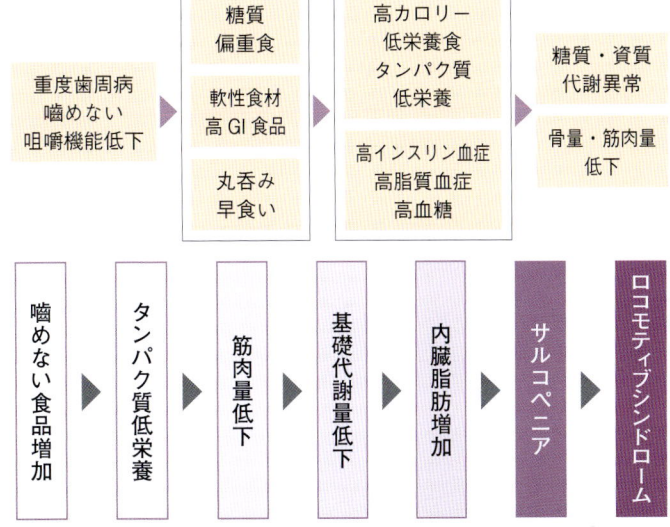

重度歯周病
噛めない
咀嚼機能低下

糖質偏重食
軟性食材
高 GI 食品
丸呑み
早食い

高カロリー
低栄養食
タンパク質
低栄養

高インスリン血症
高脂質血症
高血糖

糖質・資質
代謝異常

骨量・筋肉量
低下

噛めない食品増加

タンパク質低栄養

筋肉量低下

基礎代謝量低下

内臓脂肪増加

サルコペニア

ロコモティブシンドローム

図❷　口腔機能低下（オーラルフレイル）から加齢性筋肉減弱症（サルコペニア）や運動器症候群（ロコモティブシンドローム）に至る過程

ると思われる[4,6]。

補綴と保健指導併用時の体組成・代謝の改善例

　筆者らの診療所では、大臼歯を喪失し、咀嚼機能が低下した被験者を対象にさまざまな補綴方法により、咀嚼機能回復時に保健指導プログラムを実施している。

　担当の歯科医師・管理栄養士が、歯科補綴および保健指導を行う前後での咀嚼機能値、栄養状態、体組成などがどのように変化するかを調べ、評価項目データ記入シート（2章2-②：図❸）に記入して比較評価している。このような健康づくりに向かう保健行動を数値化し、介入の前後を比較することは、患者などから大変高い評価を得ており、生活習慣の改善に繋がりやすい。

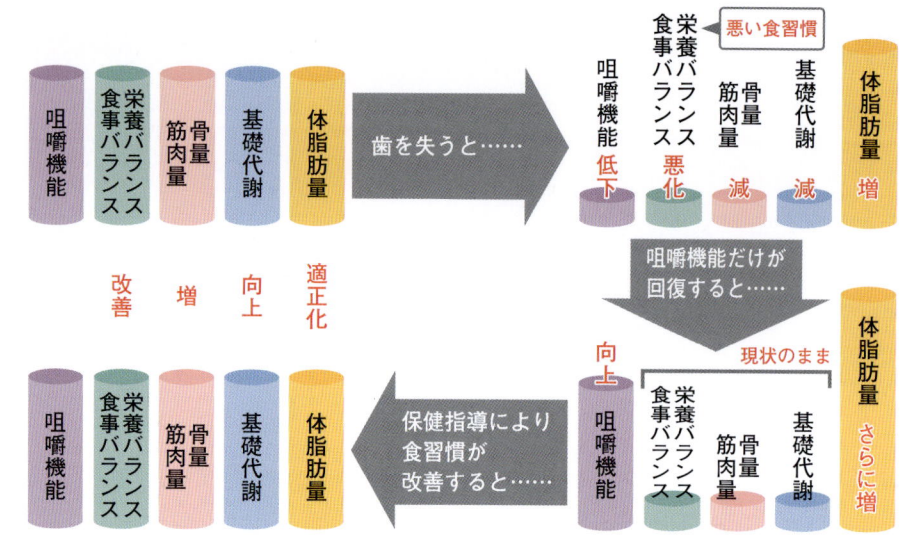

図❸ 体組成・代謝・NCDs の改善には、咀嚼機能回復と保健指導の相方が、同時期に必要である。歯科補綴と同時に保健指導で食や生活習慣の改善を促す必要がある（武内博朗：咀嚼機能回復が体組成・代謝の改善におよぼす影響．ヘルスサイエンス112（2）：97-103，2012より引用改変）

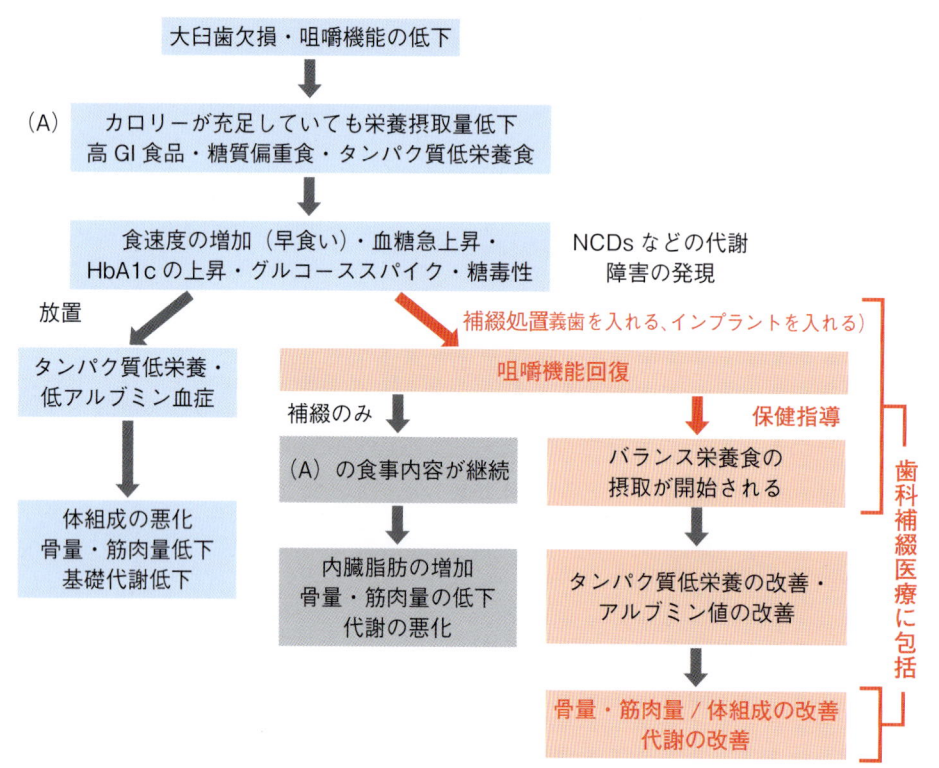

図❹ 咀嚼機能低下と NCDs との関係を示す。補綴治療に保健指導を組み込んだ医療体系構築が NCDs 予防改善に効果的である

1. 咀嚼機能値

グルコセンサー測定による健常者の咀嚼機能値は、右：207mg/dL±30、左：207mg/dL±44（n=13）で平均：207±35mg/dL、大臼歯部欠損側の平均は61±24mg/dL (n=35)、歯科補綴治療により136±40mg/dL(p＜0.001) に回復した（図❺）。

さらに、補綴後の咀嚼指導実施群では、咀嚼機能値は、222±41mg/dL (n=4) に上昇した。

2. 体脂肪率、基礎代謝率

補綴および保健指導実施後、体脂肪率は24.5±10.9％ から23.3±9.9% (p＜0.05)に減少した(図❻)。

補綴および保健指導実施後、基礎代謝量は21.0±1.9kcal／kg から21.3±1.7kcal／kg（p＜0.05）に上昇した（図❼）。

3. 血液データ値の推移

補綴および保健指導実施後（n=2）、脂質代謝は、

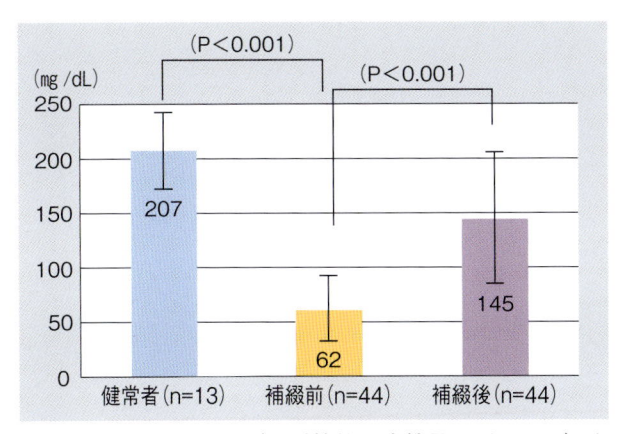

図❺　グルコセンサー（咀嚼機能測定機器：ジーシー）を用いた、健常者と大臼歯欠損者における補綴前後における咀嚼機能値の変化。健常者：200 〜 250mg/dL 前後、大臼歯喪失者：100mg/dL 以下になる。歯科補綴で咀嚼機能値は約2倍に回復する

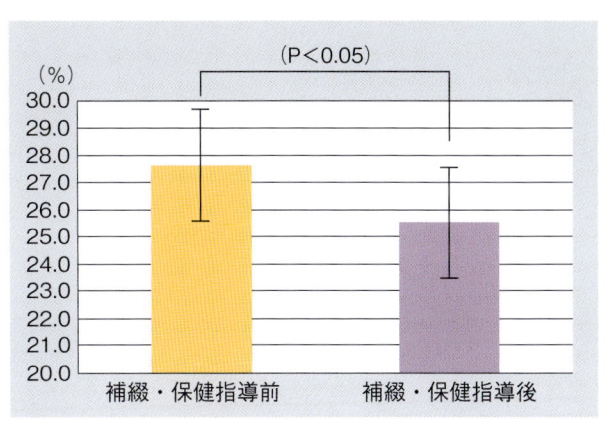

図❻　補綴および保健指導前後での体脂肪率の変化（n=24）

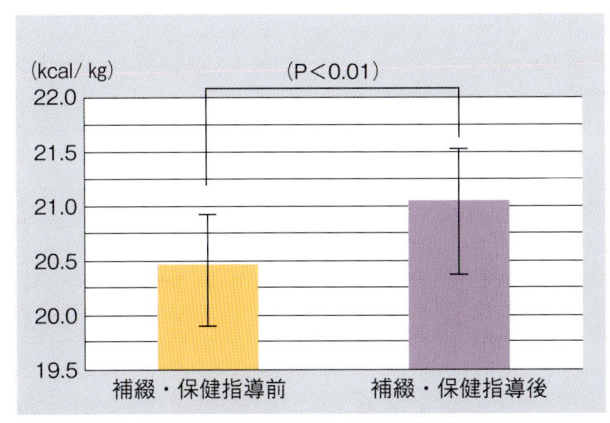

図❼　補綴および保健指導前後での基礎代謝量の変化(n=6)

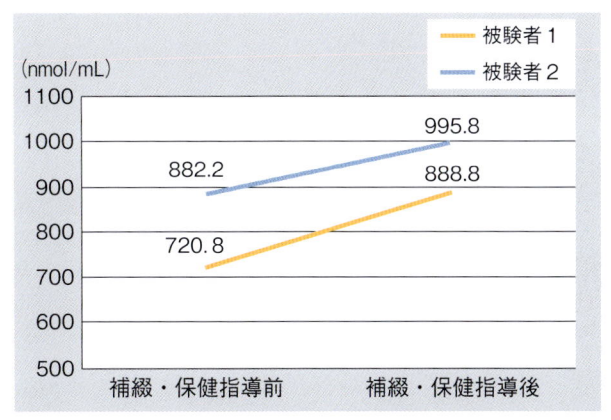

図❽　補綴および保健指導前後での血液中の必須アミノ酸濃度 (nmol/mL) の変化（n=2）。基準値：660.0 〜 1222.3 nmol/mL

LDL コレステロールが、175±65mg/dL から160±54mg/dL に、中性脂肪が212±140mg/dL から195±15mg/dL に減少した

　また、血液中の分岐差アミノ酸および必須アミノ酸の値（**図❽**）が上昇した。

4．栄養摂取量および内容の変化

①補綴および保健指導実施後、炭水化物、カルシウム、鉄、ビタミン A、ビタミン C などの充足率が介入前と比較し改善された。脂質は補綴および保健指導後増加した（**図❾**）。

②PFC バランスは、タンパク質と糖質比率が改善されたが、脂質比率は上昇した（タンパク質比率（P）12% →15%、脂質（F）23% →30%、糖質（C）66% →55%）。

③FFQ の結果から、補綴および保健指導実施後に糖質中の低 GI 食品の摂取量が増加し、高 GI 食品の摂取量が低下した（**図❿**）。

　一般に機能障害・機能低下を評価するとき、数値化された基準が必要である。その基準値があれば、疾患に対する予防・治療体系が有効に機能する。咀嚼機能回復を担う歯科補綴学に咀嚼機能の正常値が設定されていれば、健診による自発的受診や食習慣が悪化する前や NCDs 発症前の受診も喚起されると思われる。

　近い将来、歯科補綴治療のなかに咀嚼機能回復と同時に、総摂取カロリー、基礎代謝、体組成など代謝に関する保健指導を組み込んだ医療体系化が望まれる。

オーラルフレイルの予防から健康寿命延伸へ

　大臼歯を失うと、口腔虚弱から低栄養、骨格筋減少サルコペニアおよび骨質低下を経由して、長い時間をかけて運動器の障害や要介護の状態へと結びついていく（**図⓫**）。

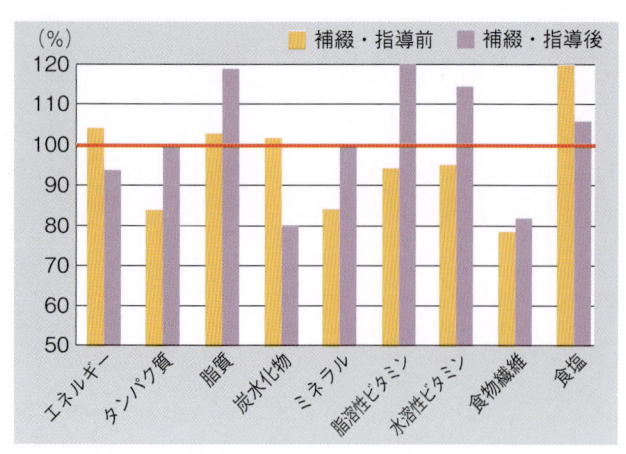

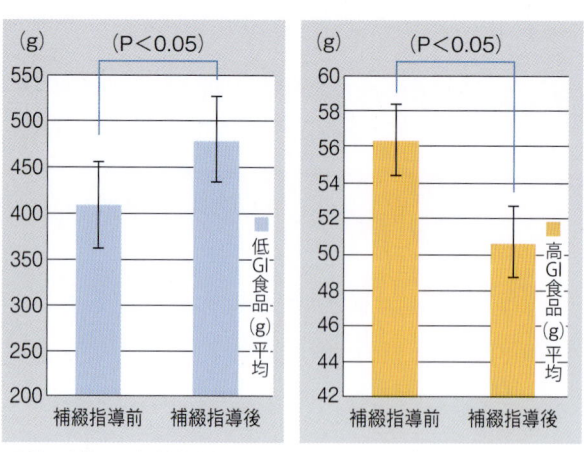

図❾　補綴および保健指導前後での栄養摂取の充足率の変化（n=4）

図❿　補綴・保健指導前後における低 GI 食品の摂取量（左）、総摂取エネルギーに占める高 GI 食品の割合（右）（ともに n= 4）補綴および保健指導実施後に 総摂取食品量中の低 GI 食品の摂取比率が増加し、高 GI 食品の摂取比率が低下した

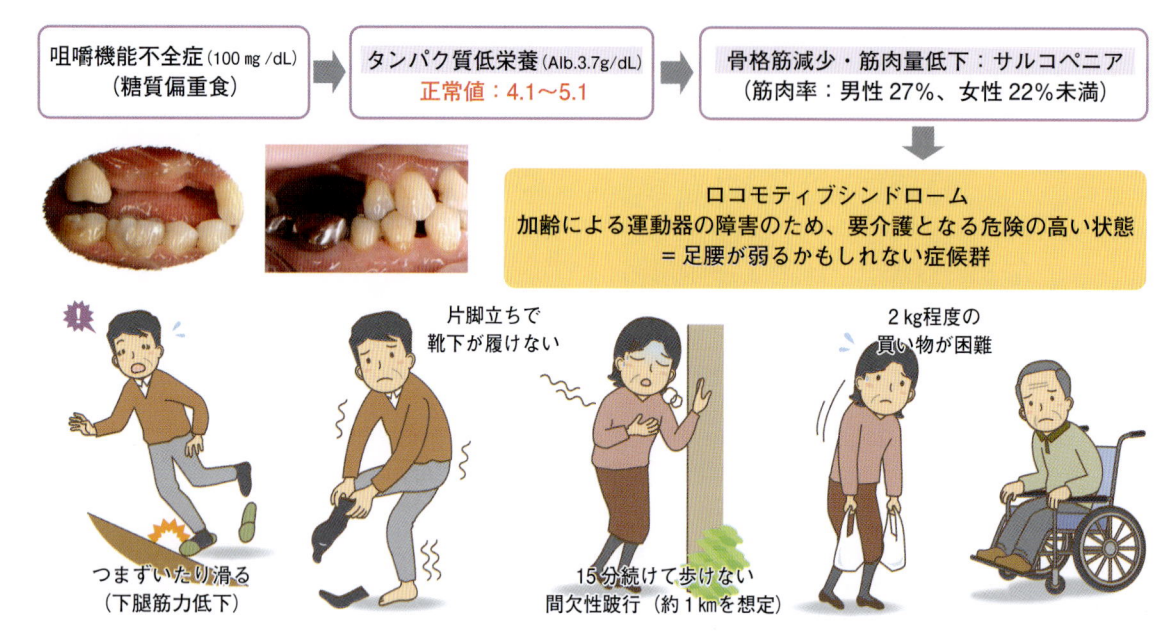

図⓫　口腔虚弱がタンパク質低栄養を導き、ロコモティブシンドロームへと繋がっていく

　数十年前に端を発した咀嚼機能の低下が、驚くべきことに現在の寝たきりの初期要因にも繋がっているのである。歯科医師が臨床のなかで口腔虚弱から始まる負のスパイラルの全体像（図⓬）を説明する努力を惜しまないことである。診療所に独歩通院していても、みるからに虚弱な患者には、身体機能低下が顕著になる前の段階を見逃さず、口腔疾患から NCDs にまたがる総合的な保健指導も必要である。

NCDs の予防と歯科とのかかわり

　未病や NCDs と歯科疾患との関係を、一般の方々にいかに効率よく理解させ、疾病予防に役立

ててもらいたいという目的で歯科的介入と糖尿病との関係を⓭ a、b に示した。参考にしてさらに改良していただけると幸いである。

健康増進の基本方針と歯科医療

　本項では、NCDs を口腔領域の医療・保健介入から予防・改善できる内容を解説した。これらは、疾患形成の上流部分のアプローチに相当し、健康寿命延伸を実現するうえで効果的である[7]。

　現在の歯科診療体系には、"歯石除去"はあってもバイオフィルム制御の項目は存在しない。補綴診療には、治療効果を評価する咀嚼機能の基準値が設定されていない。咀嚼機能回復後の栄養指

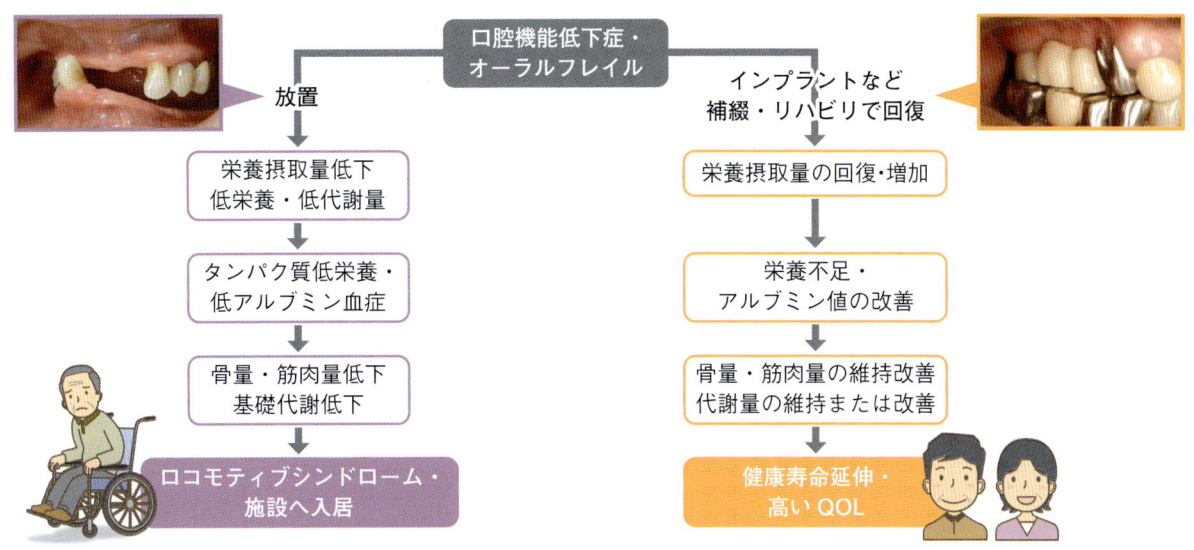

図⓬　口腔虚弱の状態を放置した場合、回復させた場合の身体状態の推移比較

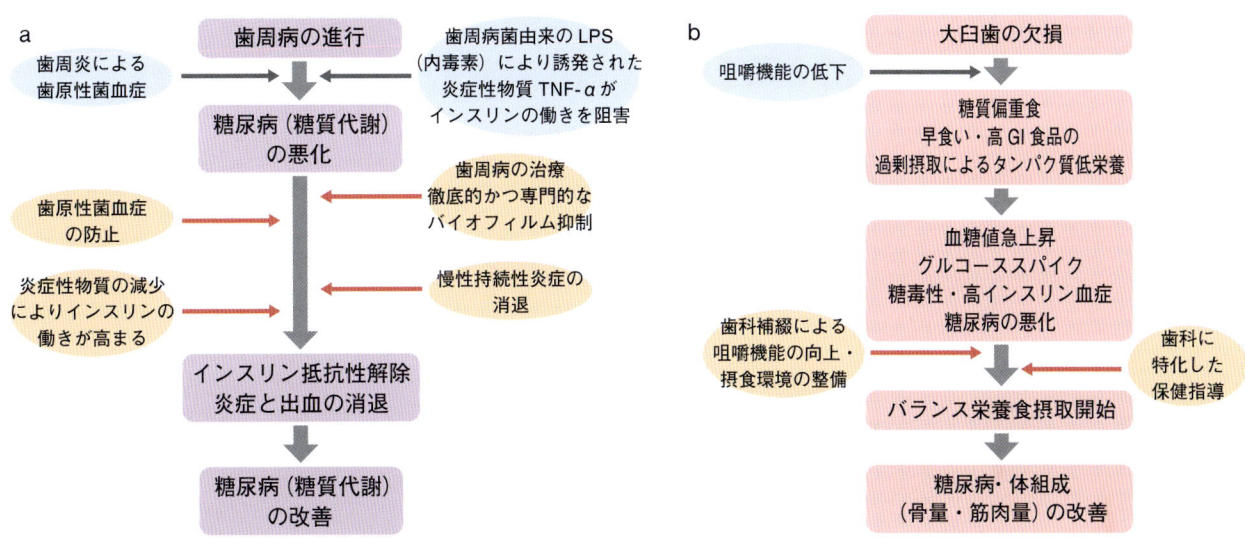

図⓭　a：歯周病（慢性持続性炎症・歯原性菌血症）への介入による糖尿病改善フロー。b：咀嚼機能の向上と保健指導による体組成改善フロー。aとbの相乗効果でHbA1c値の改善から、糖尿病改善が期待できると考えられる

導の環境整備も緊急の課題である。

　また、健康寿命延伸は、今後日本の国難を救う重要な課題とされている。医療は疾病発症前の段階で介入できれば合理的であり、効果的なのはあきらかである。

　われわれ医療職の専門家は、医療体系の合理的工夫に励み、その立場からNCDs発症の社会的背景にも関心をもち、健康増進に言及しなければならない。

大臼歯を失うと……

☞咀嚼機能低下による糖質偏重食　➡食後高血糖、
　（高カロリー低栄養食）　　　　　耐糖能異常

☞タンパク質低栄養　　　　　　　➡骨格筋減少

　　　　　　　　　　　　　　　　➡体脂肪量増加

【参考文献】

1）厚生労働省・健康日本21企画検討会・健康日本21策定検討会：21世紀における国民健康づくり運動（健康日本21）について　報告書．2000．
2）Wakai K, et al.: Tooth loss and intakes of nutrients and foods: a nationwide survey of Japanese dentists. Community Dent Oral Epidemiol. 38（1）：43-49, 2010.
3）Yoshihara A, Watanabe R, Nishimuta M, Hanada N, Miyazaki H: The relationship between dietary intake and the number of teeth in elderly Japanese subjects. Gerodontology, Dec.22（4）：211-218, 2005.
4）武内博朗：健康づくり・保健指導用　食育・生活習慣改善小冊子．株式会社Medicalプランニング，2015：10-11．
5）武内博朗，他：咀嚼機能回復が体組成・代謝の改善におよぼす影響．ヘルスサイエンス・ヘルスケア，12（2）：97-103，2012．
6）安藤雄一，他：歯科診療所における咀嚼指導の効果について．ヘルスサイエンス・ヘルスケア，12（2）：88-96，2012．
7）升谷滋行，他（編）：武内博朗・花田信弘：歯科医療ナビゲーション　今さら聞け！ないこんな事．口腔保健協会，2013：166-175．

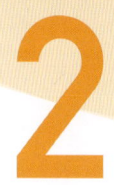

⑥糖質代謝・う蝕・肥満対策
―遊離糖類（Free sugars）を総エネルギー摂取量の5％以内に抑える意義とは―

神奈川県・武内歯科医院

河野 結　小田原由利恵　二宮明子　長岐祐子　武内博朗

WHO（世界保健機関）は2015年に不健康な体重増加、むし歯の予防や管理に焦点をあてたガイドライン「Guideline on sugars intake for adult and children」を発表した。NCDs（非感染性疾患≒生活習慣病）のリスクを軽減するためには、Free sugars（以下、遊離糖類）の摂取を総エネルギー摂取量の10％未満に減らすことで、う蝕や肥満の発生リスクを減少させることができ、さらに5％未満に抑えることで健康を目指すことができるという。1日のエネルギー摂取量の5％に相当する遊離糖類は、約25g（小さじ6杯）である。甘い炭酸飲料350mL缶には約40g、大さじ1杯のケチャップでは約4gの遊離糖類が含まれることなど、ガイドラインでは食品中に「隠れた」遊離糖類についても言及している[1]。

遊離糖類と歯科との関係

では、なぜ遊離糖類の摂取を制限する必要があるのだろうか。糖類はエネルギー源として必要であるが、過剰摂取は肥満に繋がることは周知の事実である。遊離糖類過剰摂取の代表疾患がう蝕と糖尿病である。

今回のガイドラインではとくにう蝕のリスクにおいて、遊離糖類の摂取量が総エネルギー摂取量の10％でう蝕のリスクがあり、2～3％未満に抑えることで発生率が低下することが報告されている。なお、う蝕に対する遊離糖類の摂取基準値はまだ確立されていないため、今後さらなる研究が期待される[2]。

1．遊離糖類とは

WHOの定義による遊離糖類とは、加工食品や飲料に添加されている単糖類や二糖類、および蜂蜜・シロップ・果汁・濃縮果汁中に存在する自然の糖類である。ここで、遊離糖類と糖類、糖質、炭水化物について整理したい。

炭水化物は糖質と食物繊維の総称である。糖質は最少単位となる単糖類と二糖類（単糖類が2つ結合）、少糖類（3～9個結合）、多糖類（10個以上の結合）、糖アルコールに分類される[3]。このなかで、糖類とは単糖類と二糖類を指し、WHOのいう遊離糖類とは日本での糖類と同じである（表❶）。

なお、WHOのガイドラインでは新鮮な果物や野菜、牛乳など自然に存在する糖は制限の対象に含まないとしている。

遊離糖類の摂取量を把握することは難しい。日本食品標準成分表には、食物繊維と差引き法による炭水化物の定量しか記載がなかったためである。そのため、2015年の改定時に初めて炭水化物成分表が作成されたが、そこに掲載されている食品は限られているのが実情である。

2．ブドウ糖と果糖の代謝経路

ブドウ糖と果糖はエネルギーの供給源であるが、その構造や代謝経路は異なる。ブドウ糖は血糖の上昇を引き起こすのに対し、果糖はインスリン分泌に依存せず肝臓で代謝されるためエネルギー源としての即効性があり、血糖値の上昇にかかわらない糖類である。しかし、果糖はすばやくエネルギーとなる分、血糖値が上昇しないため満腹感が得られにくく、過剰摂取に繋がりやすい。余剰の果糖は中性脂肪の蓄積に繋がりやすく体重の増加や血圧、血中脂質の上昇を起こし、非アルコール性脂肪肝の原因ともなる[4]。

3．「隠れた」遊離糖類

この果糖について、近年問題視されているのが高果糖コーンシロップ（High Fructose Corn Syrup：HFCS）である。海外ではとうもろこしを原料に製造されるため、このように呼ばれるが、わが国では製造方法から異性化糖と呼ばれている（表❷）。でん粉を原料にブドウ糖の液糖を酵素で

糖質	糖類	単糖類	ブドウ糖（グルコース）	エネルギー源、血糖値上昇の原因
			果糖（フルクトース）	エネルギー源、過剰分は中性脂肪として蓄積、甘味が強い
			ガラクトース	乳糖の構成単糖、乳児の栄養源
		二糖類	麦芽糖（マルトース）	エネルギー源、血糖値の上昇が緩やか
			ショ糖（スクロース）	砂糖の成分、う蝕の原因となる 血糖値の上昇
			乳糖（ラクトース）	乳児の栄養源、体組成の構築
	少糖類	オリゴ糖	マルクトオリゴ糖、フラクトオリゴ糖 他	腸内環境を整える、う蝕の原因となりにくい甘味
	多糖類		デンプン、グリコーゲン 他	エネルギー源、植物中の貯蔵多糖類 肝臓と骨格筋で合成、貯蔵される
	糖アルコール		キシリトール 他	エネルギーになりにくい 甘味があるがむし歯菌の餌にならない
			ステビア 他	ショ糖よりも甘味が強いが、単糖類よりもカロリーは低い
食物繊維			グルコマンナン、セルロース 他	咀嚼回数を増やし、唾液分泌を促す

表❷ 異性化糖の日本農林規格（JAS）

ぶどう糖果糖液糖	果糖の割合が50% 未満
果糖ぶどう糖液糖	果糖が50% 以上90% 未満
高果糖液糖	果糖の割合が90% 以上
砂糖混合異性化液糖	上記の異性化糖に10%以上の砂糖を加えた物

図❶ ぶどう糖果糖液糖が含まれる食品（ドレッシングなど）の例

作り、そのブドウ糖液糖に異性化酵素を加えて果糖の液糖を人工的に作ったものである。砂糖のように粉末状でないため、保存や運搬が便利であり、砂糖よりも安価で甘味が強いことから米国で普及した。

砂糖は果糖とブドウ糖の結合物であるのに対し、異性化糖は果糖とブドウ糖がそれぞれ単体の状態で混ざっている混合液である。果糖は単独で摂取することがないため、加工食品や飲料に添加された異性化糖から摂取していることが多いともいわれている。

果糖の特徴は砂糖よりも1.7倍の甘味をもち、低温で甘味が増し砂糖に比べるとさっぱりした後味がある。その果糖が単独で存在する異性化糖は清涼飲料水やアイスをはじめ、ドレッシング、調味料、お菓子、シリアルなど、ありとあらゆる食品に利用されている。知らず知らずのうちに摂取している、「隠れた」遊離糖類といえる（**図❶**）。

この異性化糖の普及とともに肥満が増加していることや、異性化糖を含む清涼飲料水の摂取は2型糖尿病や心血管疾患などのリスクを高める可能性について多数報告がある[4,5]。また、清涼飲料水を多飲している子どもたちの肥満が問題となっている。異性化糖を減らすことが肥満の解消に直結するかは不明な点もあるが、摂取を控えることはNCDs予防に繋がると考えられる。

ちなみに果糖は果物にも多く含まれる糖類である。果物は果糖の他、ブドウ糖やクエン酸、ビタミン、ミネラル、食物繊維、カリウム、抗酸化物質が多いことから、高血圧改善や健康維持のため

●名称：チョコレート ●原材料名：砂糖、植物油脂、カカオマス、全粉乳、ココアバター、脱脂粉乳、クリーミングパウダー、ココアパウダー、乳化剤（大豆を含む）、香料 ●内容量：60g ●賞味期限：右側の面に記載 ●保存方法：23℃以下の涼しい場所で保存してください。

●名称：チョコレート ●原材料名：カカオマス、ココアパウダー、砂糖、ココアバター、乳化剤、香料、（原材料の一部に乳成分、大豆を含む）●内容量：70g ●賞味期限：左側の面に記載 ●保存方法：28℃以下の涼しい場所で保存してください。

図❷　原材料表示の例。使用原材料を重量順に表示することが決まっているため、チョコレートでも砂糖が多いものとカカオマスが多いものがあることがわかる

に適量摂取が推奨されている。ただしわが国では、果物の品種改良に伴い糖度の高い果物が増えている。いままでと同じ量を食べていたとしても糖度が高くなると糖類の摂取増加に繋がり、健康を損なう可能性が高くなることが考えられる。

 遊離糖類を5%に抑える方法

1. 遊離糖類となる砂糖の摂取を控える

コーヒーや紅茶などの飲み物に入れている砂糖、調理の際に入れている砂糖、これらは自分で入れているため、どのくらいの砂糖を入れているかを把握しやすく摂取量を抑えやすい。また、お菓子などを自分で作ってみると、どのくらいの砂糖を用いているかを知ることができる。遊離糖類を含む缶飲料や清涼飲料水は、遊離糖類を含まない無糖飲料やお茶、水に置き換える。

遊離糖類は「隠れた」遊離糖類が多いため、食品にどのくらいの遊離糖類が含まれているかを知り、選択できるようになることが好ましい。それには加工食品の原材料表示を見る習慣をつけることである。原材料表示は、その加工食品の原材料名を記載し、使用原材料を重量順に表示する決まりがある（**図❷**）。また、原材料表示を見ることで異性化糖などの「隠れた」遊離糖が含まれていることも知ることができる。

2. 日々の食生活を見直す

遊離糖類をついつい食べてしまうときは、食事の栄養バランスが崩れている可能性がある。タンパク質、脂質、炭水化物、ビタミン、ミネラルなどをバランスよく摂取し、主食・主菜・副菜をそろえ、よく噛むことで健全な満腹感を得ることができる。毎食の食事から必要な栄養を摂取できれ

ば余分な摂取を抑えることが可能となる。血糖値の乱上下を防ぐ食事や食べ方は、糖質や砂糖への依存からの脱却も可能である。

しかし、遊離糖類を多く摂取してしまうことには別の理由が潜んでいる場合が多い。それが、ストレスである。砂糖や甘味にはストレスを低減させる効果があることがわかってきている[6, 7]。ストレスによる遊離糖類の摂取は一時的には効果があっても、砂糖依存症に繋がる可能性や、さらにう蝕や肥満にも繋がる可能性が高い。遊離糖類の摂取を抑えるためには、遊離糖類を摂取する根本的な原因を取り除く必要もある。

 歯科保健指導に活かす

う蝕は生涯を通じて発生するため、幼児期から遊離糖類を過剰摂取するような食生活そのものが、危険因子となる。その危険因子を抑えることは一生涯のリスク低減に繋がる。う蝕の罹患により子どもが歯科に来院したときこそ、食生活の見直しを図る重要なタイミングと捉え、遊離糖類の摂取量や頻度を確認し、摂取の削減をめざす必要がある。また、幼児期の遊離糖類の過剰摂取は、本来摂るべき三食の食事量が減ってしまうため、栄養バランスの質を低下させてしまう要因となる。成人期においては、糖質代謝の悪化がう蝕ばかりか歯周病を増悪させるため、身体の健康増進も含めた歯科保健指導を実施していくべきと考えている。その視点においても遊離糖類の摂取は範囲内におさめるべきである。

また、砂糖や異性化糖、糖度の高い果物など遊離糖類の摂取を抑えるためには、健全な味覚形成も重要となる。

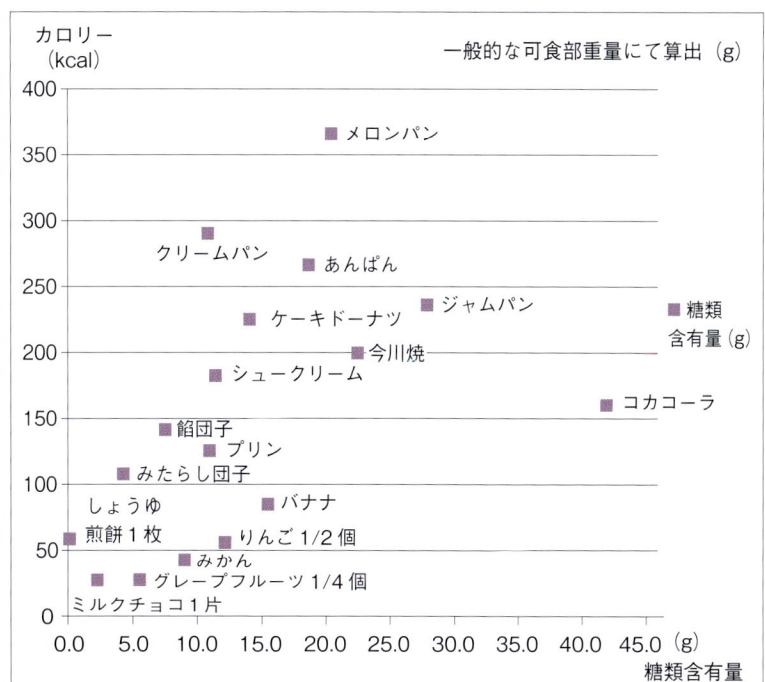

	糖類 含有量(g)	カロリー (kcal)	可食部 重量(g)
今川焼	22.5	199	90
餡団子	7.5	141	70
みたらし団子	4.2	108	55
しょうゆ煎餅	0.0	60	16
あんぱん	18.6	266	95
クリームパン	10.8	290	95
メロンパン	20.5	366	100
ジャムパン	27.9	238	80
シュークリーム	11.4	182	80
ケーキドーナッツ	14.1	225	60
プリン	10.9	126	100
ミルクチョコ1片	2.2	28	5
バナナ	15.5	86	100
りんご1/2個	12.2	57	100
みかん	8.9	46	100
グレープフルーツ1/4個	5.5	29	75
コカコーラ	42.0	161	350

図❸　食品に含まれる糖類含有量。日本食品標準成分表2015年版（七訂）炭水化物成分表編より利用可能な炭水化物（ブドウ糖、果糖、ショ糖、麦芽糖の合計）を算出して示す

　もともと人間は母乳に含まれる甘味で育つため甘味をエネルギー源と認識する。旨味はアミノ酸でありタンパク質源、塩味はミネラル源と認識し本能的に必要としている。それに対して酸味や苦味は腐敗や毒である可能性があるため、本能的に避けるべきものと認識する。成長過程での体験や学習により苦味・酸味を安全なものと認識することによって、さまざまな食物を食べることができるようになる。しかし、味覚形成時に甘味に慣れすぎてしまうと、さまざまな味覚を覚える機会を失うほか、繊細な味覚を認識できなくなり、濃い味のものを好むようになってしまう。乳幼児期から遊離糖類に慣れ親しむと、その後も甘味を求めるようになり、遊離糖類を多く摂取する食生活になってしまう。

　歯科医院でう蝕を多発する子どもに対して、砂糖摂取制限とともに味覚についての指導を実施することは、その後の食習慣とNCDs予防に影響を与えるに違いない（図❸）。

　遊離糖類に関するガイドラインは、他の栄養に関するガイドラインや飽和脂肪酸・トランス脂肪酸を含む脂肪酸に関連するものと組み合わせて使用する必要があり、国レベルでの取り組みが必要であるとWHOは唱えている。遊離糖類の摂取を控えることはう蝕や肥満、NCDs予防となり、その取り組みは必須といえるが、単に遊離糖類や糖質の摂取制限を行えばよいというわけではない。遊離糖類の摂取を抑えることで食習慣や栄養バランスそのものを是正し、根本的な生活習慣を見直すきっかけとすることが望ましい。

【参考文献】

1）WHO: Guideline　Sugars intake for adults and children, 2015.
2）Sheiham A, JamesWP: A reappraisal of the quantitative relationship between sugar intake and dental caries: the need for new criteria for developing goals for sugar intake. BMC Public Health, 14：863, 2014.
3）厚生労働省：日本人の食事摂取基準（2015版）策定検討会報告書. 143-152, 2014.
4）山内俊一：フルクトース摂取の功罪. CDEJ News Letter, 22：4, 2009.
5）Vasanti S. Malik, ScD, Frank B. Hu, MD, PhD（2015）: Fructose and Cardiometabolic Health. UsJournal of the American College of Cardiology, 66（1）：1615-1624, 2015.
6）磯本知江：糖や甘味が精神的ストレス応答に及ぼす影響. 砂糖類・でん粉情報. 独立行政法人農畜産業振興機構,(21)：35-40, 2014.
7）内藤まゆみ, 他：こころの栄養としての砂糖−砂糖摂取によるストレス低減の検討−. 砂糖情報, 独立行政法人農畜産業振興機構, 11：2005.

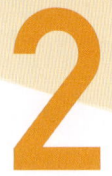
⑦ NCDs・疾患で食事制限がある人の食事指導

1）横浜市立大学大学院医学研究科 顎顔面口腔機能制御学
2）神奈川県・武内歯科医院

柳田 健[1]　武内博朗[2]　河野 結[2]　藤内 祝[1]

はじめに

食事指導の目的は患者の栄養状態改善と食選力を上げることである。そのために保健指導および食事指導を行い、患者自身でセルフマネジメントができるようになることを期待する。歯科医師は患者の口腔内環境を整え、咀嚼および嚥下をサポートする必要がある。本項では、NCDs（非感染性疾患≒生活習慣病）で食事制限がある患者に食事指導を行ううえで参考となる、WHO（世界保健機関）が発表した「WORLD HEALTH STATICS 2012」[1] のなかで死亡率が高い疾患の概要と食事指導の注意点を述べていく。表❶に後述する疾患とそれに対応する食事指導の注意点を示す。

循環器疾患

1. 疾患の概要

口腔内に慢性持続性炎症である歯周病がある場合、歯周組織の毛細血管から血行性に細菌感染（歯原性菌血症）が起こり、頸動脈内腔に粥腫を形成

しアテローム性動脈硬化が進行する（図❶）。また、脂質の摂取量が多ければ、脂質異常症である高脂血症となり、同様にアテローム性動脈硬化症となる。高血圧と動脈硬化が進行し、血栓が脳内の血管に詰まった場合は、アテローム血栓性脳梗塞を生じ、心臓の血管に対しては慢性の冠動脈疾患や急性心筋梗塞の原因となる。急性期脳卒中において嚥下反射が低下した場合、誤嚥性肺炎のリスクも上昇するため、口腔ケアによるバイオフィルムの除去が必須である。

2. 患者に対する食事指導の注意点

食事指導では血清脂質を改善するために、脂質の適量摂取に加え、n-3系脂肪酸を積極的に摂取し、トランス脂肪酸は控えさせる。n-3系脂肪酸は青魚やアマニ油、エゴマ油に多く含まれ、脂質低下作用を有する[3]。トランス脂肪酸は天然の牛肉や羊肉、牛乳や乳製品の中に微量に含まれ、また水素添加により製造された油脂に含まれる。油脂はマーガリン、ショートニングなどに利用されており、それらを原料に使用しているパン、ケーキ、ドーナツなどの洋菓子、揚げ物にトランス脂

表❶　疾患・NCDs と食事指導の注意点

疾患	食事指導の注意点
循環器疾患	脂質の適量摂取と内容の見直し、減塩し血圧コントロールする
がん	低栄養に注意しながら、食の形態や摂取方法を変える
慢性呼吸器疾患	エネルギー摂取量を決め、3ヵ月以上継続する
糖尿病	栄養バランスを整え糖質偏重食を改善する
歯周病	欠損補綴を行い、野菜や肉類、魚類の摂取を可能にする
慢性腎不全	タンパク質、電解質の摂取量を制限する
サルコペニア	タンパク質を十分摂取し、筋力増強訓練をする
骨粗鬆症	カルシウムに加えて、ミネラルを摂取する
メタボリックシンドローム	1口あたりの咀嚼回数を増やし、食速度を下げる。運動指導を行い、行動変容を促す

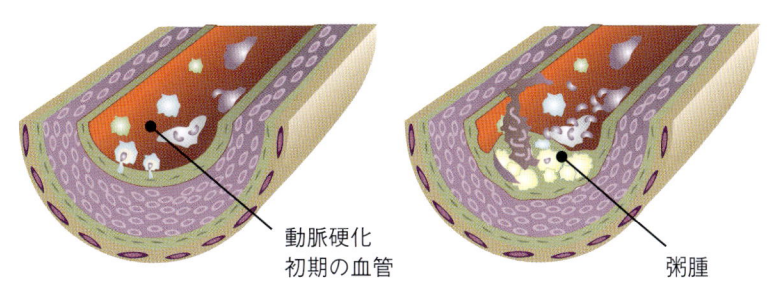

動脈硬化
初期の血管

粥腫

図❶　動脈硬化初期の血管と粥腫を形成した血管。左は血管内腔にプラークの形成は認めない。右は内壁に粥腫を形成した血管であり、血管は詰まり、血栓の原因となる。粥腫は高脂血症、動脈硬化に加え歯原性菌血症が原因となり形成される。食選択を変えることで血清脂質を改善し、歯周病治療により歯原性菌血症を取り除く必要がある（参考文献[2]より引用改変）

肪酸が多く含まれている。

　トランス脂肪酸の摂取量が多いと血液中のLDLコレステロール(悪玉コレステロール)が増え、HDLコレステロール（善玉コレステロール）が減ることが報告されている[4]。2003年にWHO/FAO合同専門家会合はトランス脂肪酸の目標値を総エネルギー摂取量の1％未満にするように勧告している。これは約2gに相当する[5]。

　脂質の目標摂取量は総エネルギーの20〜25％、脂質量でいうと約50g前後(大さじ約4杯)である。肉料理や揚げ物、マヨネーズ・バターなどの過剰摂取を避け、基本的な脂質の摂りすぎにも注意が必要である。

　また、高血圧を伴う患者に対しては減塩目標値を6g／日未満に食塩制限を行う。具体的には、食塩が含まれている汁物や加工食品の摂取量を減らし、薄味になれること、酸味や香辛料を使用するなどが挙げられる。いずれの方法をとるにせよ、食塩摂取量を半分ほどに抑えるのは容易ではないので、長期間で徐々に減塩していく必要がある。

ポイント ▶ **トランス脂肪酸を排除し、脂質の適量を守る。減塩する**

 ## がん

1. 疾患の概要

　厚生労働省の発表によると、平成27年の死因1位は悪性新生物（28.4％）であった[6]。すべてのがんのうち、治療中に口腔内合併症が高い確率で生じるものとして、頭頸部領域のがんの他に急性骨髄性白血病や悪性リンパ腫などの造血器悪性腫瘍が挙げられる。造血幹細胞移植前後では易感染性となり、全身に消化管粘膜障害による悪心・嘔吐・下痢を生じ、口腔領域では粘膜炎や味覚障害が生じる[7]。

　口腔癌は全がんの1％程度で、治療法は手術、化学療法、放射線療法の3つがあり、第一選択は手術である。手術後には顔貌の変化による審美障害や構音、咀嚼、嚥下機能などが低下し、機能障害が生じる。化学療法や放射線療法を行う場合は、重度の粘膜炎が高い確率で生じるため、摂食時痛や食思低下に応じて食の形態や胃瘻造設を含めて摂取の仕方を変更する必要がある。口腔癌に限らず、すべてのがんの治療中に口腔ケアを行うことは口腔合併症のリスクを軽減させ、栄養状態を維持することに繋がる。

2. 患者に対する食事指導の注意点

　化学療法や放射線治療時には副作用により食欲不振、嘔吐、味覚異常、口内炎などが起こり、低栄養に陥りやすい。体力と免疫力の維持が重要となる。臨床研究でサプリメントであるエイコサペンタ塩酸（EPA）などのn-3系脂肪酸が悪液質のあるがん患者のQOLを上げると報告されている[8]。

　また、再発した患者では骨格筋が減少し、サルコペニアを引き起こす。サルコペニアの進行を遅らせるためには、タンパク質の摂取量を増やすことが必須である。また、エビデンスレベルは低い

が、がんは血糖を栄養にしているため、高血糖にならないよう、正常な血糖値を維持するよう配慮する必要がある。

ポイント ▶ n-3系脂肪酸、タンパク質を摂取する

慢性呼吸疾患

1. 疾患の概要

代表的な慢性呼吸疾患である慢性閉塞性肺疾患（Chronic Obstructive Pulmonary Disease：COPD）について述べる。COPD患者では安静時の代謝が亢進し、呼吸エネルギー量は増大する。呼吸困難感や社会的、精神的要因から食事摂取量が減少し、低栄養と体重減少が進行する[9]。

さらに体重減少により呼吸筋が減少し、COPDが進行するという悪循環に陥るため、COPDの改善に加え、栄養指導による栄養管理が予後の改善に重要である。肥満者の場合には、閉塞性睡眠時無呼吸症候群を併存していることがあり[10]、呼吸器内科や耳鼻咽喉科、循環器内科に対診し、診断をつけたうえで歯科医師がマウスピースを作製し改善に努める。

2. 患者に対する食事指導の注意点

低体重をきたしているCOPD患者の食事指導では十分なエネルギー量の摂取を最優先し、少なくとも3ヵ月以上の継続を目標とする。呼吸運動によるエネルギー消費が増加するため、総エネルギー摂取量（Total Energy Expenditure：TEE）は安静時エネルギー量の1.5倍あるいは基礎エネルギー消費量の1.7倍で算出する[11]。摂取エネルギーの増加のために油脂を上手に利用する。タンパク質の異化作用を抑制するために、分岐鎖アミノ酸（Branched Chain Amino Acid：BCAA）を多く含む肉類や魚類を摂取させる。また、食事中の低酸素血症を避けるために、食事中の体位や食事量、間食により食事回数を増やすなどの工夫を伝えることが必要である。ほかに、ガスが発生しやすいいも類や炭酸飲料、ビールなどは避ける。

ポイント ▶ エネルギー摂取量を増加やし、低栄養に注意する

糖尿病、耐糖能異常症など

1. 疾患の概要

糖尿病は1型、2型、その他の疾患に伴う糖尿病に分類される。1型糖尿病は自らの正常細胞に対する免疫が原因で膵β細胞が破壊される。2型糖尿病は過食、運動不足などの生活習慣から肥満、高血糖が持続し、インスリン抵抗性が高まり発症する。血糖コントロールの指標にはHbA1cが用いられ、6.5％以上（NGSP値）が糖尿病と診断される。また、食後2時間後の血糖値が200mg/dLを超えると糖尿病と診断され、食後2時間後の血糖値が140mg/dL以上200mg/dL未満であれば境界型である[12]。インスリン抵抗性を示す炎症性サイトカイン（IL-1β、TNF-α、PGE$_2$）が血中に増えることで、網膜、腎臓、歯周組織で微小血管障害を示す。大血管障害が生じると虚血性心疾患のリスクが上昇する。

糖尿病患者は易感染性で、口渇が加わることでう蝕や歯周病に罹患しやすくなる。多糖類を単糖類に分解する過程で一部の糖類はタンパク質や脂肪と結合し老廃物である最終糖化産物（Advanced Glycation End products：AGEs）となる。AGEsは、歯槽骨の破壊を進行させると報告されている。糖尿病により進行した歯周病を治療しなければ、口腔内の慢性炎症によるサイトカインの産生により糖尿病がさらに進行してしまう[14]。医科での血糖コントロールと連携しながら歯周病治療と食事指導を行う。

2. 患者に対する食事指導の注意点

食事指導では血糖コントロールを行うため、糖化速度（glycemic index：GI値）が低い食事（GI値60以下のもの）をするよう伝える。たとえば白米よりは雑穀を摂取したり、食物繊維が多い物から摂取し、糖化速度が緩やかになるように指導する。GI値が低い食品でも量が多いと結局は血糖値を上昇させるため適量摂取を心掛ける。また、1口あたり30回程度咀嚼し丸呑みを避ける。しかし、医科で血糖がコントロールできるようになっても、歯列に欠損があり、咀嚼機能が低

ければ患者は食選択を変えることができない。食選択が糖質偏重食に傾いている患者には、ブリッジ、義歯、インプラントなどの欠損補綴治療を施した後、肉類や魚類などのタンパク質や野菜などの摂取量を増やし、栄養バランスを改善する。合併症予防のためには、①減塩、②脂質コントロール、③食物繊維の積極的摂取が必要となる。

ポイント ▶ 糖化速度が低くなる食事をする。低 GI 食品と食速度に留意

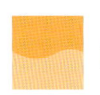

歯周病

1. 疾患の概要

50歳以降の成人における歯を失う最大の原因は歯周病である。歯周病によりすぐに歯が抜けるわけではないが、歯の動揺が進むほど疼痛を生じ、咀嚼機能は低下していく。食選択は肉類や魚類などのタンパク質が多く含まれる食事から、うどんや米といった糖質偏重食に移行してしまう。歯科の介入により歯周病治療や補綴治療を行い、咀嚼機能の回復を行うが、過去の報告では、欠損補綴治療を行い、咀嚼機能を回復させただけでは患者の食選択に変化はほとんど起きず、必ず食事指導を行う必要があると報告されている[15]。また、歯周病がリスクファクターになる可能性が報告された全身疾患として、糖尿病、冠動脈疾患、骨粗鬆症、低体重児出産などがある[16]。

2. 患者に対する食事指導の注意点

食事指導では、歯の喪失により摂取量が低下しやすい野菜や魚類、肉類の摂取を促す。また、歯周病がリスクファクターになり得る全身疾患について、歯周病による口腔内の慢性炎症がどのように作用するのか、保健指導を行う歯科医師や管理栄養士が核心をついた単語で簡潔に患者に伝えられるよう、説明の仕方を共有しておくことが肝心である。慢性炎症を抑制するためには、抗炎症作用のあるn-3系脂肪酸と抗酸化作用のある抗酸化物質を積極的に摂取する。

ポイント ▶ 咀嚼機能を高め、歯周組織の再生に必要なタンパク、ミネラルを摂取する

表❷　慢性腎臓病（CKD）の病期分類

CKD ステージ	GFR	評価
G1	90以上	正常または高値
G2	60〜89	正常または軽度低下
G3a	45〜59	軽度〜中等度低下
G3b	30〜44	中等度〜高度低下
G4	15〜29	高度低下
G5	15未満	末期腎不全

慢性腎不全

1. 疾患の概要

腎臓では血液を濾過し、タンパク質をアミノ酸に分解する過程で生じた窒素代謝物やカリウム、リンなどの電解質の排泄を行っている。腎臓では多くの体内物質を排泄しているので、慢性腎臓病（chronic kidney disease: CKD）となると腎臓以外の全身にもさまざまな症状が出てしまう。これを尿毒症といい、高血圧、呼吸困難、耐糖能異常などの NCDs のリスクが上がり、吐き気、貧血、骨の減少などの症状が現れる。CKD は糸球体濾過量（glomerular filtration rate: GFR）により病期分類されている（表❷）[17]。

CKD は他の NCDs に関連していることが多く、CKD に含まれる糖尿病性腎症は透析患者の導入原因の第1位であり、高血圧や動脈硬化症により生じる腎硬化症では、腎臓の微小血管が硬くなることで血液が流れにくくなる。予防するためには食塩の過剰摂取、肥満、過度の飲酒、喫煙などの生活習慣を改善する必要がある[18]。

2. 患者に対する食事指導の注意点

慢性腎不全の患者に対する保健指導は、他の NCDs とは異なり、タンパク質の摂取量を制限するのが特徴である。食事指導は、必要なカロリーは摂取したうえで、ステージにより体内にある窒素代謝物を減らすためのタンパク質の摂取制限、カリウムやリン、食塩などの電解質の摂取制限が必要となる。それらに加え、血圧は130/80 mmHg 未満に、HbA1c は7.0%（NGSP 値）未満

例：理想体重60kg

- CKD ステージ G3b
- 0.6 ～ 0.8g/kg/ 体重 / 日

↓

タンパク質
36 ～ 48g/ 日

- タンパク質 は半量にする
- 炭水化物は低タンパクの物を選択する

図❷　タンパク質制限食の一例

を目標にする。喫煙や鎮痛薬の多用など、腎臓への負担となる生活習慣があれば改善する。腎機能低下が軽度の場合は塩分調整から行い、食塩は3g ／日以上、6g ／日未満にする。G3a からは、タンパク質制限食（0.8 ～ 1.0g/kg／体重／日）を導入し、G3b からはタンパク質は0.6 ～ 0.8g/kg／体重／日未満に制限する（**図❷**）。高カリウム血症があればカリウムの摂取制限が必要になる。生野菜や果物、海藻、豆類、いも類などはカリウム含有量が高いため、茹でこぼすなど調理の工夫が必要となる。

CKD は自覚症状がないために通院が自己中断されやすく、患者の自覚がないままに進行してしまうため、継続して指導する必要がある[18]。

ポイント ▶ **タンパク質、リン、カリウム、塩分の摂取量を制限する**

サルコペニア傾向の人

1．疾患の概要

サルコペニアとは加齢や痩身に伴う筋肉の量と質が劣化してしまうことである。サルコペニアは転倒の危険性を増加させ、糖代謝や脂質代謝異常のリスクを増加し、高齢者の健康レベルを下げていく[19]。原因は骨格筋においてタンパク質を合成する同化よりも、タンパク質を分解する異化が進み、骨格筋が減少することにある。

高齢者のサルコペニアに関する欧州のワーキンググループ（The European Working Group on Sarcopenia in Older People: EWGSOP）は、加齢に伴うサルコペニアとそれ以外の原因による二

次性サルコペニアに分類している。二次性サルコペニアには運動や活動の低下に伴う身体活動性サルコペニア、悪性腫瘍や炎症性疾患に伴う疾患性サルコペニア、不十分なエネルギーやタンパク質摂取による栄養性サルコペニアの3つを定義している[20,21]。

男性のサルコペニアでは、咀嚼能力の低下、食選択の不足が多く、女性のサルコペニアでは独居者、運動習慣のない者、健康度自己評価において健康でないとする者、咀嚼能力が低下している者が多かったとの報告がある[22]。また、サルコペニアに肥満が合併した病態をサルコペニア肥満と呼ぶ。これは高齢者の肥満形態とされているが、筋力は20 ～ 30歳代から減少していくため、運動不足が指摘されている若年層でもそのリスクは高くなるといえる。咀嚼能力の低下をきたしている患者については、歯周病治療や欠損補綴治療を施す。

2．サルコペニア傾向の人に対する食事指導の注意点

食事指導では魚類や肉類からの十分なタンパク質の摂取が重要とされている。1日エネルギー必要量に200 ～ 750kcal 程度を追加したエネルギー量を設定し、筋力増強訓練も指導する。タンパク質を摂取せずに運動を継続するとサルコペニアを助長する[23]。食物に含まれるタンパク質の量はアミノ酸スコアを参考にする。アミノ酸スコアが高い食品は肉類や魚に加え、鶏卵、牛乳。貝類ではアサリやハマグリが高値を示す。

ポイント ▶ **アミノ酸スコアが高い食物の摂取、運動により骨格筋を増加させる**

骨密度が低下傾向（骨粗鬆症）の人

1．疾患の概要

歯周病による歯の喪失がリスクファクターになる可能性が報告された疾患として骨粗鬆症がある。骨粗鬆症は骨の脆弱性が増し、骨折が生じやすくなる疾患として定義されている[24]。

骨では、生成と吸収が起きている。骨芽細胞がⅠ型コラーゲンを産生し、類骨が形成され、類骨

表❸ メタボリックシンドロームの診断基準（参考文献[32]より引用改変）

必須項目
腹囲が85cm以上（男性）、90cm以上（女性）
選択項目（3つのうち2つが該当する）
トリグリセリド が150mg/dL 以上 かつ、または HDL が40mg/dL 以下
収縮期血圧が130mmHg 以上 かつ、または 拡張期血圧が85mmHg 以上
空腹時血糖が100mg/dL 以上または2型糖尿病の既往

にカルシウムやリンなどのミネラルが沈着すると骨となる。骨芽細胞による骨形成と破骨細胞による骨吸収とのバランスが崩れると骨密度が低下していく[25]。高齢者にとって、骨折は寝たきりになってしまう危険性が増す。骨粗鬆症の発症頻度は男性に比べて女性に多く、発症原因は加齢や閉経後にエストロゲンの血中濃度が低下し、エストロゲンに抑制されていた炎症性サイトカイン(IL-1β、TNF-α、PGE_2）の作用が増強し、破骨細胞による骨吸収が進行しやすくなることである[26]。

歯周病により骨粗鬆症が生じ、骨粗鬆症によりさらに歯周病が悪化する。この負の循環を防止するために歯周病治療を行い、患者自身によるプラークコントロールを体得してもらう必要がある。

2. 骨密度が低下傾向にある人に対する 食事指導の注意点

食事指導ではカルシウムの摂取だけではなく、カルシウムの吸収に必要なビタミンやミネラルの摂取と、骨密度を上昇させるための運動も併せて指導する。良質なタンパク質を中心としたバランスのとれた食事を摂取することで、I型コラーゲンの生合成を増やす。肉類や魚類、牛乳、大豆などはバランスのよいタンパク源であり、骨密度を保つために不可欠なビタミンDは腸でのカルシウムの吸収を高める効果があり、サケや肝油に多く含まれる。また、ビタミンDのうち、ビタミンD3は日にあたることにより皮膚で生合成され、1年間、1日15分屋外にいれば筋力向上、転倒頻度減少、骨折の低下が認められたとの報告がある[27]。

ポイント ▶タンパク質、ミネラルを摂取しI型コラーゲンの生合成を増やす

メタボリックシンドローム

1. 疾患の概要

メタボリックシンドロームは内臓肥満、インスリン抵抗性、高血糖、脂質代謝異常、血圧上昇といった動脈硬化性疾患と2型糖尿病発症のリスク因子が個人に集積した病態である[28]。男性では腹囲が85cm以上、女性は90cm以上が必須で、その他、血清脂質や血圧、血糖の3項目の中から2つ該当するとメタボリックシンドロームであると診断される。**表❸**に診断基準を示す。

WHO は、1998年にメタボリックシンドロームの定義に関する報告を公表し[29]、日本国内では2008年から40歳以上の医療保険の被保険者と被扶養者を対象とした特定健康診査を実施している[30]。定期的な運動の不足、朝食の欠食や食速度の上昇、飲酒過多、野菜の摂取不足がリスクとして挙げられている[31]。

2. メタボリックシンドロームの人に対する 食事指導の注意点

食事指導では1口あたりの咀嚼回数を増やし、食速度を下げるよう指導する。また、食選択の指導だけでなく、運動指導も行い、行動変容を促すことに重点を置き、指導終了後のリバウンドを防ぐために半年や1年ほど続けて積極的に指導する必要がある。腹囲、血圧、血糖値もしくはHbA1c の経時的変化を患者にフィードバックする。

ポイント ▶食速度を下げ、経済的な変化をフィードバックする

まとめ

　多数ある診療科のなかで歯科は、乳幼児から高齢者まで幅広い年齢層を対象に診療しているのが特徴である。すなわちライフコースヘルスケアを実践するうえで、最も適した診療科といえる。患者が若いころから食事指導を行い、セルフマネジメントを可能にし、健康寿命の増進に寄与することが保健指導を担う歯科医師に課された使命である。NCDs を抱えている高齢者やそのリスクがある患者に摂取するべき食事や、控えるべき食事を伝える際に、本項が患者とのコミュニケーションを図るための一助となれば幸いである。

【参考文献】

1 ）World Health Organization. WORLD HEALTH STATISTICS 2012.

2 ）Russell Ross. ATHEROSCLEROSIS-AN INFLAMMATORY DISEASE. N Engl J Med, 340: 115-126, 1999.

3 ）寺本民夫：動脈硬化性疾患予防ガイドライン2012年版 改訂のポイント . 栄養学雑誌 , 71：3-13, 2013.

4 ）食品安全委員会 . ファクトシート . トランス脂肪酸 . https://www.fsc.go.jp/sonota/factsheets/54kai-factsheets-trans.pdf

5 ）World Health Organization. DIET, NUTRITION AND THE PREVENTION OF CHRONIC

6 ）DISEASES 2002. 厚生労働省 . 平成27年（2015）人口動態統計の年間推計 . http://www.mhlw.go.jp/toukei/saikin/hw/jinkou/suikei15/dl/2015suikei.pdf

7 ）今村貴子 , 山本未陶 , 亀崎健次郎 , 赤木恵津子 , 楠田詠司 , 安部喜八郎 , 赤司浩一 , 二木寿子：造血細胞移植前の専門的口腔ケア介入と口腔粘膜障害の重症度との関連について . 日造血移植会誌 , 4：23-30, 2015.

8 ）Eduardo B, Florian S, J. Lynn P, Jie W, Kathryn C, Gail A, Vickie B. Effect of Fish Oil on Appetite and Other Symptoms in Patients With Advanced Cancer and Anorexia/Cachexia: A Double-Blind Placebo-Controlled Study. J Clin Oncol, 21：129-134, 2003.

9 ）Global Initiative for Chronic Obstructive Lung Disease. GLOBAL STRATEGY FOR THE DIAGNOSIS, MANAGEMENT, AND PREVENTION OF CHRONIC OBATRUCTIVE PULMONARY DISEASE UPDATED 2015 http://www.goldcopd.it/materiale/2015/GOLD_Report_2015.pdf

10）日本医師会 . COPD 診療のエッセンス 2014年版「補足解説」. http://dl.med.or.jp/dl-med/nosmoke/copd_essence2014_hosoku.pdf

11）吉川雅則 , 木村 弘：呼吸器疾患 慢性呼吸不全 . 静脈経腸栄養 , 2：683-688, 2012.

12）清野 裕 , 南條輝志男 , 田嶼尚子 , 門脇 孝 , 他 . 糖尿病の分類と診断基準に関する委員会報告 . 糖尿病 , 53: 450-467, 2010.

13）Evanthia L, Ira B.L. Michael F, Linda H, Alexandra S.

Wu Q, Thomas K, Yan L, David M.S, Ann M.S. Blockade of RAGE suppresses periodontitis-associated bone loss in diabetic mice. J. Clin. Invest, 105：1117-1124, 2000.

14）三辺正人 , 高野聡美 , 原井一雄 , 漆原譲治 , 栗林伸一：歯周病リスク診断法の考案と糖尿病患者の歯周病スクリーニングへの応用 . 日口腔検会誌 , 5：3-11, 2013.

15）日本歯科医師会 . 健康長寿社会に寄与する歯科医療口腔保健のエビデンス2015. https://www.jda.or.jp/pdf/ebm2015Ja.pdf

16）Giuseppe P, Rosario G, Lucio L.R, Giuseppina C: Dentistry and internal medicine: from the focal infection theory to the periodontal medicine concept. Eur, J. Intern. Med, 21：496-502. 2010.

17）日本腎臓学会 生活習慣病からの新規透析導入患者の減少に向けた提言 2016 http://www.jsn.or.jp/guideline/pdf/2016-jsn-lifestyle-related-disease.pdf

18）医師 , コメディカルのための慢性腎臓病 生活 , 食事指導マニュアル 2015 http://www.jsn.or.jp/guideline/pdf/H26_Life_Diet_guidance_manual.pdf

19）藤田 聡：サルコペニア予防における運動と栄養摂取の役割 . 基礎老化研 , 35：23-27, 2011.

20）Cruz-Jentoft, A. J, Baeyens, J. P, Bauer, J. M, Boirie, Y, Cederholm, T, Landi, F, Martin, F. C, Michel, J. P, Rolland, Y, Schneider, S. M, Topinkova, E, Vandewoude, M, Zamboni, M. Sarcopenia: European consensus on definition and diagnosis. Age Ageing, 39：412-423, 2010 .

21）厚生労働科学研究補助金（長寿科学総合研究事業）高齢者における加齢性筋肉減弱現象（サルコペニア）に関する予防対策確立のための包括的研究 研究班 サルコペニア：定義と診断に関する欧州関連学会のコンセンサスの監訳 . 日老医誌 , 49：788-805, 2012.

22）谷本芳美 , 渡辺美鈴 , 杉浦裕美子 , 林田一志 , 草開俊之 , 河野公一：地域高齢者におけるサルコペニアに関連する要因の検討 . 日公衛誌 , 60：683-690, 2013.

23）若林秀隆：高齢者の廃用症候群の機能予後とリハビリテーション栄養管理 . 静脈経腸栄養 , 28：1045-1050, 2013 .

24）NIH Consensus Development Panel. Osteoporosis Prevention, Diagnosis, and Therapy. JAMA, 6：785-795, 2001.

25）日本骨代謝学会骨粗鬆症の予防と治療ガイドライン2015年版 http://jsbmr.umin.jp/pdf/GL2015.pdf

26）村山洋二 , 西村英紀 , 岩本義博 , 高柴正悟：歯周病と全身疾患 . 日歯周誌 , 45：325-348, 2003.

27）Yoshihiro S, Jun I, Tomohiro K, Kei S. Amelioration of Osteoporosis and Hypovitaminosis D by Sunlight Exposure in Hospitalized, Elderly Women With Alzheimer's Disease: A Randomized Controlled Trial. J Bone Miner Res. 20：1327-1333, 2005.

28）日本糖尿病学会：科学的根拠に基づく糖尿病診断ガイドライン , 2013.

29）Alberti K.G.M.M, Zimmet P.Z. Definition, Diagnosis and Classification of Diabetes Mellitus and its Complications. Part1: Diagnosis and Classification of Diabetes Mellitus. Provisional Report of a WHO Consultation DIABETIC MEDICINE. 15: 539-553, 1998.

30）厚生労働省健康局 標準的な健診 , 保健指導プログラム 2007. http://www.mhlw.go.jp/bunya/kenkou/seikatsu/pdf/02.pdf

31）Cristina B, Giuseppe P, Giuseppe D, Luca B, Stefano D. P, Robert M: Optimizing management of metabolic syndrome to reduce risk focus on life style. Intern Emerg Med, 3：87-98, 2008.

32）日本糖尿病学会：科学的根拠に基づく糖尿病診療ガイドライン2013.

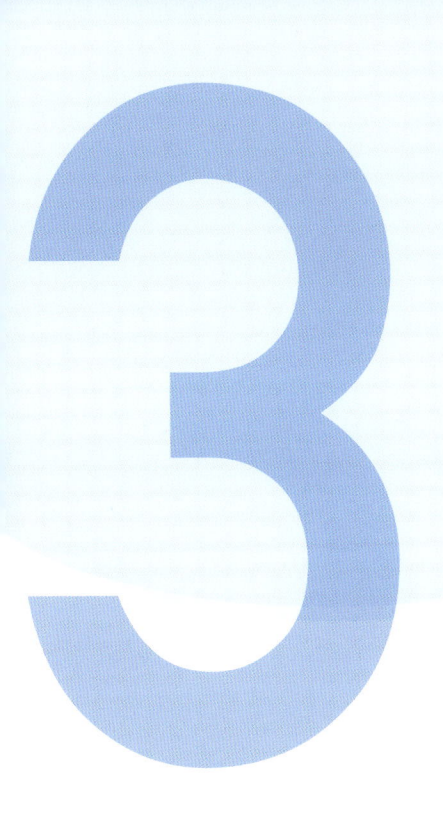

医科歯科連携
生活習慣病の基礎＋歯科からの発信

食べることは生きるための源であり、そのためには、おいしくよく嚙んで食べられることが重要である。この行為を妨げる問題があるならば、いかなるものに対しても対策を講じなければならない。この考え方は、医科歯科共通の認識である。食べるという行為を行う口腔器官や機能を整えるのに、歯科医療が果たす役割の重要性は大きい。糖尿病や高血圧などの生活習慣病は、結果として食べる行為とかかわっている。どのような食品をどのように食べているかが歯科治療の良否に影響を及ぼし、それが生活習慣病の発症にも繋がる可能性が高い。そのため、う蝕治療、歯周病治療、補綴治療、インプラントなどの歯科治療後に摂食がどのように行われるか考慮する必要がある。摂食行為を念頭においた歯科治療を行わなければ、その後にかかわる生活習慣病に対応する医療に言い訳ができないと思う。その意味でも、歯科治療は全身疾患に対する医療と密接に繋がっていることを認識しなければならない。

本章では、まず医科の立場から糖質代謝異常や糖尿病など具体的な疾患を例に挙げ、歯科医療とのかかわりを解説する。次いで歯科の立場から糖尿病、心疾患、高血圧などの全身疾患と歯科医療の関係を解説する。これらの解説から、歯科医療、摂食、生活習慣病などの全身疾患との繋がりを医科歯科連携の重要性の意味を込めて理解していきたい。　　　　　（泉福英信）

1 糖質代謝異常と理想的生活習慣

神奈川県・きくち内科クリニック
菊地泰介

2型糖尿病の病態

2型糖尿病における高血糖はインスリン抵抗性とインスリン分泌低下の2つの特徴的異常によりもたらされるが、この2つの関与の程度は個々の症例によって異なる（図❶）。発症前は糖質の過剰摂取やインスリン抵抗性を代償するための高インスリン血症を伴うことが多い。インスリン過分泌によって抵抗性が代償されれば糖尿病は発症しないが、インスリン分泌により代償できなくなると、糖尿病が発症すると考えられる。さらに高血糖自体が、インスリンの分泌低下やインスリン抵抗性の悪化を引き起こすことが知られている（糖毒性）。このような悪循環が形成され、高血糖の増悪がもたらされる。

2型糖尿病の環境因子

日本人を対象とした疫学研究から、遺伝素因以外に、加齢、肥満、運動不足、飲酒、喫煙などが糖尿病発症の独立した危険因子であることがあきらかとなっている。

食生活の欧米化や運動不足に伴う肥満は、近年の2型糖尿病罹患者の急増と関係していると考えられる。肥満の判定にはBMIが一般的に用いられるが、BMIが24〜25程度の軽度肥満でも糖尿病発症相対危険度は5倍になるとされる。肥大した脂肪細胞、とくに内臓脂肪からはTNF−αや遊離脂肪酸などが大量に分泌され、骨格筋、肝臓のインスリン作用を阻害することにより、インスリン抵抗性を増悪させると考えられる（図❷）。

骨格筋や脂肪に存在するIRS-1（insulin receptor substrate-1）は、インスリン受容体の主要な基質である。IRS-1はチロシン残基のリン酸化を受けることによって活性化するが、セリン残基がリン酸化されるとIRS-1自体の立体構造が変化し、チロシンリン酸化が抑制される。IRS-1とインスリン受容体の会合を阻害することで、IRS-1以降の下流のインスリンシグナルが伝達されず、インスリン依存のグルコース輸送体であるGLUT4が細胞膜に移動できなくなる。すると、グルコースが細胞内に取り込まれにくくなり、インスリン抵抗性が増悪する。

また、アディポネクチンの分泌は脂肪細胞の肥大に伴い減少し、インスリン感受性の低下を招く。

日本人中年者の糖尿病有病率と平均BMIは相関し、年々増大傾向にある。さらにモータリゼーションの発達、仕事内容の変化などに伴う身体活動の低下は肥満を助長し、また筋肉運動減少は骨格筋のインスリン抵抗性を招く。わが国における佐藤ら[1]の報告によれば、身体活動の継続は2型糖尿病患者において、内臓脂肪を中心とした過剰な体脂肪を選択的に減少させ、インスリン抵抗性を改善させるが、食事制限のみでは体脂肪は減少せず、インスリン抵抗性は改善しないとされている。

図❶　日本人2型糖尿病の病態

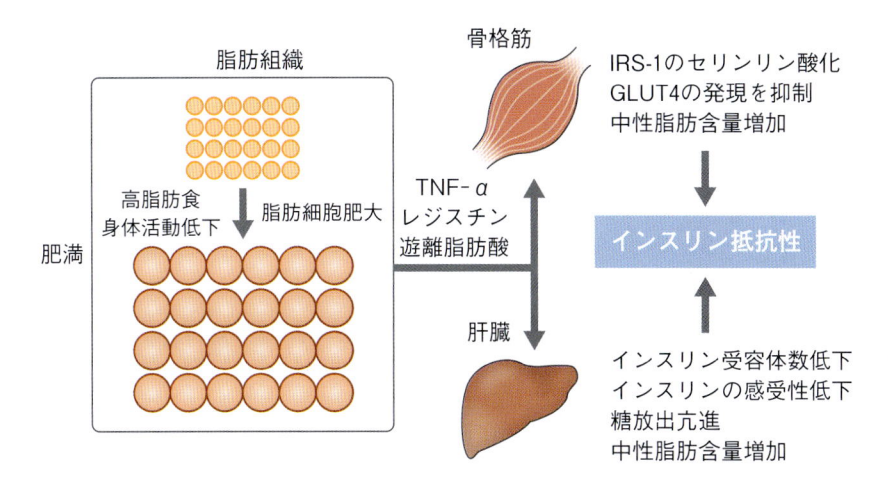

図❷ 肥満に伴うインスリン抵抗性のメカニズム 。生活習慣の変化（高脂肪食や運動不足など）によって脂肪細胞は次第に肥大化していき、肥大化した成熟脂肪細胞となる。すると、インスリン抵抗性を惹起する種々の物質（TNF-α、レジスチン、遊離脂肪酸など）が分泌される。これらは、骨格筋、肝臓をはじめとした各臓器において作用し、インスリン抵抗性が惹起される

膵β細胞の機能障害

インスリン分泌低下の要因として、β細胞の分泌機能の異常とともに 細胞量の減少が重要であると考えられる。膵β細胞は、インスリンを分泌するために特化された細胞であり、多量のインスリンを合成している。このため、プロインスリンから成熟インスリン分子への変換の場である小胞体に対する負荷、すなわち小胞体ストレスが、通常から高い状態にある。またβ細胞は、スーパーオキシドジスムターゼなどの抗酸化タンパク質の発現量が他の組織・細胞より低いことが知られ、酸化ストレスに対して障害を強く受ける。慢性的高血糖による小胞体ストレスや酸化ストレスなどによる膵β細胞量の減少が起こる（図❶）。

さらに、膵β細胞の機能障害による食後高血糖が誘導され、高インスリン血症と高血糖が共存し、血清中性脂肪の高値を伴うことで、糖毒性、脂肪毒性によってβ細胞量が減少し、糖尿病が進展することになる。

メタボリックシンドロームにおける2型糖尿病

わが国において脳血管障害や心血管疾患による死亡は全死亡の約30％を占め、その予防対策が国民の健康対策の主要な戦略となってきた。これら病態のおもな危険因子は、高血圧、脂質異常症、糖尿病、喫煙などである。1980年代から一個人に複数個のリスクが集積した状態が、動脈硬化性疾患発症の要因として重要であることが示され、「メタボリックシンドローム」となった。この病態は糖代謝異常、高トリグリセリド血症、低HDL-コレステロール血症、高血圧が一個人に多数集積する異常で、インスリン抵抗性、肥満、とくに内臓脂肪組織へのエネルギーの蓄積を基本的病態として、その診断基準が設定された（図❸）

メタボリックシンドロームは、冠動脈疾患イベント発症の重大な危険因子であるとともに、糖尿病発症の高危険因子である。WOSCOPS（West of Scotland Coronary Prevention Study）ではNCEP-ATP III基準にて評価された危険因子が重複した症例には、糖尿病の合併が高頻度であることが報告された[2]。

同様にその定義は少し異なるが、わが国の久山町研究では、欧米に比べてさらに強い関係が報告された[3]。すなわち、現代の生活習慣に連結した病態としてのメタボリックシンドロームは、肥満を背景とする糖尿病発症の高危険群であることが示された。

炭水化物と血糖上昇

周知のように、エネルギー代謝の順序としては、炭水化物、脂質、タンパク質の順となり、また、米国糖尿病学会は「Life With Diabetes」2004年版で「炭水化物、タンパク質、脂肪のうち、炭水化物は直接的に血糖値に影響を与える」と記載されており、血糖上昇に関して炭水化物が注目を浴びている。では、「タンパク質、脂肪は血糖を上げないのか？」の答えは、直接的には血糖を上げないが、間接的に血糖上昇に関与するかどうかは一定の見解はなく、今後の報告が待たれる。

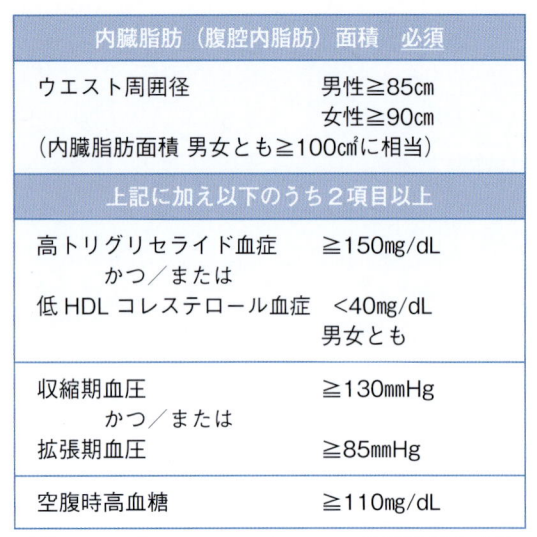

内臓脂肪（腹腔内脂肪）面積 必須	
ウエスト周囲径	男性≧85cm 女性≧90cm
（内臓脂肪面積 男女とも≧100c㎡に相当）	
上記に加え以下のうち2項目以上	
高トリグリセライド血症 かつ／または	≧150mg/dL
低HDLコレステロール血症 男女とも	<40mg/dL
収縮期血圧 かつ／または	≧130mmHg
拡張期血圧	≧85mmHg
空腹時高血糖	≧110mg/dL

図❸ メタボリックシンドロームの診断基準と病態

栄養表示基準では、炭水化物はタンパク質や脂質、ミネラル、ビタミンに分類されないものである。炭水化物はさらに糖質（人が消化吸収しやすいもの）と食物繊維（人が消化吸収しにくいもの）に分類される。

今回は、直接血糖に影響しやすい単糖について概説する。

ブドウ糖は小腸から吸収された後、血液中に入り、血液中に糖が増えて血糖値が上がるが、インスリンが膵臓から分泌されることで血糖値を下げ、余った分は中性脂肪となる。しかし、ブドウ糖摂取による血糖上昇のため満腹感を感じ、食欲が抑えられる。

一方、果糖は、ほとんどが肝臓で代謝され、インスリンを必要としないので血糖上昇を来しにくい。つまり、血糖値の急上昇が肥満や糖化に繋がると考えられるため、果糖のように血糖値を上げなければ肥満を来さないのではないかと考えられていた。しかし近年、果糖の過剰摂取は中性脂肪の蓄積を招き、コレステロールの合成を促進するため、果糖の過剰摂取は肥満のリスクがあることが指摘されている。

それに加え、血糖上昇が軽微なため、脳での満腹感を感じにくく食欲が抑えられず、結局摂取しすぎること、また、冷やすことで甘味が強くなり、砂糖と比べ甘味がスッキリしているなどの特徴があり、清涼飲料水や冷菓子に使用され、過剰摂取になりやすい。

また、果物は果糖なので、食べすぎなければ大丈夫と勘違いされがちである。しかし、確かに果物に果糖は多く含まれるが、果物には果糖だけでなく、ブドウ糖や二糖類、多糖類、ビタミンやミネラル、食物繊維なども含んでおり、血糖上昇を来すので注意を要する。さらに、過剰摂取は肥満にも繋がるので気をつけなければならない。

食後高血糖を抑えるためには

食後高血糖改善の薬物療法も選択肢の幅が広がってきており、従来からのα GIに加え、DPP4阻害薬、SGLT2阻害薬などは食前低血糖を防ぎ、食後の血糖上昇を抑制できる薬として使用されてきているが、まずは食事療法や運動療法が基本となる。適正なカロリー摂取、食事バランスの改善、食後の運動療法などが推奨される。それに加え、食事時間をゆっくり取る、咀嚼回数を増やす、食物繊維の多く含んだものを摂取するなど感覚的な指導も有効である。しかし残念ながら、食物繊維摂取において20歳代〜40歳代にかけては中高年に比し不足気味となっている。

また、最近ではGI値（第2章2-⑤参照）などを表示する食品もみられ、食後高血糖改善のための科学的な指導の幅が広がってきている。

さらに、後述するように食後高血糖を来しにくい食事法として、糖質制限食や低炭水化物食も選択肢の一つに加わりつつある。

理想的な食事とは

いままでは日本古来の食事、いわゆる日本食が理想とされてきたが、最近、見直しが行われている。

昨今の糖質制限食、低炭水化物ダイエットなどの影響もあり、炭水化物に関する研究も進められ、一部に炭水化物摂取抑制は有用であるとの結果も出はじめている。日本糖尿病学会での炭水化物摂取推奨が従来55〜60%だったものが、2013年に「糖尿病における三大栄養素の推奨摂取比率は、一般的には、炭水化物は全エネルギーの50〜60%（150g/日以上）、タンパク質は20%以下を目安とし、残りを脂質とする」ことを原則として、「腎障害や脂質異常症の有無に留意して、タンパク質、脂質の摂取量を勘案し、大きな齟齬がなければ、患者の嗜好性や病態に応じて炭水化物の摂取比率が50%エネルギーを下回ることもありうる」とある程度炭水化物制限容認の方向での変更になっている。

また、米国糖尿病学会（ADA）でも、1950年代以降炭水化物摂取基準は40〜60%と時代の流れとともに変遷してきたが、2013年に発表された食事療法に関する声明（Nutrition Therapy Recommendations for the Management of Adults With Diabetes）では、「個人の好み、文化背景、生活習慣、治療目標など、糖尿病患者の背景はさまざまなので、個々の患者に合わせて食事指導を行うべき」とされ、炭水化物に関しては「糖尿病患者に理想的な炭水化物の摂取量に関しては確証がない。炭水化物（糖質）については、個々の患者の生活スタイルに合わせた指導を行うべきである」とあり、炭水化物の具体的摂取基準に関しては明記されていない。

また、地中海式ダイエットや、菜食主義ダイエット、低糖質ダイエット、低脂質ダイエットなど、さまざまな食事法があり、患者の食習慣や嗜好などの生活スタイルにあわせ、続けていきやすい方法を選択するよう記載があり、ある特定の食事方法の推奨はしていない。

今後、個々の病態を無視したような画一的な理想の食事モデルが提唱されることは、難しいのではないだろうか。

食事回数、タイミングに関して

朝食の欠食による肥満は、午前中のエネルギー不足や栄養バランスの乱れにより体が飢餓状態に陥るため、脂肪を蓄えやすい体質になること、加えて昼食や夕食の摂取量が増え一日の摂取カロリーはかえって多くなることが原因とされる。思春期の過食は脂肪細胞の数が増え、成人期以降の過食はおもに脂肪細胞のサイズが増大するといわれている。サイズの大きな脂肪細胞は、TNF−α、レジスチン、PAI-1、遊離脂肪酸などの悪いホルモンを増やし、アディポネクチンなどのよいホルモンを減らす方向に働き、体内のホルモン環境の悪化原因となる。すなわち、思春期からの成人期までの継続した悪い食習慣は、脂肪の数やサイズの増大だけではなく、体内循環ホルモンの異常も起こす。

食後過血糖は、糖尿病への移行率や、動脈硬化を進展させ、心筋梗塞などの心血管疾患の発症リスクが高くなることが報告されている。1回にまとめて摂取すると食後過血糖を来しやすくなるため、食事は3回にできるだけ均等に分けて摂取することが望まれる。さらには食事と食事の間隔を空けたほうがよい。前の食事で血糖が下がりきる前に次の食事を摂ると、さらに高血糖になるためである。

1日3回を超える食事回数に関しては、妊娠糖尿病における1日6分食（朝・昼・夕食をさらに2回に分ける）の指導はあるものの、成人での1日3回を超える食事回数が有効とのエビデンスはない。

【参考文献】
1）佐藤祐造：運動療法の最新展開．Diabetes J, 28：6-12, 2000.
2）Sattar N, Gaw A, et al.:Metabolic syndrome with and without C-reactive protein as a predictor of coronary heart disease and diabetes in the West of Scotland Coronary Prevention Study. Circulation, 108: 414-419, 2003.
3）Kiyohara Y, Shinohara A, et al.:Dietary factors and development of impaired glucose tolerance and diabetes in a general Japanese population:the Hisayama Study. J Epidemiol, 13: 251-258, 2003.

2 炎症を通して繋がる糖尿病と歯周病

愛媛県・にしだわたる糖尿病内科
西田 互

はじめに

　糖尿病は、医科歯科連携における重要な領域のひとつとして考えられてきたが、2016年は歯周病管理を中心とした両者の連携が大幅に強化される年となった。

　日本糖尿病学会は歯周治療が血糖値改善に有効であることをガイドラインで示し、日本糖尿病協会は糖尿病連携手帳を改定し歯科医師の記載項目を大幅に増やした。厚生労働省は、易感染性を有する糖尿病患者の歯周治療において抗菌薬を用いた初期治療を認め、新しい歯科診療報酬に「P処（糖）」を登場させている。

　本項では、このような劇的な変革が生まれた背景を解説しながら、糖尿病領域における医科歯科連携の意義と歩みを示す。

糖尿病と歯周病は微弱な炎症を通じて繋がる

　糖尿病領域における歯科医療の潜在的な力を理解するためには、糖尿病の病態を知っておく必要がある。

　かつて過食が原因と考えられていた2型糖尿病は、現在は脂肪組織などの慢性炎症が血糖上昇にかかわっていると考えられている。健康的な食生活と運動習慣の下では脂肪細胞は小型であるが、過食と運動不足は相対的な摂取エネルギーの超過を招き、血液中に中性脂肪が溢れ出る。中性脂肪を細胞内に貯め込んだ脂肪細胞は肥大化を来して、その集団はやがて炎症を引き起こしIL-6やTNF-αなどのアディポサイトカイン、すなわち悪玉ホルモンを分泌し続ける。これらが血糖値を下げるインスリンの働きを弱め（インスリン抵抗性）、結果として血糖上昇を来すのである。

　同様の現象は、糖尿病患者がインフルエンザや肺炎などの感染症に罹患した場合にもよく観察される。感染症による炎症が、インスリン抵抗性を引き起こすためである。これらは強大な炎症であるものの、数日から1週間で消退する。

　これに対して、歯周病は微弱な炎症であるものの、数年から十年以上にわたり持続する点が特徴である。筆者の印象では、慢性歯周炎を合併した糖尿病患者の血清C反応性タンパク（C Reactive Protein：以下CRP）は、およそ0.5mg/dL前後を示す（健常者は0.1mg/dL未満）。臨床医が抗菌薬投与を検討するレベルはCRPが5〜10mg/dL以上なので、一般医科にとって歯周炎患者のCRP値は無視されるレベルといえる。

　歯周治療による血糖改善効果を検討するうえで、この炎症の有無が大きな差異をもたらすことがあきらかとなっている。

歯周治療が血糖値改善に奏効した2型糖尿病の一例

　歯周治療による炎症消退が、劇的な血糖値改善に繋がった2型糖尿病の症例を紹介する。

　患者は42歳、男性。34歳から、慢性関節リウマチと糖尿病治療のため通院していた。HbA1cは7%前後で安定していたが、39歳時にHbA1cが11.4%まで急激に悪化したため、糖尿病内科外来でインスリン治療を開始している。その後、HbA1cは6.2%まで改善したが、次第に増悪しHbA1c 10%台が持続するため、糖尿病内科に入院した。

　入院当日、研修医の問診により「毎朝歯ぐきからの出血で枕が赤く染まる」ことがあきらかとなり、ただちに歯科口腔外科を紹介。重度の慢性歯周炎が認められ、上顎と下顎の2回に分けて歯周治療が行われた（図❶）。

　入院当初は、エネルギー制限食と総量20単位のインスリン皮下注射を行っていたにもかかわらず、血糖日内変動は200〜300mg/dLで推移し

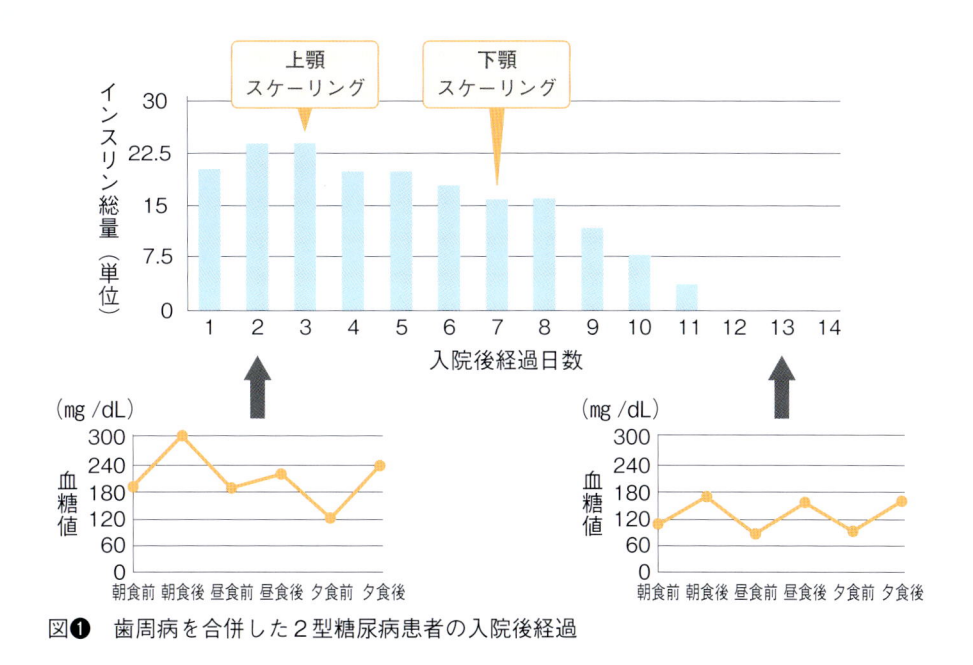

図❶ 歯周病を合併した２型糖尿病患者の入院後経過

表❶ 歯周病を合併した２型糖尿病患者の退院後経過

	入院日	１ヵ月後
HbA1c（%）	10.5	7.8
CRP（mg/dL）	0.35	0.16
薬剤治療費（総額）	・インスリン製剤 8,600円 ・自己注射指導管理料 8,200円 ・血糖自己測定器加算 8,600円	内服薬 582円
	合計 25,400円	合計 582円

ていた。しかし、歯周治療が完了したころから血糖値は次第に改善し、インスリン必要量も低下。退院２日前にインスリンは不要となり、内服薬１剤のみで退院した。

退院後わずか１ヵ月で、HbA1c は10.5% から7.8% まで劇的に改善し、血清 CRP は入院時の0.35 mg/dL から0.16mg/dL まで半減していた（**表❶**）。この事実は、歯周治療により歯周組織の慢性炎症が減弱した結果、インスリン抵抗性が改善し、血糖値の低下に至った可能性を強く示唆している。

１ヵ月で HbA1c が３％ 近くも改善した背景には、食事療法と運動療法の実施もあるが、そのきっかけとなったのは歯周治療である。

実は、本症例の外来主治医は筆者である。当時は、患者の口腔内を観察しても扁桃以外に興味はなく、視れども見えずの状態にあった。しかも、入院前の外来では "患者によかれ" との思いで、インスリン治療を選択しており、薬剤治療費は管理料も含めると毎月25,000円以上にも及んでいた。適切な歯周治療を受けた後は、毎月500円少々、治療費は約1/50となり、筆者は大いに反省した次第である。

体の中でくすぶっている "慢性炎症" を見つけ出し、その火種を解除しなければ、最強といわれるインスリン製剤をもってしても、内科医は炎症によるインスリン抵抗性に打ち勝つことはできないのだと教えられた症例である。

歯周治療は血糖値を改善するのか？

歯周治療がもたらす血糖値への影響については、これまで多くの報告がなされてきた。多人数の集団解析では、おおむね改善効果（HbA1c の低下）があるとするものが多かったが、2013年医学会で高い信頼度を持つ JAMA 誌から、歯周治療による HbA1c 改善効果を否定する論文が発表された。

Engebreston らは、DPTT（Diabetes and Periodontal Therapy Trial）と呼ばれる研究を立案し、歯周病未治療の糖尿病患者（HbA1c ７％ 以上、９％ 未満）514名をコントロール群（n=257）と非外科的歯周治療群（n=257）の２群に分けて、フォローアップを行った。統計学的有意差はなかったももの、６ヵ月後に治療群の HbA1c が0.17% 上昇したため（コントロール群は0.11%）、研究は中断され、"非外科的歯周治療は HbA1c を改善しなかった" と結論づけられている[1]。

本研究の結果と解釈については、国内外から議論が湧き上がっているが、西村英紀教授が2015年の日本内科学会雑誌上で披瀝した見解は[2]、医科歯科の双方が理解しておく必要があると思われるので、その論点を以下にまとめておく。

- DPTT 研究における被験者の平均歯周ポケット長は3.3mmと、軽度の歯周病患者を対象にしているため、歯周治療の効果が出にくい
- DPTT 研究における治療群の平均BMIは34.7kg/㎡であり、高度肥満による炎症により、歯周病がマスクされている可能性がある
- DPTT 研究の治療効果は、歯周病の臨床パラメータのみで判定されており、血中の炎症マーカーが測定されていない
- ヒロシマスタディの結果から、歯周治療によるHbA1c 改善には、治療前の炎症状態が影響することがわかっている

糖尿病患者の医科歯科連携ではCRP 値を共有するべき

糖尿病に対する歯周治療による改善効果については、2013年に発表されたヒロシマスタディが参考になる[3]。本研究は、最初に523名の2型糖尿病患者を対象として434名に歯科受診を勧奨、うち236名（54%）が歯科を受診、198名（46%）は歯科を受診しなかった。最終的には、歯科受診群の160名（68%）が歯周治療対象群となり、歯科未受診群の118名（60%）がコントロール群となり、3ヵ月間の観察研究が行われた（歯周治療群はさらに抗菌薬使用の有無により2群に細分化されている）。

治療群、未治療群はさらにエントリー時の高感度CRP（hsCRP）値により、CRP 高値群（500ng/mL 以上）、およびCRP 低値群（500ng/mL 以下）に分けられている。カットオフ値としてhsCRP 500ng/mL が採用された根拠は、九州大学久山町研究において、hsCRP 440〜1,020ng/mLの集団では、心血管病の発症リスクが約2倍高かった事実によっている。

高感度CRP は、このように研究調査では頻用される検査ではあるが、保険適応の問題から日常診療では検査しづらい現状がある。そこで本項では、実地臨床で頻用されている通常感度のCRP値（単位はmg/dL）に換算して表記する。ヒロシマスタディのCRP 高値群は0.05mg/dL 以上、CRP 低値群は0.05mg/dL 以下となる。

表❷に示したとおり、計6つの解析群においてHbA1c が有意に低下した群は、CRP 高値の治療群のみであった。CRP 低値群では、抗菌薬の使用にかかわらず、歯周治療を行っても有意なHbA1c 改善が認められなかった点が重要である。また、CRP 高値群の平均値は約0.2mg/dL であった。一般の医科が無視するような極低レベルの炎症が、全身の糖代謝に影響を与えていた事実は、注目に値する。

次にHbA1c の低下を目的変数として、多変量解析が行われた。説明変数のなかで、性別、年齢、体格は有意な関連が認められなかったが、エントリー時のCRP 値（p = 0.0017）、抗菌薬を使った歯周治療（p = 0.0006）、抗菌薬を使わない歯周治療（p = 0.0176）のみが有意な関連を示した。性別、年齢、体格について有意な関連が認められなかったということは、裏を返せば、歯周治療は性差や年齢、体格に関係なく有効であることを示唆している。

本論文では、治療前のCRP が0.05mg/dL 以上の2型糖尿病患者に対して、抗菌療法を併用して歯周治療を行った場合、HbA1c 改善効果が期待できると結論づけている。

前述したように、通常感度のCRP は一般医科でも手軽に計測できる検査であるため、医科歯科連携を行ううえで患者のCRP 値を共有することは、たいへん意義があると考えられる。臨床経過において、HbA1c の改善とともにCRP 値が低下していれば、歯周治療の効果を医科と歯科の双方が認識し、患者も歯科定期通院の意味を実感できるからである。

糖尿病領域における医科歯科連携の歴史

ここで、糖尿病に関する医科歯科連携の歴史を俯瞰してみる。2007年に日本歯科医師会は、糖

	CRP 高値群				CRP 低値群			
	CRP（mg/dL）		HbA1c（%）		CRP（mg/dL）		HbA1c（%）	
治療群 抗菌薬あり	n=42				n=33			
	前	3ヵ月後	前	3ヵ月後	前	3ヵ月後	前	3ヵ月後
	0.19	0.06**	7.4	6.9**	0.02	0.03	6.9	6.9
	±0.22	±0.03	±1.2	±0.9	±0.01	±0.02	±1.4	±1.5
治療群 抗菌薬なし	n=38				n=47			
	前	3ヵ月後	前	3ヵ月後	前	3ヵ月後	前	3ヵ月後
	0.18	0.09**	7.4	7.1*	0.02	0.04*	7.0	6.9
	±0.19	±0.09	±1.2	±1.0	±0.01	±0.04	±1.0	±1.0
未治療群	n=62				n=56			
	前	3ヵ月後	前	3ヵ月後	前	3ヵ月後	前	3ヵ月後
	0.22	0.21	7.2	7.1	0.03	0.03	6.8	6.8
	±0.20	±0.22	±1.0	±1.0	±0.01	±0.02	±0.9	±1.0

＊ $p < 0.05$
＊＊ $p < 0.001$

尿病対策推進会議[4] に "日本医師会、日本糖尿病学会、日本糖尿病協会" に次ぐ、幹事団体として参画した。また同年、日本糖尿病協会が日本歯科医師会と日本歯周病学会の協力を得て、歯科医師登録医制度を発足させた[5]。本制度はわが国の糖尿病領域における医科歯科連携の本格的幕開けとなったといえるだろう。そして日本糖尿病学会が歯周病をガイドラインに掲載したのは、2008年と比較的最近のことであるが、その後は日本歯周病学会との連携も進み、2016年には歴史的な動きが連動して生じている。

1. 歯科医師が歯周病は第6の糖尿病合併症であることを提唱

1993年、歯科医師である Löe は歯周病が糖尿病の第6の合併症であることを提唱した[6]。医師ではなく歯科医師が最初に提唱した点が重要であるが、その背景については論文中に記されていない。想像するに、歯科医師は歯牙や歯肉の状態変化を通して病態を把握するため、高血糖による口腔内変化を視診で直接捉えることができるからではないかと筆者は考える。

実際、歯科医院で血糖測定を実施している歯科医師たちは「口腔内乾燥所見や、歯肉の鬱血、歯肉の弾性喪失、歯周治療への抵抗性など、"何かおかしい" という直感があった際に血糖値を測定すると、高血糖であることが多い」と語っている。

2. 糖尿病治療ガイドに歯周病が登場

日本糖尿病学会は1～2年ごとに糖尿病治療ガイドを改訂しているが、Löe の報告から15年の

時を経た2008年、初めて同ガイドに歯周病が登場した。その後も改訂されるたびに歯周病の頁は加筆修正されており、"第10章 専門医に依頼すべきポイント" において、歯科の箇所には次のように記載されている[7]。

「糖尿病と歯周病には密接な関係があることがわかってきている。初診時に歯肉の出血、腫脹が認められる場合は、歯科を受診させることが望ましい。日頃から糖尿病に関して歯科医と連携を保っておくことが重要である」

3. 歯周治療ガイドラインにおいて糖尿病患者に対する抗菌療法の併用が推奨される

2014年、日本歯周病学会が発行する "糖尿病患者に対する歯周治療ガイドライン 改訂第二版"[8] において、抗菌療法の併用について次のように記載された。

「歯周炎を合併した糖尿病患者に対する歯周基本治療では抗菌療法の併用を考慮すべきである。とりわけ、糖尿病を合併した広汎型慢性歯周炎、あるいは重度の糖尿病関連性歯周炎や SRP で器具の到達が困難と判断される重度歯周炎症例に対しては推奨される(レベル1、推薦度 グレード B)」

補足説明として、「糖尿病の易感染性を考慮した場合、抗菌療法の併用は、有効と考えられる」と書かれているが、この "易感染性" という文言が重要である。糖尿病患者は一般患者に比べて、肺炎・腎盂腎炎・蜂窩織炎・歯髄炎などの感染症を容易に併発し、なおかつ重篤化しやすい。また、神経障害を合併している場合は痛みの自覚を欠く

ことが多く、無症状で経過するため、重篤化を見逃してしまうことがある。

歯周治療ガイドラインは、糖尿病患者が有するこのような易感染性を重要視したうえで、歯周基本治療における抗菌療法の併用を考慮・推奨したものと考えられる。

4. 糖尿病診療ガイドラインにおいて歯周治療が推奨される

日本糖尿病学会が発行する2016年版の糖尿病診療ガイドライン[9]において、「歯周治療は血糖コントロールの改善に有効か?」という項目に対して「2型糖尿病では歯周治療により血糖が改善する可能性があり、推奨される。推奨グレードB（合意率95%）」と明記された。その解説の一部を下記に転載する。

「メタアナリシスでは解析対象とする文献の相違があるものの、共通して歯周基本治療（主としてスケーリング・ルートプレーニング）の術後にHbA1cが0.38～0.66%低下することが示されている。代表的な解析として、コクランデータベースに掲載された解析では3件のRCT（Randomized Controlled Trial：ランダム化比較試験）から歯周治療によりHbA1cが0.40%低下することを算出している。また2013年にアメリカ歯周病学会誌に掲載された解析では研究6件（報告5件）が対象となり歯周治療によりHbA1cが0.65%、空腹時血糖が9.04mg/dLの低下を算出している。また、抗菌薬の併用をしない歯周治療によってもHbA1cが0.64%低下することを報告しているメタアナリシスもある」

これらの報告を踏まえ、本ガイドラインでは糖尿病患者への歯周治療を推奨しており、これは日本歯周病学会のガイドラインとも見解が一致している。

このように、日本糖尿病学会は日本歯周病学会と連携し、糖尿病患者への歯周治療の推奨をガイドライン上において高らかに宣言している。

5. 平成28年の歯科診療報酬改定において"P処（糖）"が誕生

上述のような流れを踏まえたためと思われるが、平成28年春、新たな歯科診療報酬として"歯周疾患処置（糖尿病を有する患者に使用する場合）"、P処（糖）が登場した。

従来の歯周疾患処置は、歯周基本治療終了後に臨床症状の改善が認められない場合に限り、請求できた。しかし、P処（糖）の登場により、糖尿病患者の場合は特例として歯周基本治療と並行しながら歯周疾患処置、すなわち抗菌療法を併用することが可能となったのである。P処（糖）請求時のレセプトには、糖尿病患者の紹介元医療機関名の記載が義務づけられている。

糖尿病領域において医科歯科連携を推進させるためには、P処（糖）の活用が効果的と考えられる。そのためにも、歯科はもとより医科にもP処（糖）を周知させる必要がある。

6. 糖尿病連携手帳の歯科記載項目が大幅に刷新

日本糖尿病協会は製薬企業や検査機器企業の協力を得て、糖尿病患者が携帯する「糖尿病連携手帳」[10]を全国に配布している。糖尿病患者は、受診時に糖尿病連携手帳を持参し、毎回検査結果や治療内容を主治医が記載する。眼科や歯科などを受診する際にも、本手帳を提出することで、他科スタッフが患者の全身状態や治療状況を把握することが可能になっている。

平成28年1月まで、本手帳の歯科記載事項は「検査日・施設名・歯周病重症度分類・次回受診月」の4項目しか存在しなかったため、現場ではほとんど活用されていなかった。

嶋田病院（福岡県小郡市）では、糖尿病専門医である赤司朋介医師が中心となり、コーディネートナースと呼ばれる連携専任看護師を活用しながら、地域全体で医科診療所、歯科診療所、院外調剤薬局の連携構築を行っている。歯科からの情報提供を充実させるため、独自の歯科情報シールを糖尿病連携手帳に貼付し運用したところ、たいへん好評であったため、この取り組みが平成28年2月に行われた糖尿病連携手帳の改訂（第三版）に反映されることになった[11]。

この結果、歯科の記載項目は14項目となり、眼科医師の記載スペースと同等になっている（図❷）。

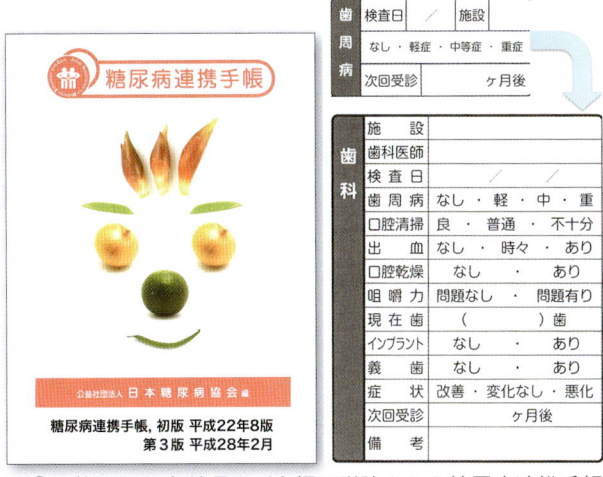

歯周病	検査日	/	施設	
	なし・軽症・中等症・重症			
	次回受診		ケ月後	

歯科	施　設	
	歯科医師	
	検査日	
	歯周病	なし・軽・中・重
	口腔清掃	良・普通・不十分
	出血	なし・時々・あり
	口腔乾燥	なし・あり
	咀嚼力	問題なし・問題有り
	現在歯	（　　）歯
	インプラント	なし・あり
	義歯	なし・あり
	症状	改善・変化なし・悪化
	次回受診	ケ月後
	備考	

糖尿病連携手帳, 初版 平成22年8版
第3版 平成28年2月

新たに記載された14項目

①施設名
②歯科医師名
③検査日
④歯周病（なし・軽・中・重）
⑤口腔清掃（良・普通・不十分）
⑥出血（なし・時々・あり）
⑦口腔乾燥（なし・あり）
⑧咀嚼力（問題なし・問題あり）
⑨現在歯数
⑩インプラント（なし・あり）
⑪義歯（なし・あり）
⑫症状（改善・変化なし・悪化）
⑬次回受診月
⑭備考

図❷　第三版で歯科項目が大幅に増強された糖尿病連携手帳

国民に向けた発信

このように、医科側においてはまだ一部とはいえ、歯周治療の重要性を理解し、歯科受診を推奨するほどの気運が高まりつつある。加えて、厚生労働省が、易感染性を有する糖尿病患者への抗菌療法の必要性を認め、Ｐ処（糖）を歯科診療報酬に収載したことは画期的といえる。

しかし、肝心の患者に目を向ければ、まだまだ口腔に対する意識は低く、歯科定期通院が常識になっているとは言い難い。

毎年11月14日は、"世界糖尿病デー（インスリンを発見したバンティング博士の誕生日）"であるが、11月8日 の"いい歯の日"と近接していることから、糖尿病と歯周病の関係を国民に向けて発信するには、絶好のタイミングである。

2016年、日本経済新聞ビジネスリーダー編集長取材による「糖尿病を予防したければ歯医者へ行け」と題する記事が電子版に掲載された[12]。記事中では、糖尿病と歯周病の関係、歯周病の実態は口腔感染症であること、歯科衛生士による専門的口腔機能ケアは入院患者の在院日数が激減するほどの効果があること、歯周治療により体内の炎症は消退し血糖改善効果をもたらすこと、このため厚生労働省は新たにＰ処（糖）を認めたこと、などが紹介されている。

本記事が掲載された日は、アメリカ大統領選が終わった直後であったにもかかわらず、経済も含めた全分野の記事のなかで、アクセスランキングは３位であった。歯周病と糖尿病という切り口に対して、これほどまでに多くの読者が興味をもったことはメディア全体でも着目され、週刊誌にも後追い記事が掲載されたほどである。後日談になるが、この記事が掲載された日、日本経済新聞社内は「編集長いい記事でした、さっそく歯医者さんに行きますよ！」という声で溢れたという。

歯周病と糖尿病というテーマには、人々の心を動かし、行動変容まで起こし得る力がある。歯科と医科、双方が互いの専門性と知識に敬意を払い、両者が手を携えることにより、初めて国民が「健口から健幸」へ至る道のりが開けるのではないだろうか。

【参考文献】

1）Engebretson SP,et al.: The effect of nonsurgical periodontal therapy on hemoglobin A1c levels in persons with type 2 diabetes and chronic periodontitis. a randomized clinical trial, JAMA,310（23）: 2523, 2013.
2）西村英紀：糖尿病の新たな合併症 4）歯周病. 日本内科学会雑誌. 104（9）:1907, 2015.
3）Munenaga Y,et al.: Improvement of glycated hemoglobin in Japanese subjects with type 2 diabetes by resolution of periodontal inflammation using adjunct topical antibiotics: results from the Hiroshima Study. Diabetes Res Clin Pract, 100（1）: 53, 2013.
4）日本医師会：糖尿病対策推進会議. http://www.med.or.jp/jma/diabetes/
5）公益社団法人 日本糖尿病協会：歯科医師登録医制度. https://www.nittokyo.or.jp/modules/doctor/index.php?content_id=8
6）Löe H: Periodontal Disease The sixth complication of diabetes melitus. Diabetes Care 16: 329-334, 1993.
7）日本糖尿病学会：糖尿病治療ガイド2016-2017. 分光堂 , 2016.
8）日本歯周病学会：糖尿病患者に対する歯周治療ガイドライン 改訂第二版 , 2014.
9）日本糖尿病学会：糖尿病診療ガイドライン , 2016.
10）日本糖尿病協会：糖尿病連携手帳（PDF）. http://www.nittokyo.or.jp/patient/goods/handbook.html
11）赤司朋之：日本糖尿病協会ウイリアム・カレン賞 . 月刊糖尿病ライフ さかえ , 56（10）:19, 2016.
12）小板橋太郎：糖尿病を予防したければ歯医者へ行け. 日本経済新聞電子版 , 11月14日 , 2016.

3 生活習慣病（NCDs）予防のために補綴治療に取り入れるべき指導

日本大学歯学部　歯科補綴学第Ⅲ講座・歯科インプラント科
萩原芳幸

はじめに

超高齢社会に突入したわが国では、人口構造の変化、DMF歯数の減少および口腔衛生観念の向上などにより、歯科関連の疾病様相が激変している。それに伴い、従来の臓器・疾患別医療から生活を支え、健康寿命を延伸させるための歯科医療へと治療概念やニーズが変化している。これは、歯科医療の目的が口腔の健康から全身の健康・快適な生活機能の維持へ変化したことを意味している。現代社会において歯科医師には「口腔と全身の健康」を司る専門職としての自覚が求められる。

以前から口腔の健康と全身状態の関連性は指摘されてきた。しかし、超高齢社会を迎えた現在、健康寿命の延伸（＝不健康余命の短縮）を合言葉に歯科医師・国・国民の三者がそれらを具現化する方向性を模索し始めている。本項では高齢期のみならず中年期（あるいは壮年期）における口腔・咀嚼機能と健康増進、とくに食と大きな関連性をもつ生活習慣病の予防について考えてみたい。

補綴と全身の健康とのかかわり

歯科補綴学は「歯および口腔周囲組織の欠損に

よって生じる顎口腔系の機能障害や審美性を回復し、それにより患者のQOL向上と健康維持を通して、国民の健康長寿に貢献すること」を目的としている。一般的に歯科補綴学から見た全身健康とのかかわりは、主に咀嚼・咬合機能と①摂取食品からの栄養摂取状況、②口腔周囲筋の活性化に伴う骨・筋の恒常性維持と脳血流への影響の2つが考えられる。咀嚼・咬合機能は残存歯数、歯列の状態、補綴装置の種類や装着状況の影響を受け、それに伴う嚥下機能や食速度、摂取可能食品の変化は全身栄養状態に影を落とす。良好な咀嚼機能の影響を患者への伝達事項を含めて**表❶**にまとめた。

補綴学的な患者指導を実施する前の理論的背景

補綴治療を通して患者に諸指導を行う前に、指導の目的やそれに至る背景を整理しておく必要がある。患者に対して理論的および疫学的な背景説明を行うことができないと、患者のモチベーションも上がらずに効果的かつ継続的な指導とその実践が困難となる。

まず、最初に基本となるオーラルフレイルに端を発する補綴的視点からみた全身健康状態への影響をまとめてみる（**図❶**）。健常者と比較して歯

表❶　良好な咀嚼機能の恩恵

作用・機能	特徴	患者への説明内容
唾液分泌促進	消化のみならず口腔内の自浄作用を向上	・消化を助ける ・う蝕・歯周病予防 ・風邪等への抵抗性
	唾液中のリゾチーム、ラクトペルオキシターゼ、IgAによる疾病の予防	
咀嚼筋活動の影響	食速度・咀嚼回数は血糖値上昇速度に影響を与える（グルコーススパイク抑制）	・肥満の予防 ・糖尿病予防・対策 ・顔貌への影響（若々しさの維持） ・認知症や脳血管障害の予防
	咀嚼筋・口腔周囲筋の活動量増加に伴う 1）骨・筋の恒常性維持、2）脳の循環血液量が増加	
食品粉砕能の向上	食物の味物質を溶出することでの味覚向上とそれに伴う、食欲増進と心理的満足感、情緒的豊かさへの影響	・摂取可能食品の増加 ・食を通しての幸福感 ・食物繊維による便通向上や肥満防止 ・むせ・飲み込みやすさの改善
	野菜類の繊維性食品摂取量の向上	
	嚥下障害への影響	

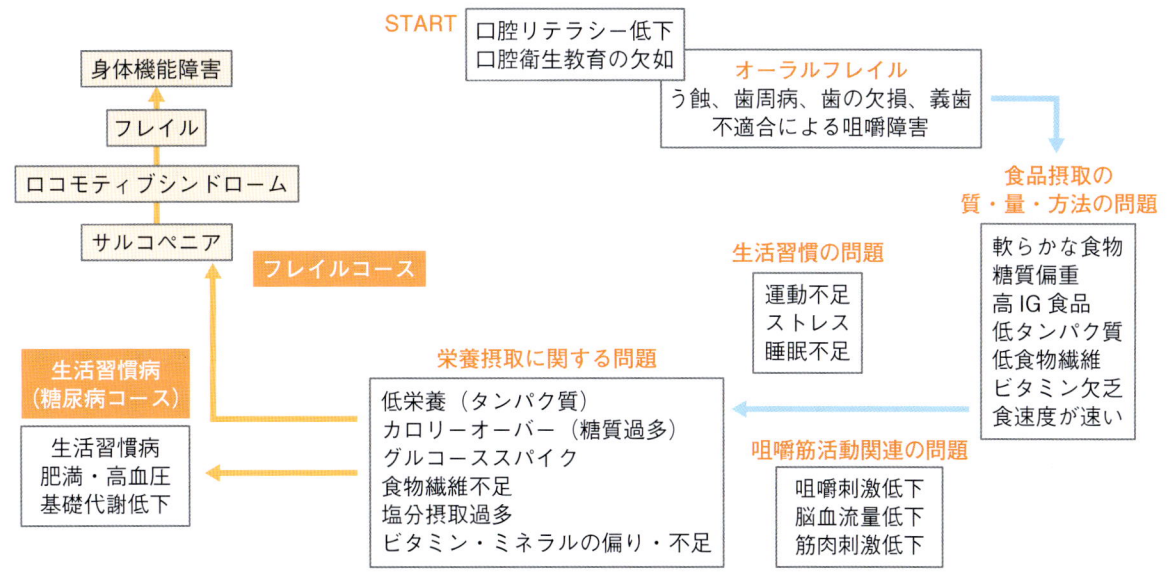

図❶　オーラルフレイルに端を発する全身健康状態への影響。咀嚼機能低下などのオーラルフレイルに起因する低栄養あるいはカロリー過多は生活習慣病やフレイルに到達する。適切な補綴治療による咀嚼機能の回復と保健指導（食事・運動指導）は、健康維持のために負のスパイラル上流での防波堤として非常に重要である

歯の本数別、噛んで食べるときの状況（70歳以上、男女計）

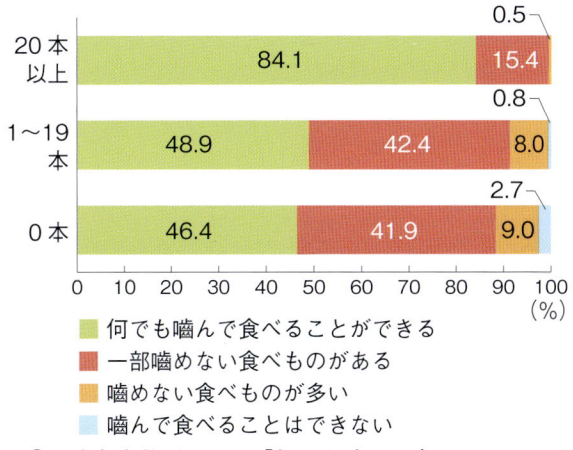

■ 何でも噛んで食べることができる
■ 一部噛めない食べものがある
■ 噛めない食べものが多い
■ 噛んで食べることはできない

図❷　残存歯数別にみた「何でも噛んで食べることのできる人」の割合。残存歯数によって食べることのできる食品に大きな差がある。これは栄養摂取状況に大きな影響を与える（参考文献[3]より引用改変）

噛んで食べるときの状況別、低栄養傾向者の割合（男女計）

（%）

	0 10 20 30 40 50 60 70 80 90 100
何でも噛んで食べることができる	85 / 15
一部噛めない食べものがある	79.7 / 20.3
噛めない食べものが多い	67.1 / 32.9
噛んで食べることはできない	37.5 / 62.5

■ それ以外の者　■ 低栄養傾向者

図❸　ものを噛んで食べることの状況と全身栄養状態との関係。咀嚼機能の低下が全身の栄養状態に大きな影響を与える。すでに低栄養になっている人は「噛んでものを食べる」ことが困難な割合が高い（参考文献[3]より引用改変）

を喪失して咀嚼機能が低下した人は、易咀嚼性食物（主に炭水化物：糖質）の多量摂取によりカロリーオーバーに陥りやすく、その反面タンパク質・ビタミン・食物繊維・ミネラル等の栄養素摂取量が低下する傾向にある[1]。日本国民の平均的な喪失歯数は50歳代で4～5本、60歳代6～7本、70歳代11～12本であり[2]、咬合力や食品粉砕能力は補綴装置の種類別にみると有床義歯＜インプラントオーバーデンチャー＜ブリッジおよびインプラント固定性義歯の順で有意に向上する。

欠損歯数は補綴装置の種類選択に関連し、咀嚼機能に大きな影響を与える。平成25年度の国民健康・栄養調査によると、とくに高齢者において残存歯数により摂取食品の種類や質に大きな差が生じる。また、すでに低栄養状態に陥っている高齢者は噛んでものを食べるという基本的な機能に障害があることがあきらかである（図❷、❸）[3]。

一方、2014年に厚労省が実施した患者調査によると国民病ともいわれる糖尿病患者は2014年には316万人以上（予備軍含むと950万人）で、各

表❷　主な傷病の総患者数。厚生労働省の平成26年患者調査の概況による「いわゆる生活習慣病などを中心とした患者数」。相当数の患者あるいは予備軍が存在することがわかる（参考文献[4]より引用改変）

主な傷病	総患者数	男女別患者数
糖尿病	316万6,000人	男性 176万8,000人 女性 140万1,000人
高血圧性疾患	1,010万8,000人	男性 445万人 女性 567万6,000人
高脂血症	206万2,000人	男性 59万6,000人 女性 146万5,000人
心疾患（高血圧性のものを除く）	172万9,000人	男性 94万7,000人 女性 78万6,000人
悪性新生物（がん）	162万6,000人	男性 87万6,000人 女性 75万人
脳血管疾患	117万9,000人	男性 59万2,000人 女性 58万7,000人

注）総患者数は表章単位ごとの平均診療間隔を用いて算出するため、男女の合計と総数が合わない場合がある

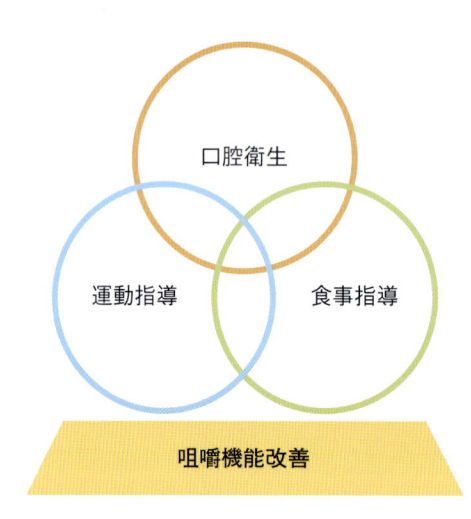

図❹　歯科における保健指導の基本。歯科における保健指導は口腔機能の改善を礎として、その上に口腔衛生・食事指導・運動指導が三位一体となることが望ましい

種合併症を含めて国民の健康を大きく脅かしていることが指摘されている。また、その他の生活習慣病などの実態も明らかにされている（**表❷**）[4]。

■ 補綴治療に関連する生活習慣病予防のための患者指導

　生活習慣、とくに食生活（栄養）と身体活動（運動）の改善は生活習慣病予防・改善に必須である。これらは原則として医師の指導下で行われ、管理栄養士をはじめ関係する多職種の連携によって行われる。残念ながら、これらに歯科が関与することはなく、歯科の患者指導は主に口腔衛生指導に留まっていた。しかし、今後は歯科＝口腔衛生指導という固定観念から脱却し、健康寿命延伸のために咀嚼機能の回復の上に成り立つ歯科独自の健康・保健指導体系を確立する必要がある（**図❹**）。とくに歯科補綴治療に関連した健康・保健指導には3つのステップが必要であろう（**表❸、図❺**）。

　すなわち、第一段階としては補綴治療による咀嚼機能改善で、①何が食べられるのか（摂取可能食品）と、②現在、何を、どう食べているのか（食習慣・栄養バランス）を把握する。これらの情報もとに個々の患者の目標を設定し、食習慣・摂取食品の指導を行う。また、同時に食習慣に加えて適切な運動指導も行う必要がある。ただし、あくまでも医科が行う食事・運動指導が主たるものなので、補綴治療後に行う指導は簡便かつ継続性があり、患者意識変化に訴えるものを心がける。

1. 咀嚼機能の評価と摂取食品数の増加

　歯の欠損（歯列不正や咬合異常を含む）に伴う咀嚼機能低下は、摂取可能食品に制限を与える。咀嚼障害の場合、一般的に軟食が増加するため糖質過多になりやすく、逆に野菜類（とくに葉物類）は咀嚼が困難であるためビタミンやミネラルは不足する（**図❻**）。

表❸　歯科補綴治療に関連した健康・保健指導の基本項目

	チェック・指導項目	内容等
1	咀嚼機能の状態のチェック • 何が食べられるのか • 何を食べることができるようになったのか	咀嚼機能を評価して適切に補綴処置を行い、摂取可能食品数を増加させる • **主観的な咀嚼機能評価** 　1．山本の咀嚼表（山本） 　2．摂取可能食品アンケート表（越野） • **客観的な咀嚼機能評価** 　1．グルコセンサー 　2．デンタルプレスケール
2	食習慣のチェックと食事・栄養指導 • 何を、どう食べているのか • 何を食べるようにするべきか	1．摂取可能食品を把握して、バランスのよい食事内容の提示 2．体重コントロールが必要な場合には、1日の必要摂取カロリーを計算 3．食事の摂り方・食べる順番などを、補綴治療に反映　補綴装置の種類や、質との関連性も視野に入れる
3	生活習慣のチェックと食事、運動指導 • 有酸素運動とレジスタンス運動	1．運動習慣の有無・程度の把握 2．生活サイクル・レベルに合った運動の紹介（有酸素運動とレジスタント運動） 3．無理なく継続可能なプログラムの提案（基本は医科による運動指導に従う）

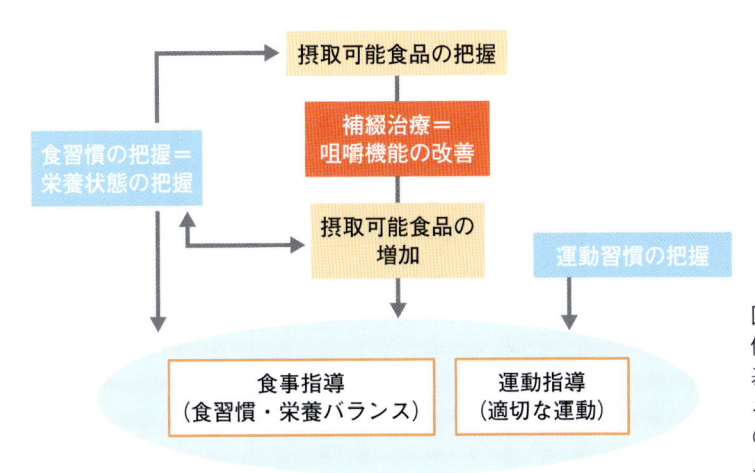

図❺　補綴治療を軸とした健康増進のための保健指導。適切な補綴治療による咀嚼機能の向上を基本軸として、治療前後における摂取可能食品および栄養状態を把握する。その情報もとに個々の患者の目標を設定し、食習慣・摂取食品の指導および適切な運動指導も行う

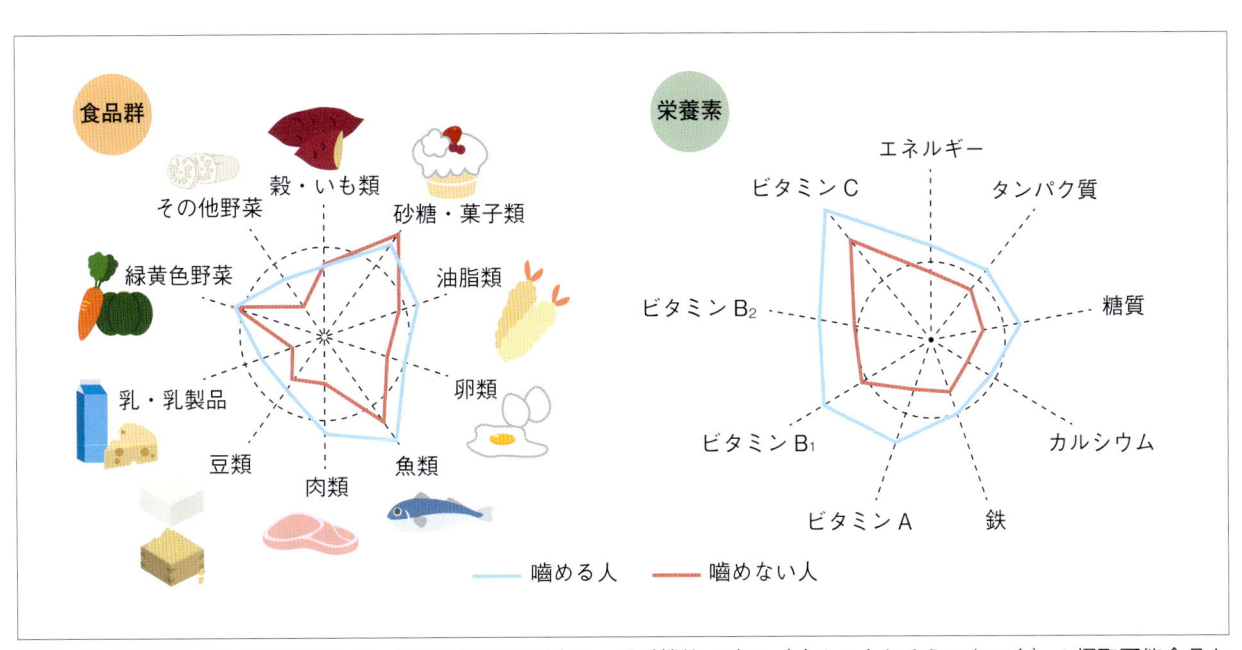

図❻　咀嚼機能による摂取可能食品・栄養摂取状況の違い。咀嚼機能の違い（噛める人とそうでない人）の摂取可能食品と栄養摂取状況を表している。咀嚼機能の低下している群では摂取食品に制限があり、栄養バランスにおいてもタンパク質、脂質、カルシウム、鉄、ビタミン B2 などが不足する傾向がある（参考文献[6]より引用改変）

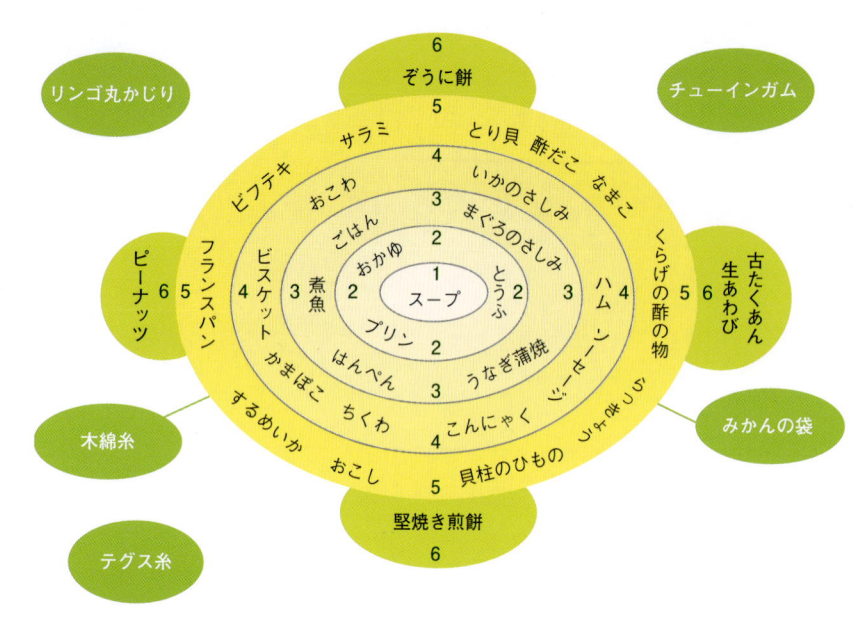

残存歯数	食品
18〜28	フランスパン、酢だこ、イカ、たくあん、堅焼き煎餅
6〜17	煎餅、かまぼこ、レンコン、おこわ、きんぴら
0〜5	バナナ、うどん、ナスの煮つけ

図❼　患者の摂取可能食品をスクリーニングする際に使用する簡易評価表。義歯装着者を想定して設定されたものが多いが、摂食可能食品を簡単にチェックすることができる。患者にも治療前後での比較がわかりやすい（参考文献[7, 8]より引用改変）

喪失歯数やその配置、歯列の状態などにより補綴装置による咀嚼機能回復の程度は異なるため、摂取可能食品（食品の加工状態）を的確に評価する必要がある（**図❼**）。とくに欠損歯数が多く、大型の可撤性補綴装置による咀嚼機能回復症例では、越野ら[9]の摂食可能食品アンケートを利用して食品の物性や調理方法なども考慮したスクリーニングを行う（**図❽**）。

2．食習慣・摂取食品に関する指導

従来の歯科治療では補綴による咀嚼機能向上が最終目的であった。しかし、健康寿命延伸を念頭においた歯科治療では、咀嚼機能回復と同時に適切な食習慣・摂取食品によるカロリー・栄養バランスの調整が不可欠である。

とくに生活習慣病においては、栄養摂取状態が原因あるいは増悪因子となり（**図❶**）、補綴治療終了後に食生活指導を行うことが重要である。糖尿病を例にとると、食事による血糖値の調節が適切に稼働せず、さまざまな症状が発生することを意味し、表在する症状や現象は氷山の一角であることを患者に理解させることが重要である（**図❾**）。

食事・運動指導の基本は BMI を正常範囲にし、かつ栄養バランスに配慮してサルコペニア予防がポイントとなる。補綴治療により咀嚼機能を向上させた後は、摂取可能食品を精査して、カロリー過多のみならずタンパク質と野菜の摂取量を増やすようなバランスのとれた食事を指導する。

一般歯科医院においては管理栄養士との共同指導は困難であるため、ごく基本的な食生活指導を行うことになる。しかし、いままで歯科医院で食指導は行われてこなかったので、補綴治療をきっかけとして正しい食事の摂り方や栄養バランスの話、食習慣の重要性などを本項で示した図表などを基に説明するだけでも効果的である（**図❿〜⓬**）。

3．運動指導

健康増悪因子としての各種代謝性異常（メタボリックシンドローム、骨粗鬆症など）は、栄養改善のみでは解決せず適度な運動が必須要件となる。BMI を適正範囲内に是正することならびに筋力をつけることを目的とし、①有酸素運動、②レジスタンス運動を組み合わせることが重要で、それに加えて質の高い睡眠とストレスコントロールも指導内容に含むべきである（**図⓭**）。しかし、日常的に運動習慣をもつ患者は少ないため、体重コントロールなどの具体的な目標値を設定し、患者の意識改革を念頭におくべきである。（**図⓮、⓯**）歯科における運動指導は施設要件からも困難であるが、食事指導とともに実効性があり、安心かつ簡単に実施が可能な運動を紹介・指導する（**図⓰、⓱**）。

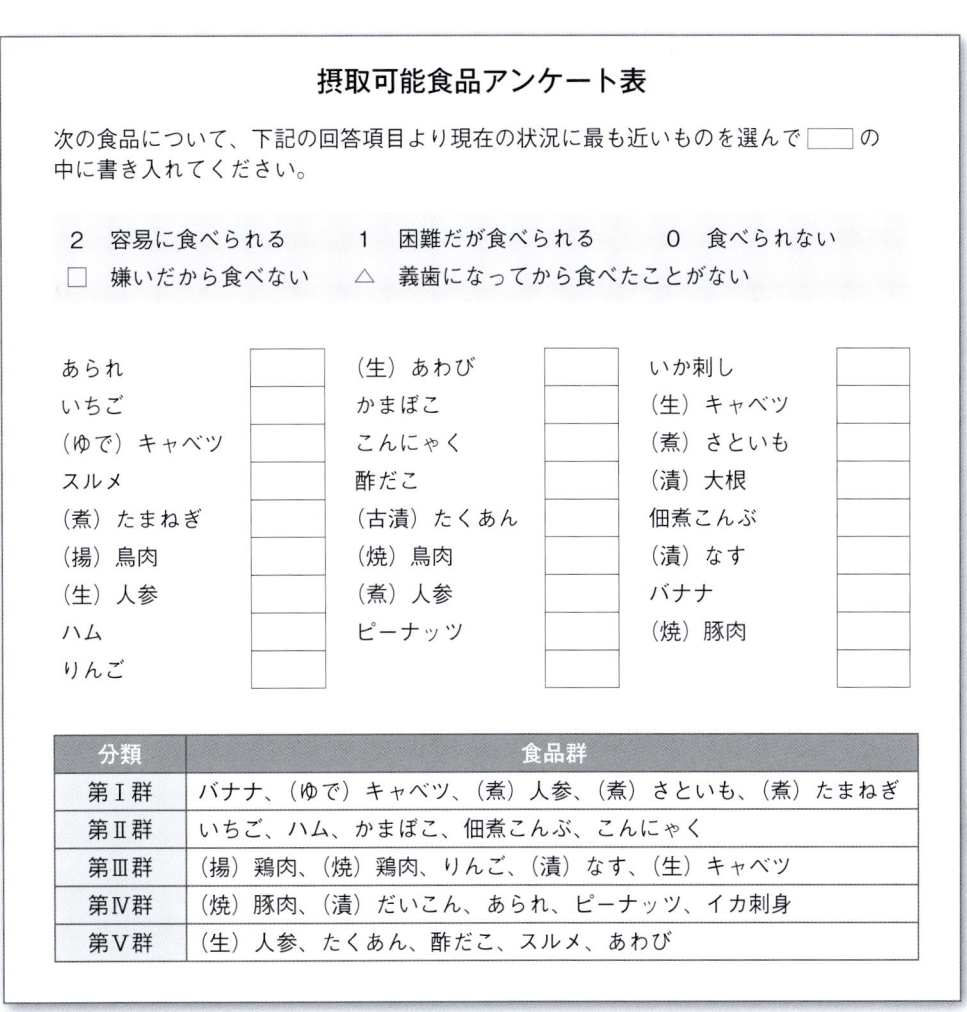

摂取可能食品アンケート表

次の食品について、下記の回答項目より現在の状況に最も近いものを選んで □ の
中に書き入れてください。

2　容易に食べられる　　　1　困難だが食べられる　　　0　食べられない
□　嫌いだから食べない　　△　義歯になってから食べたことがない

あられ		（生）あわび		いか刺し	
いちご		かまぼこ		（生）キャベツ	
（ゆで）キャベツ		こんにゃく		（煮）さといも	
スルメ		酢だこ		（漬）大根	
（煮）たまねぎ		（古漬）たくあん		佃煮こんぶ	
（揚）鳥肉		（焼）鳥肉		（漬）なす	
（生）人参		（煮）人参		バナナ	
ハム		ピーナッツ		（焼）豚肉	
りんご					

分類	食品群
第Ⅰ群	バナナ、（ゆで）キャベツ、（煮）人参、（煮）さといも、（煮）たまねぎ
第Ⅱ群	いちご、ハム、かまぼこ、佃煮こんぶ、こんにゃく
第Ⅲ群	（揚）鶏肉、（焼）鶏肉、りんご、（漬）なす、（生）キャベツ
第Ⅳ群	（焼）豚肉、（漬）だいこん、あられ、ピーナッツ、イカ刺身
第Ⅴ群	（生）人参、たくあん、酢だこ、スルメ、あわび

図❽　摂食可能食品アンケート。この評価方法の特徴は同じ食品でも調理方法（硬さ）を変え、
評価対象に含んでいることである。患者は日常の食生活に即して回答しやすく、それぞれの食品
分類を参考に咀嚼機能と摂食可能食品を同時に評価できる（参考文献[9]より引用改変）

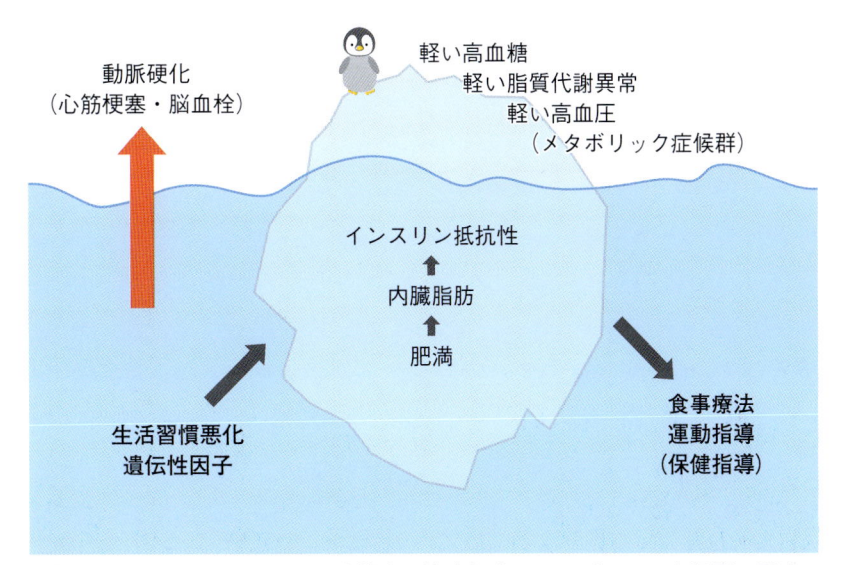

図❾　メタボリック症候群の発生機序と治療概念。メタボリック症候群に関連し
た症状として日常生活で出現する症状の陰に隠れる原因や増悪因子を患者に理解
してもらうことが、保健指導（食事・運動）の第一歩になる（参考文献[10]より引用改変）

1. 野菜を先に食べる
  （いも類、カボチャ、甘辛く煮たものは後に回す）
  →食物繊維は糖・脂肪を吸着する

2. 一回の食事に20分以上かける
  （満腹中枢を刺激するのに20分以上かかる）

3. 咀嚼回数を増やす
  （消化向上、食欲抑制、血糖の急上昇防止、脳血流に
  よる刺激）

図❿　基本的な食事の摂り方①。専門的な食事指導は医師・管理栄養士の領分であるが、補綴治療と連動して咀嚼の重要性や食べる順番などを指導することは可能である

副菜・サラダなどで不足しがちな
野菜を補っているか

肉・魚・卵・大豆製品を
取り揃えているか

手測り健康法
350g
両手こんもり

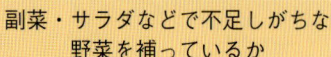

副菜（野菜・海藻）

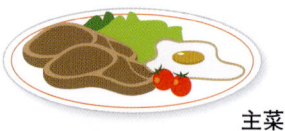

主菜

主食

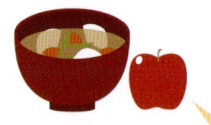

汁もの

炭水化物を摂り過ぎていないか

汁ものの具材（野菜など）や果物で
足りない栄養素を補っているか

「何をどれくらい食べる」かの目安は、体格や慢性疾患の種類、体重コントロールが必要か否かによって異なる。食べる分量を決める場合は、まず図❷および❻を用いて自分が1日に必要なエネルギー量を算出することから始める。摂取食品の種類は図⓫に示すように主食・主菜・副菜・汁もの（フルーツ類）をバランスよく食べることが重要である。食べる量の目安として、ここでは『働く女性用1日2,000kcal分（カッコ内は働く男性用の1日2,650kcal分）の食事目安』を示す。個人差・状況によるカロリーの変化は、主食と主菜で調整する

- 主食……ご飯中盛り1杯（1〜2杯）［1日の主食がご飯
  だけなら中盛3.5杯分（4〜5杯分）］、麺類を
  1食分、食パン1〜2枚程度、和菓子1個程度
- 主菜……肉料理、魚料理、卵、豆腐料理などを1日に
  2〜3皿程度（3皿）
- 副菜……野菜炒めや野菜の煮物、野菜類の小鉢などを
  1日に5皿分程度
- 乳製品…牛乳を1本
- 果物……りんごなど、大きめの果物は1/2個分、ミカン
  などは2個分程度

図⓫　基本的な食事の摂り方②。図❼、❽で使用した摂取可能食品評価と連動させて、日々の食事での栄養バランスの重要性を理解してもらうことが重要である

BMI 25 以上の場合＝体重を減ずる必要がある場合

自分の標準体重 ＝ 身長(m)× 身長(m)×22

適正エネルギー量 ＝ 標準体重 ×25 〜 30（kcal）

→ 適正エネルギー量を
参考に食事を摂る

肥満度が標準以下＝体重を維持あるいは増加する必要がある場合

基礎代謝量 ＝ 基礎代謝基準値*（kcal）× 体重（kg）

＊性・年齢階層により1日体重1kgあたりの代謝量

1日に必要な
エネルギー量 ＝基礎代謝量 ×#身体活動レベル（1.50 〜 2.00）

日常生活において体を動かす状況
動かない人（1.50）→ 肉体労働・定期的なスポーツ（2.00）

→ 1日に必要な
エネルギー量を
参考に食事をとる

図⓬　食事による適正エネルギー量。患者の状態により食事で摂取すべきエネルギー量を知ってもらう（図⓯と密接に関係する）

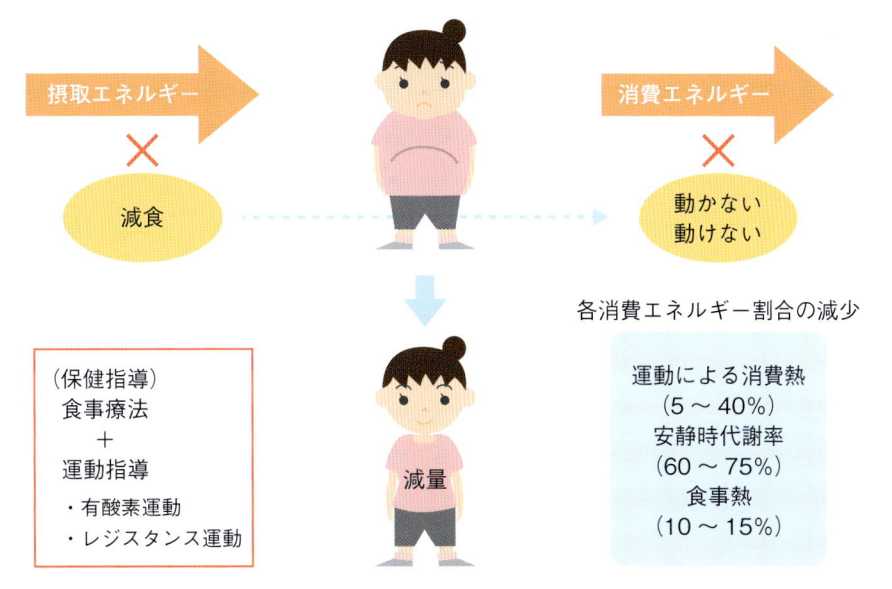

図⓭ 摂取エネルギーバランスからみた体重コントロール。BMI を適正範囲にすることは健康への第一歩である。しかし、減食のみでの体重コントロールは好ましくない。適切な食事と運動処方により基礎代謝量（筋肉量）も増加するため、運動時のみならず安静時の消費エネルギーが増加する（参考文献[10]より引用改変）

今後、これらの運動指導は日本体育協会公認スポーツデンティストが主導的役割を果たすべき分野であると筆者は考えている。スポーツデンティストは「スポーツ競技に関わる歯科的支援のみならず、国民の健康管理」を目的として謳っているため、スポーツに関する歯科的専門家として積極的に取り組みたい。

 ## まとめ

補綴治療の目的は咀嚼機能の回復である。質の高い補綴装置で低下した咀嚼機能を向上させ、そのうえで患者に必要な保健指導を行うことが健康寿命延伸のために求められる。生活習慣病に対する生活指導は医師および連携する多職種でシステマティックに行われている。その枠組みに歯科がどのようにかかわっていくことができるのかが問われている。

【参考文献】

1）Yoshihara A, Watanabe R, Nishimuta M, Hanada N, Miyazaki H: The relationship between dietary intake and the number of teeth in elderly Japanese subjects. Gerodontology, 22（4）: 211-218. 2005.

2）厚労省：平成23年度歯科疾患実態調査まとめ：http://www.mhlw.go.jp/toukei/list/62-23.html

3）厚生労働省：平成25年国民健康・栄養調査. www.mhlw.go.jp/bunya/kenkou/eiyou/dl/h25-houkoku.pdf

4）厚労省：平成26年（2014）患者調査の概況；http://www.mhlw.go.jp/toukei/saikin/hw/kanja/14/

5）Yoshihara A, Watanabe R, Nishimuta M, Hanada N, Miyazaki H: The relationship between dietary intake and the number of teeth in elderly Japanese subjects. Gerodontology, 22（4）: 211-8. 2005.

6）湯川晴美：「かむ」ことと栄養の関連 老研長期プロジェクト情報. 東京, 東京都老人総合研究所, 1996：4.

7）内田達郎, 鈴木哲也, 織田展輔：摂取可能食品の調査による咀嚼能力の評価. 岩手医科大学歯学雑誌 32（2）:105-111, 2007.

8）榊原悠郎田郎(編) 石井拓男, 新庄文明, 池田憲昭, 他（著）：老人保健法に基づく歯の健康教育、歯の健康相談の担当者となったら＜第2版＞. ヒョーロンパブリッシャー, 1992.

9）越野 寿, 平井敏博, 雑誌日本咀嚼学会雑誌 18（1）:72-74, 2008.

10）山之内国男：内分泌・代謝系の運動生理とトレーニング効果. スポーツ医学研修ハンドブック・基礎科目・第2版（日本体育協会指導者育成専門委員会スポーツドクター部会監修）, 文光堂, 2013：35-42.

11）杉並区公式ホームページ：自分にあった減量計画とは？. http://www.city.suginami.tokyo.jp/kenko/metabo/genryo/1011641.html

12）沢井史穂：筋肉は使えば増える！－貯筋運動のすすめ－. www.saitama-sports.or.jp/files/news/H24-1 th_chokin.pdf

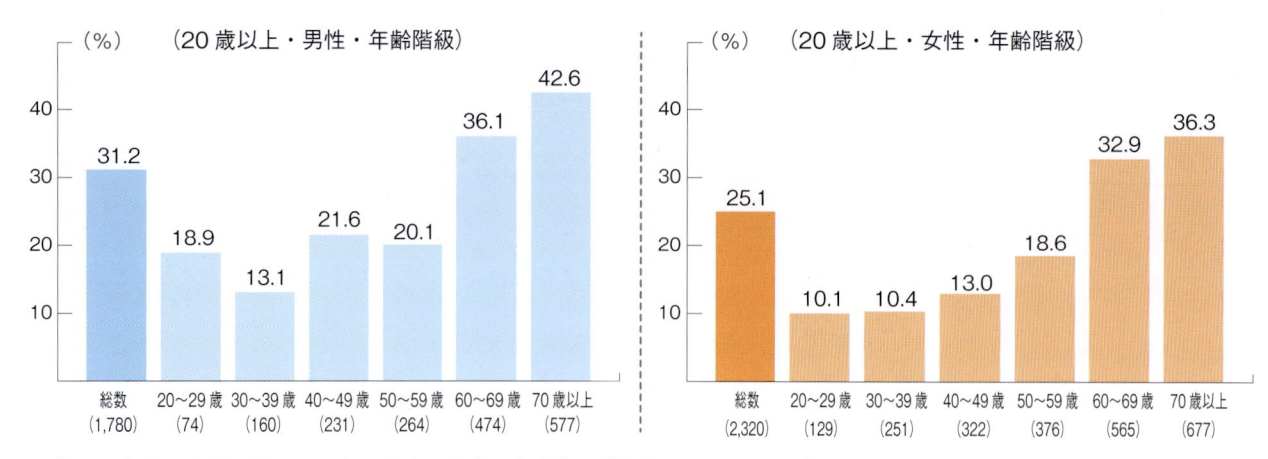

図⑭　日常的な運動習慣のある者の割合。現在は高齢者が定期的に運動を行う率が上昇してきたが、日常的に運動習慣をもつ患者は必ずしも多くはない（参考文献[3]より引用改変）

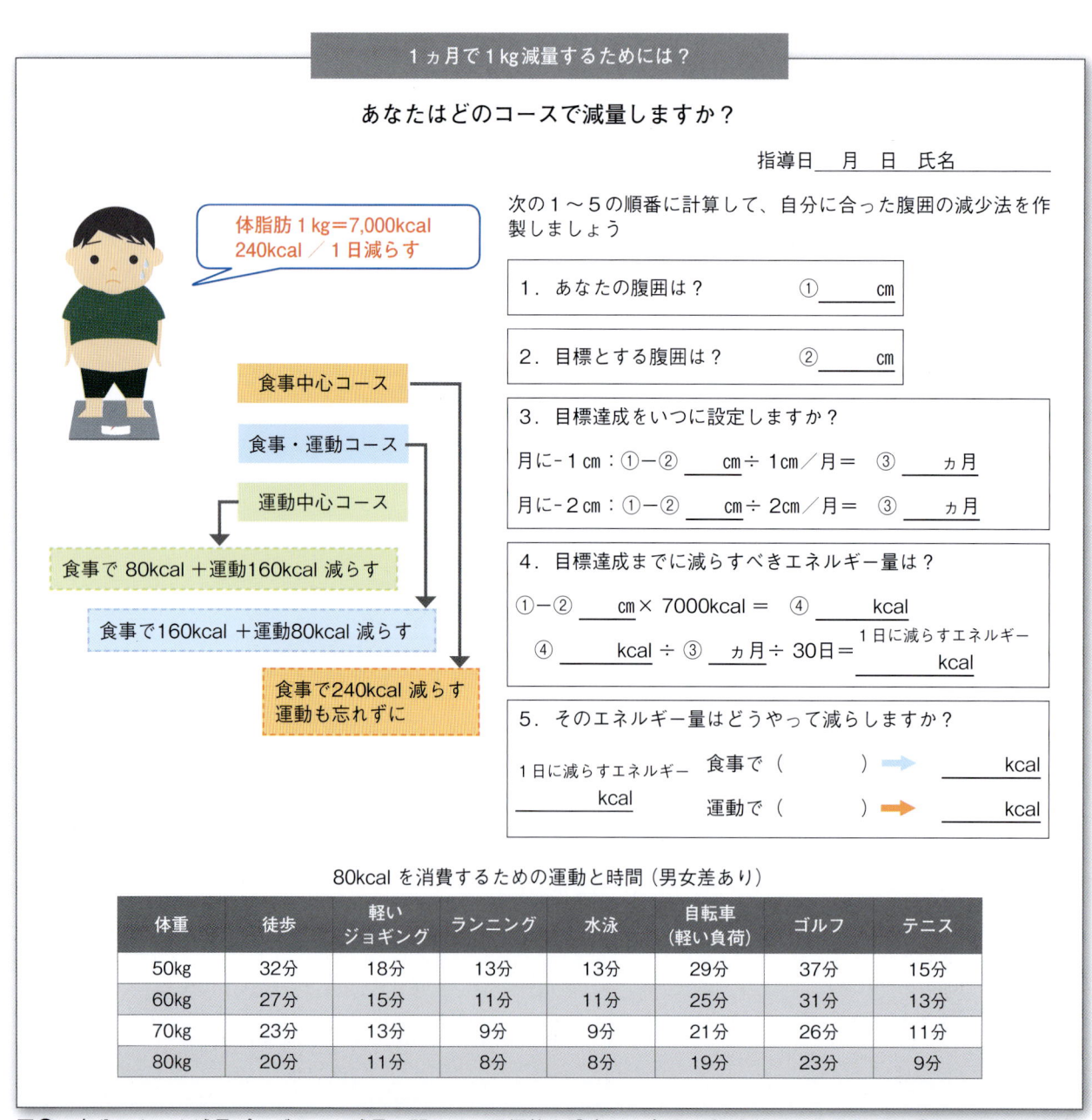

図⑮　自分にあった減量プログラム。減量に関しては目標値を設定し、自分の生活スタイルに合ったプログラムを立案する。患者自身でこの表を作成することでモチベーション向上も期待する。脂肪1キロを落とすには7,200 kcal の消費が必要で、1ヵ月1kgやせるには1日240kcal の消費を目標にする。一日3食として一食あたり80kcal を1単位として計算することで食事コントロールが容易になる（参考文献[11]より引用改変）

貯筋プログラム

1. 「普段から運動を行うことによって筋肉を鍛え、貯金のように持続する」という考え方
2. 超高齢社会において、サルコペニアを予防して国民の QOL を高く長く保つことを目指す
3. 福永哲夫氏（鹿屋体育大学学長）が提唱

◆基本概念
　① 筋力が弱くてもできる
　② ケガや事故の危険性が少ない
　③ 特別な施設や用具を必要とせず、自宅でも手軽にできる

◆高齢者のための貯筋運動プログラムは…
　① 無理なく安全に
　② 特別な器具を使わず
　③ 手軽にできるトレーニング
　④ 自分の体重を利用する方法（自重負荷トレーニング）を用いる

図⓰　サルコペニア予防・基礎代謝量維持のための「貯筋」プログラム。貯筋とは、「運動を行うことによって筋肉を鍛え、それを貯金のように持続しよう」という考え方で、福永哲夫教授（鹿屋体育大学）が提唱・商標登録された。筋力は20代にピークを迎え、その後徐々に下降して60歳をすぎると劇的に低下する。普段から筋力トレーニングにより身体を鍛えて筋肉を貯え、サルコペニアの予防や基礎代謝の維持に役立てる

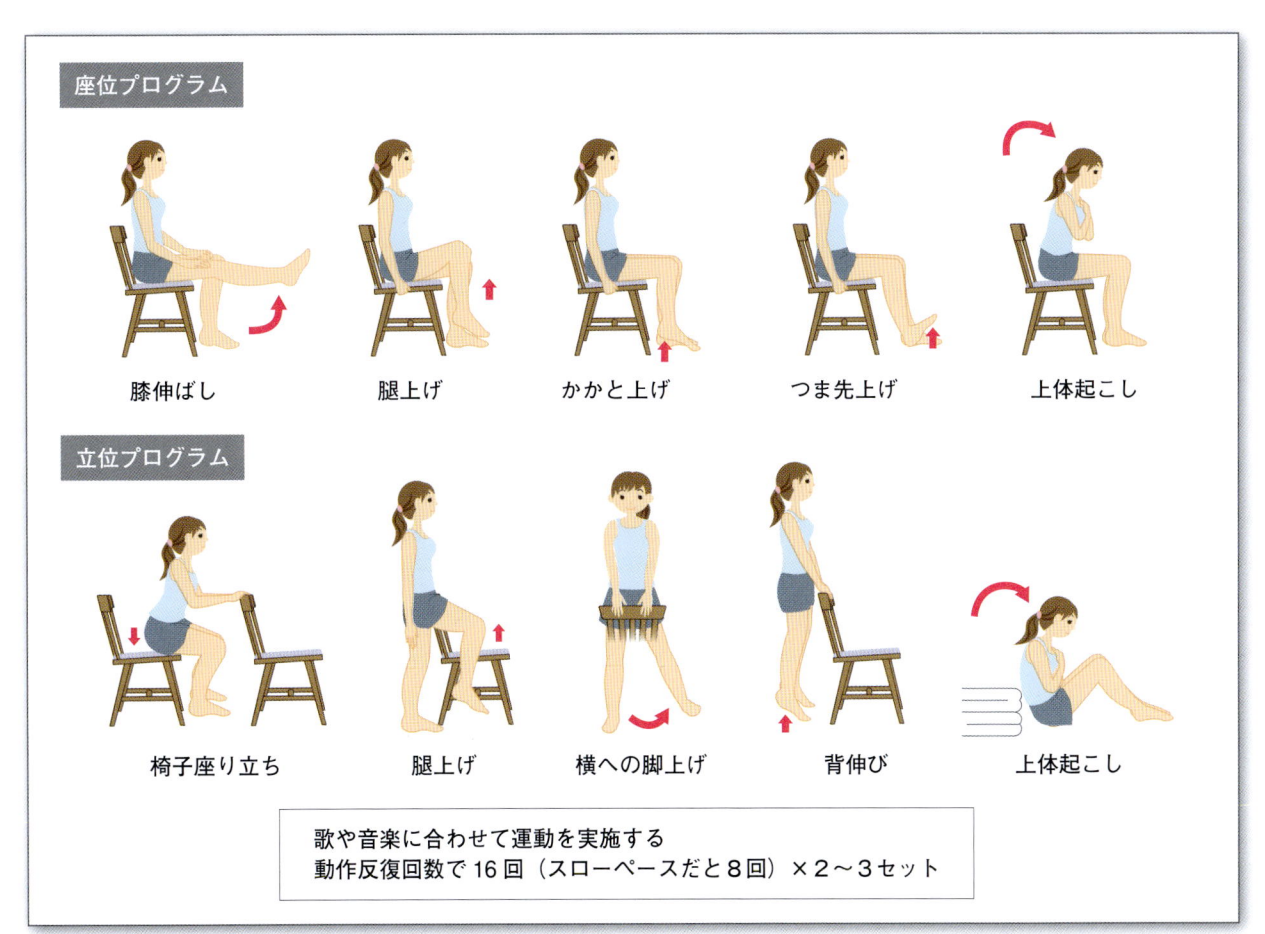

図⓱　高齢者でも容易に行えるプログラム運動。貯筋運動は高齢者が自立した生活を送るうえで必要な筋量・筋力を保証することを目標とする。貯筋運動プログラムでは、在宅の高齢者かつ要支援・虚弱・ハイリスクに属する人が対象となることを想定して図⓰に示した基本概念を満たす、無理のないレジスタンス運動を提唱している（参考文献[12]より引用改変）

4 生活習慣病（NCDs）を予防・改善のための歯周治療

1)日本大学歯学部　保存学教室歯周病学講座　2)神奈川県・武内歯科医院

佐藤秀一[1]　武内博朗[2]

歯周病は炎症を全身に拡散する

　歯周病は口腔内に蓄積しているバイオフィルム（細菌）を主な因子とする感染症である。また、歯周病は食事や運動・喫煙・ストレスといった生活習慣などの環境因子や、宿主因子が影響する多因子性疾患でもある（**図❶**）[1]。さらに、歯周病は口腔内の局所感染と捉えるだけでなく、歯周ポケットから全身に対する持続的な慢性炎症と考える必要がある。このことは、歯周治療によって口腔内の炎症を除去すると生活習慣病（NCDs）が改善されるという、報告からも推察される[2]。そこで、本項ではNCDsを予防・改善するための歯周治療について考えてみたい。

歯周病とNCDsの関係

1. 歯周病と動脈硬化（脂質異常、高血圧）

　歯周病に罹患している多くの人たちは、歯周ポケット内から歯周病原細菌が全身の血管内に侵入し、菌血症を起こす。歯周病原細菌によって菌血症を起こした血管は血管内膜に炎症が起き、血液中のLDLコレステロールが活性酸素によって酸化され、異物となったLDLをマクロファージが貪食する。この貪食された細胞が泡沫細胞となり、血管壁に定着して粥腫を形成するため、動脈硬化が起こるのである。動脈硬化が起こると、血管壁が狭く、硬くなり、心臓に負担をかけて高血圧になる。やがてそれが進行すると、虚血性心疾患や脳血管障害を起こすことになる。

2. 歯周病と糖尿病

　歯周病は糖尿病の第6の合併症として、糖尿病と深く関係していることがわかっている。歯周病によって放出される炎症性物質（TNF-α）は、血流を介して血糖値を下げるインスリンの働きを妨げ、糖尿病を悪化させる。また、糖尿病患者は感染症にかかりやすくなり、歯周病が悪化する[3]。

3. 歯周病と肥満（メタボリックシンドローム）

　肥満になると脂肪細胞が肥大化し、炎症性物質（アディポサイトカイン）が分泌される。つまり、肥満の人は全身が炎症状態になっているのである。そこに歯周病原細菌が血流に乗って全身を駆け巡ると、さらに炎症が悪化する。

NCDsは歯周治療によって改善するのか

　歯周治療によって、以下のようなNCDsの改善が期待できる。

①動脈硬化のリスクマーカー
- ➡積極的な歯周治療によって動脈硬化性疾患のリスクマーカーは改善する。つまり、歯周治療によってIL-6、CRPが低下し、HDL値が改善する。

②糖尿病（HbA1c）の値
- ➡歯周治療によってHbA1cの値は統計学的有意に0.36%改善する。これは、TNF-αなどの炎症性サイトカインによって起こるインス

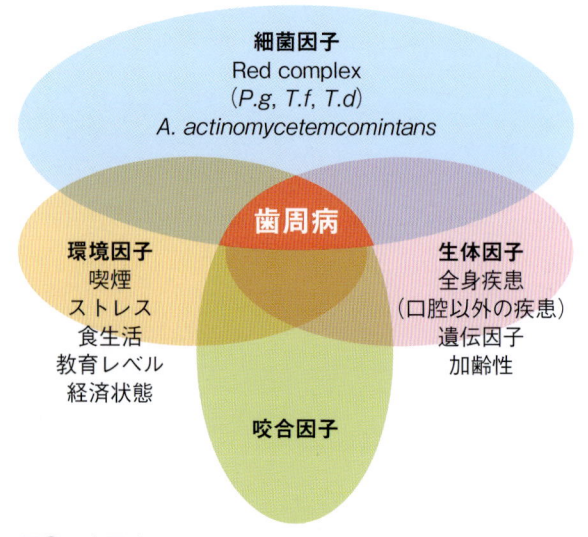

図❶　歯周病のリスクファクター

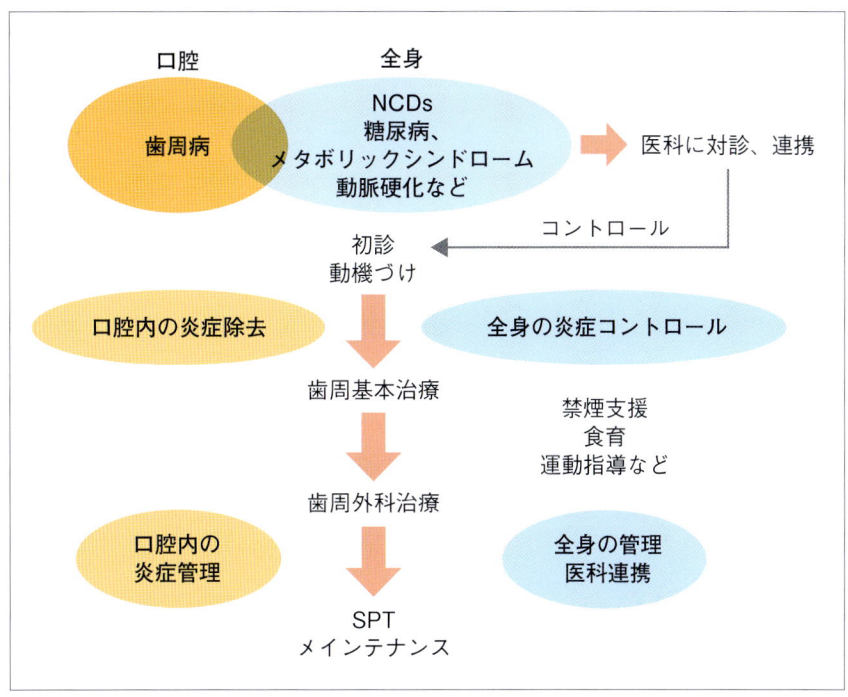

図❷　医科歯科連携を図ることが NCDs の予防・改善に繋がる

リン抵抗性が改善するためと考えられている。

③関節リウマチ（RA）の臨床的指標

→歯周病を併発している RA 患者に対して非外科的歯周治療を行うと、RA の臨床症状、血液検査値も一部改善が認められる。

⑤慢性腎臓病（CKD）

→歯周治療によって CKD の病状が改善する可能性がある。これは、歯周治療により血管内皮機能が改善し、腎機能が回復するためと考えられている。

これらは、『歯周病と全身の健康』[2]に掲載されている、歯周治療によって改善するとされる NCDs のエビデンスから抜粋した。今後、他の NCDs とのエビデンスが確立されていくと考えられる。

NCDs 予防・改善ための歯周治療（図❷）

1. 歯周病は局所の炎症、NCDs は全身の炎症（初診時の動機づけ）

歯周病は局所の炎症疾患だが、その炎症は全身の健康に影響を与えるということを、患者に強く認識してもらう必要がある。そして重度歯周病が進行すると咀嚼障害を起こし、栄養障害などに繋がる。結果、患者自身の生活習慣、つまり、食生活、運動、睡眠などのライフスタイルに大きな影響を与える[4]。また、糖尿病、高血圧などの全身疾患がコントロールされていない患者の場合、必ず医科との連携を行いながら、全身状態をコントロールしてもらう必要がある。

2. 歯周治療

歯周基本治療、歯周外科治療により口腔内の炎症を徹底的に除去する。とくに糖尿病やメタボリックシンドロームなど、全身が慢性炎症状態の患者に対しては、抗菌薬の投与などが必要である。それと同時に生活習慣の改善に取り組み、全身の炎症をコントロールする。以下に炎症を除去するために強化すべき指導を挙げる。

1）口腔清掃指導

患者には、なるべく単純化した口腔清掃指導を行い、歯磨き方法、回数、道具を少なく簡単にする[5]。たとえば、歯磨きの方法は患者がこれまで行ってきた方法に準じて、プラークが除去できるように改善したり、歯磨きの回数を1日1回にしてしっかりと行わせ、補助的清掃道具などはなるべく使わないなど、継続しやすいように口腔清掃指導を単純化する工夫が必要である。その際、電動歯ブラシなどを用いることも有効な手段である。

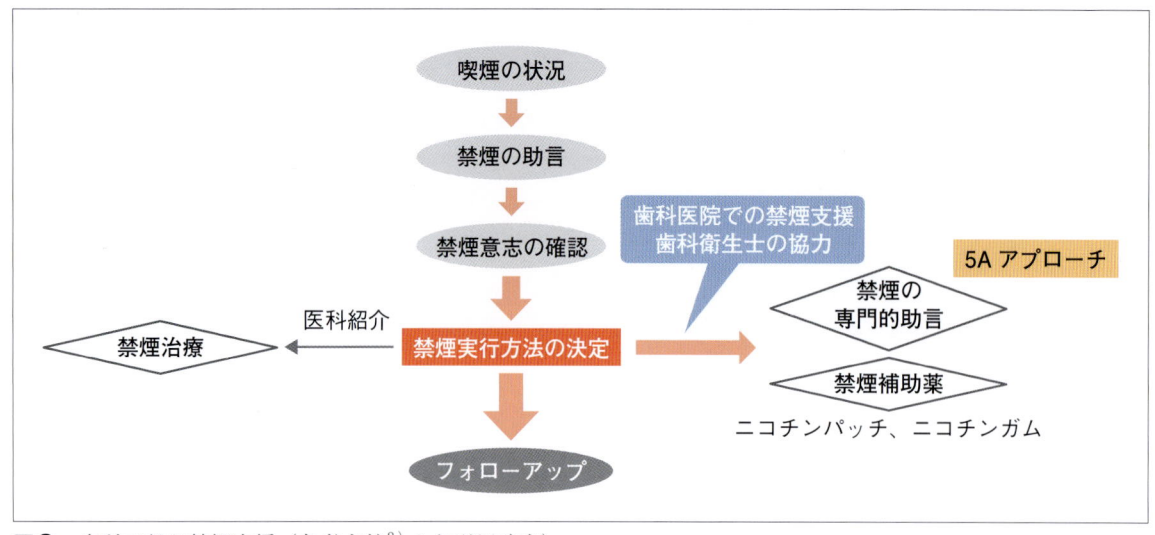

図❸　歯科で行う禁煙支援（参考文献[8]より引用改変）

2）食生活の改善指導（食育）

　歯科における食事指導は、これまでほとんど行われていなかった。これは歯周病が口腔内に限局した炎症性疾患として捉えられていたためである。しかし、歯周病が全身の健康を脅かす代謝性疾患だと考えると、食育指導を歯周治療に含めることが必要である。このためには、患者に対して歯周病が全身の健康と密接に関係しているとの情報提供と、咀嚼回復による代謝性疾患の改善を目的とした食事療法を掲げる必要がある。以下に歯周病を改善する栄養素・食品類を挙げる[6,7]。

①ビタミン類

　ビタミン C は抗酸化作用を示し、その摂取量と血清レベル、歯周病の有病率の間に、負の関連性や量一反応関係が示されている。ビタミン D は血清 25（OH）D レベルと歯周炎や歯肉炎との間に関連性が認められる。

②ミネラル類

　カルシウムの摂取量や血清レベルが低いと、歯周病の有病率や進行のリスクになる。また、マグネシウムや葉酸などの欠乏も歯周病のリスクになる可能性が示されている。

③脂質

　脂肪酸では、オメガ－3系脂肪酸やドコサヘキサエン酸（DHA）の摂取が歯周病の進行を予防することが知られている。また、トリアシルグリセロールや LDL コレステロールの血漿レベルと有病率に、正の相関が示されている。

④その他

　全粒穀物、緑黄色野菜、緑茶、大豆・イソフラボンや乳製品などの摂取は、歯周病予防に有効との可能性が示されている。健康食品の「特定保健用食品（トクホ）」に、歯周病関連食品として「カルシウムと大豆イソフラボン」配合タブレットや、「ユーカリ抽出物」配合チューインガムなどがある。

3）運動療法

　運動には薬と同程度、心臓病、脳卒中、糖尿病の予防効果がある。血糖値や血圧を下げて内臓脂肪を減少させ、筋力（足腰など）を高めてフレイルの抑制にもなる。さらに、適度な運動は身体をリラックスさせ、ストレスの解消にも繋がる。

4）禁煙支援

　喫煙は歯周病や NCDs に対する重要なリスクファクターである。歯科では口腔内を診察するため、喫煙者を発見する機会は非常に高い。だからこそ、歯科で禁煙のきっかけを作ることはたいへん有効であると考えられる。歯科における禁煙支援のアプローチは、日常の外来診療の場ですべての喫煙者に対して短時間で実行できる「5A アプローチ」を基本とし、歯科衛生士の協力も必要である。歯科で行う禁煙支援の流れを図❸に示す[8]。

3．SPT、メインテナンス時

　歯周治療後の良好な状態を維持するためには、術後の管理が重要であることを徹底させる必要が

重度歯周炎とメタボリックシンドローム患者の歯周治療による全身の健康改善

- 患者：59歳、男性
- 肥満症：腹囲；85cm以上
　　　　　BMI；32.7
- 糖尿病：HbA1c；7.0%
　　　　　空腹時血糖；130mg/dL
- 高血圧症：160-100mmHg
　　　　　　アダラート、アスピリン服用

➡ **メタボリックシンドローム
（内科医との対診済み）**

- 初診時の所見：全顎に重度の歯周病を認める。降圧剤の影響によると考えられる歯肉増殖が認められる。
　　　　　　　　右側臼歯部の咬合性外傷によって患者は口を閉鎖することができなかった

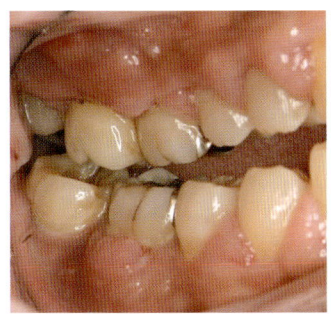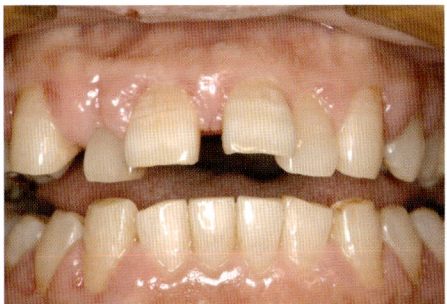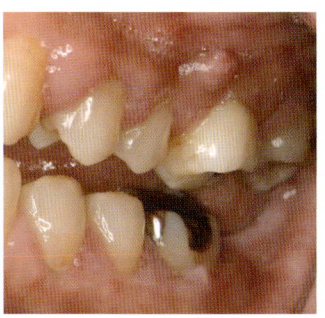

図❹　初診時

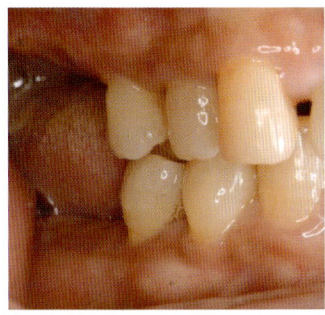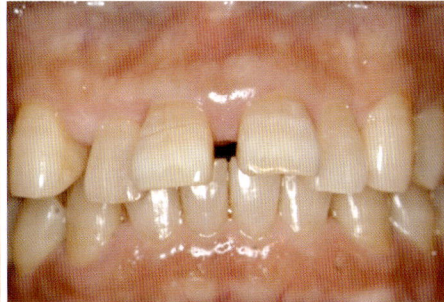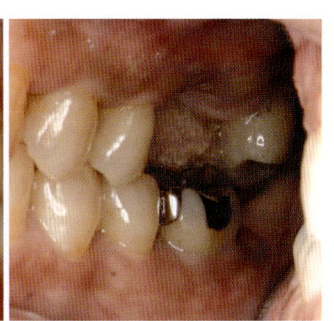

図❺　歯周基本治療終了時。歯周基本治療によって口腔内の炎症が消退すると、降圧剤の変更なく歯肉増殖は改善した

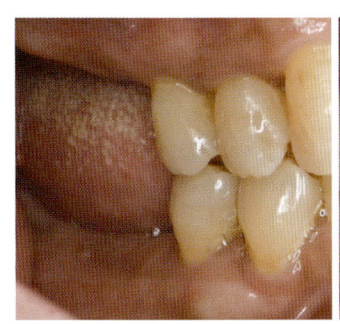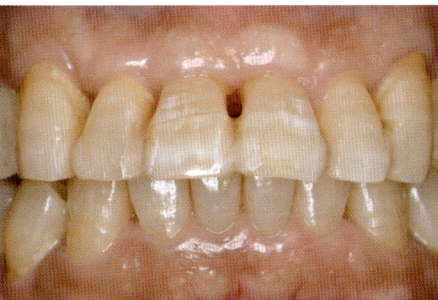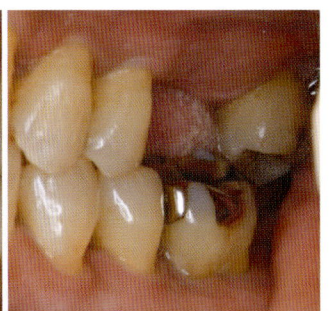

図❻　SPT 時。基本治療終了後、エナメルマトリックスタンパク質を用いた歯周組織再生療法を行い、さらに前歯部の歯列矯正後、SPT に移行した

ある。また、歯周病も再発するということを認識させ、それに対する対策がカギであると考えられる。具体的なメインテナンスプログラムではPMTC の徹底、リスクアセスメント評価、医科歯科連携による全身管理の継続が必要である。

図❹〜❽に重度歯周炎とメタボリックシンドローム（肥満、糖尿病、高血圧、脂質異常）患者の歯周治療による全身の健康改善症例を示す。

初診時

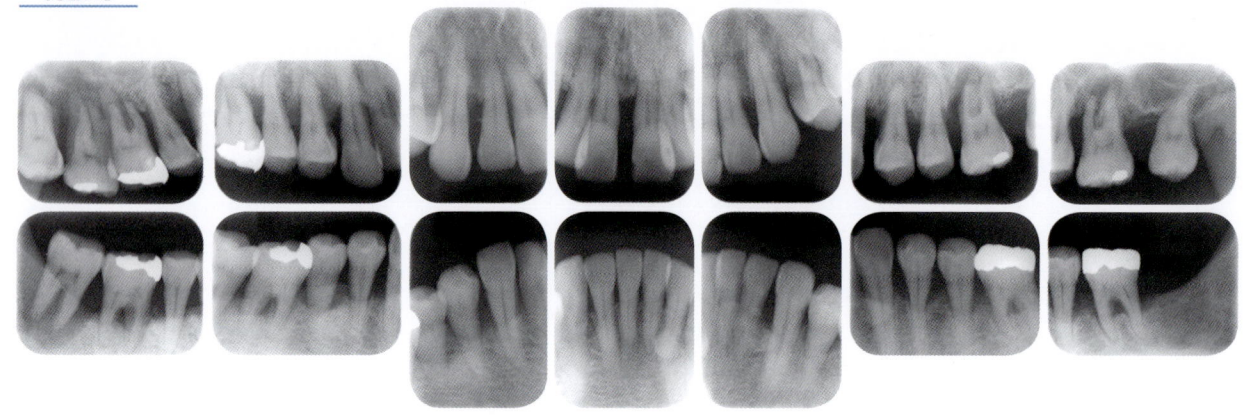

SPT 時

図❼　初診時と SPT 時のデンタル X 線写真。SPT 時には白線の明瞭化が認められる

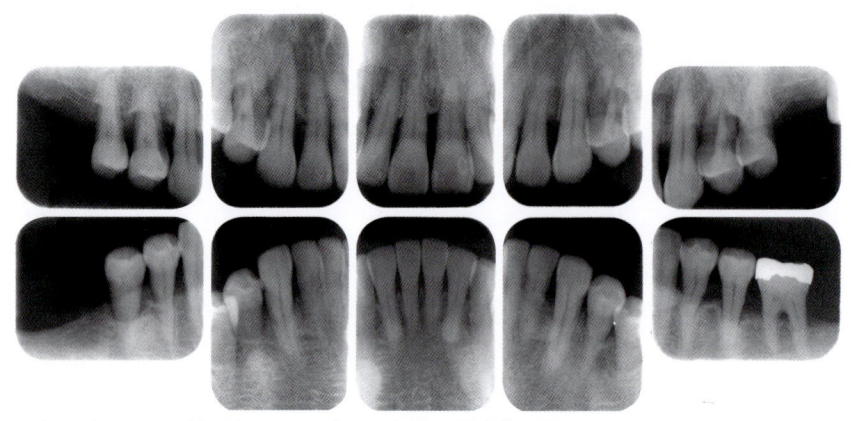

図❽　歯周治療によって患者の全身状態の改善が認められた

【参考文献】

1）日本歯周病学会編：歯周治療の指針．医歯薬出版，2015.
2）日本歯周病学会編：歯周病と全身の健康．医歯薬出版，2015.
3）日本歯周病学会編：糖尿病患者に対する歯周治療ガイドライン．改訂第2版，2014.
4）花田信弘（監）武内博朗（編）：歯科発ヘルシーライフプロモーション．デンタルダイヤモンド社，東京，2011.
5）林 丈一朗：超高齢社会の口腔ケアを支えるための3つのストラテジー－ソニッケアーの活用術．デンタルダイヤモンド，40（2）：148-153，2015.
6）雫石 聡，田中宗雄，永田英樹：最近の歯周病と栄養素・食品に関するエビデンス．口腔衛生学会誌，61：2-12，2011.
7）雫石 聡，田中宗雄，永田英樹：最近の歯周保健のための機能性食品に関するエビデンス．口腔衛生学会誌，61：190-202，2011.
8）尾崎哲則，埴岡 隆：歯科衛生士のための禁煙支援ガイドブック．医歯薬出版，東京，2013.

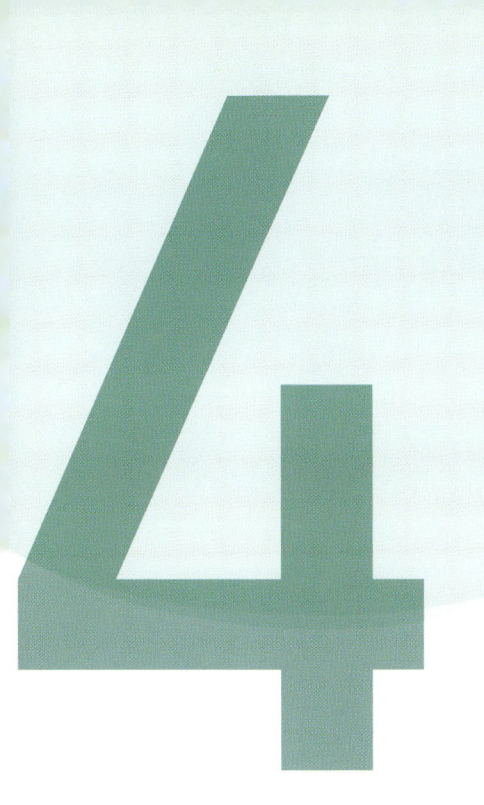

医科歯科連携の現状
歯科診療所完結型から地域完結型医療をめざす

　疾病を重症化させることなく未病の段階で収束させるには、臓器別に専門医同士がお互いに密に連携・協調し、実のある医療介入を目指さねばならない。

　すなわち、われわれは専門分野のみならず、専門外の学際領域に関して浅く広く、身体全体に目配りし、個人の健康度を上げる、もしくは未病の解決を意識した診療体系に努めるべきである。

　本章で取り上げる医科歯科連携の例として、整形外科と歯科では、人工骨頭置換術時の歯原性菌血症や、ビスホスホネート製剤と顎骨壊死について、消化器内科と口腔ケアでは、口腔内不潔とピロリ菌の関連について、糖尿病専門医と歯周治療では、慢性炎症とインスリン抵抗性について、耳鼻科と歯科口腔外科では、睡眠時無呼吸症候群の連携について、また、糖尿病専門医と眼科専門医の連携と、歯科との連携の違いなどについて、それぞれ第一線でご活躍の専門医の先生方に執筆いただいた。

　今後の歯科診療所は、老若男女が来院する歯科の特性を活かし、"街の保健室的機能"を担うハブになるべきとの考えもある。

　ヘルシーライフの実現には、適切なステージにおいて効率的かつ合理的な段取りで、社会資本としての医科歯科の診療所が活用されるべく、われわれ医療者の努力と工夫が求められている。

（武内博朗）

①糖尿病の現状と地域連携の有用性

神奈川県・茅ヶ崎市立病院　代謝内分泌内科
佐藤　忍

世界で6秒に1人の命を奪う糖尿病

International Diabetes federation（IDF）atlas 2015[1] によると、現在の世界の糖尿病有病数は4億1,500万人に上っている。20〜79歳の成人の有病率は8.3％で、12人に1人が糖尿病有病者と推定されている。

生活習慣病の主要な疾患である糖尿病は、日本のみならず世界的にも蔓延し、健康寿命の確保に大きな問題となっている。しかし、一般的に死に至る病気との認識は薄い。糖尿病は、その病態である慢性的な高血糖により、網膜症、腎症、神経障害などの細小血管合併症のみならず、脳梗塞などの脳血管障害、虚血性心疾患、閉塞性動脈硬化症などの動脈硬化症の合併頻度が高いことが知られている。さらに、歯牙の喪失をもたらす歯周病や、生命予後に重大な影響があるがん、そして本人のみならず家族に負担がかかる認知症のリスクが上がることが問題とされている。実に年間500万人以上が、糖尿病の引き起こす合併症によって死亡している。これは、世界で6秒に1人が糖尿病に関連する病で命を奪われている計算である。

11月14日は、世界糖尿病デーとされている。これは、インスリンを発見し、糖尿病治療に多大な貢献をしたカナダのバンティング博士の誕生日にちなんで制定されたもので、現在、世界160ヵ国から10億人以上が参加する世界でも有数の疾患啓発日となっている。この日を中心に、全世界で繰り広げられる糖尿病啓発キャンペーンは、糖尿病の予防や治療継続の重要性について市民に周知する重要な機会となっている。国連決議が採択された2006年には10秒に1人が命を落とす計算だったので、残念なことに9年間で4秒も縮んでいる。このまま進むと、世界の糖尿病人口は2040年には約6億4,200万人（2014年比55.0％増）に達することが予想されている。糖尿病患者の増加はとくに発展途上国で顕著にみられ、経済成長、生活水準の向上、教育改善の大きな妨げとなっている。

一方、わが国には推定950万人の罹患患者がいるとされているが、実際に治療を受けているのは半数にも満たず、そのなかでも年に8％が受診中断となっている。この観点から考えると、医療機関に訪れたときが大きなチャンスである。かかりつけの内科、歯科、眼科、皮膚科のみならず、調剤薬局においても糖尿病の徴候がある場合は検査を勧め、受診に結びつけることが、極めて重要と考えられる（図❶）。

糖尿病地域連携 クリティカルパスの構築

糖尿病医療は、いち医療機関だけでは決してカバーすることはできない。日本各地で糖尿病連携パスが構築され、都道府県[2] あるいは医療圏、さらに基幹病院と関連診療所間[3] で連携が進められている。糖尿病医療は、地域全体で支えていくことが重要である。

1．茅ヶ崎・寒川地区の糖尿病地域連携（図❷）

茅ヶ崎・寒川地区は、人口28万で5総合病院を含む9病院、179診療所、148歯科診療所、103薬局、10特別養護老人ホームがある。この医療資源を有機的に繋げるため、関係者が共通の言語で話し合えるように、神奈川県行政の支援を受けて連携パスを構築した。5総合病院、医師会、歯科医師会、薬剤師会、看護協会、栄養士会、保健福祉事務所から構成される協議会と4つの分科会（診療、薬剤、看護、栄養）を設置し、連携書式（患者、病院―診療所、内科―眼科、医科―歯科、診療―薬剤）および患者教育資材の平準化を行った。医療機関の情報を公開し、どこでどんな医療ができるか医療資源を明示し、眼科、皮膚科、

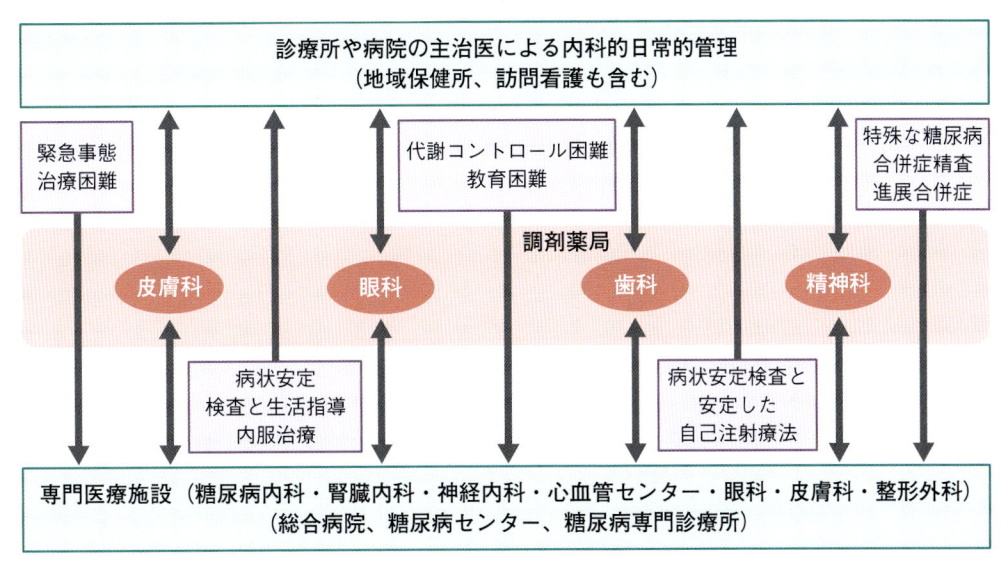

図❶　糖尿病における医療連携

診療所や病院の主治医による内科的日常的管理
（地域保健所、訪問看護も含む）

緊急事態
治療困難

代謝コントロール困難
教育困難

特殊な糖尿病
合併症精査
進展合併症

調剤薬局

皮膚科　　眼科　　歯科　　精神科

病状安定
検査と生活指導
内服治療

病状安定検査と
安定した
自己注射療法

専門医療施設（糖尿病内科・腎臓内科・神経内科・心血管センター・眼科・皮膚科・整形外科）
（総合病院、糖尿病センター、糖尿病専門診療所）

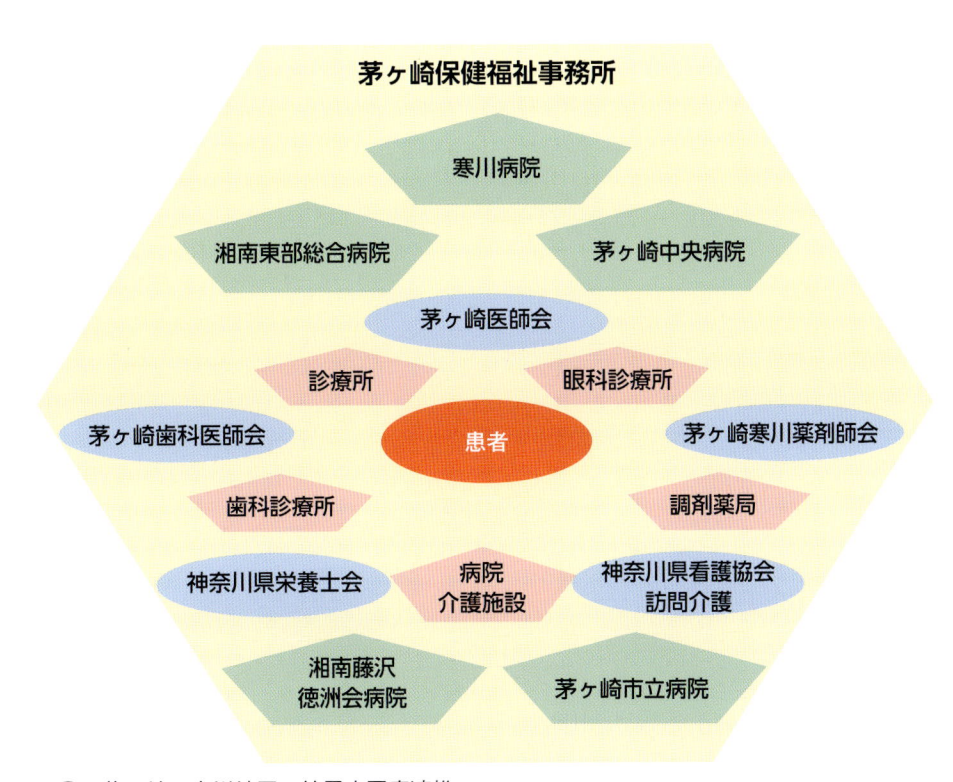

図❷　茅ヶ崎・寒川地区の糖尿病医療連携

茅ヶ崎保健福祉事務所

寒川病院

湘南東部総合病院　　茅ヶ崎中央病院

茅ヶ崎医師会

診療所　　眼科診療所

茅ヶ崎歯科医師会　　患者　　茅ヶ崎寒川薬剤師会

歯科診療所　　調剤薬局

神奈川県栄養士会　　病院
介護施設　　神奈川県看護協会
訪問介護

湘南藤沢
徳洲会病院　　茅ヶ崎市立病院

透析クリニック、在宅、精神医療などの受け入れについても、医師会の協力のもと掲載した。

　病院に関しては、糖尿病外来の受診方法、糖尿病教室、教育入院の手順やコースガイド、周術期周産期の管理や先端医療についても書かれている。また、ガイドブックを作成して医療機関情報と標準化した教育資材、また療養指導時などの対応に苦慮している点に関しては、質問事項をアンケートにして収集し、回答例をＱ＆Ａとして掲載した。

　連携開始前には糖尿病医療連携についての説明会を事務職や介護施設の職員にも行い、病院で行われている糖尿病教室や教育入院の講義を医療スタッフに実施した。医療資源の活用のため、病院による栄養指導を地域医療機関に公開し、地域連

携室を介して予約できるシステムを作成した。栄養指示箋も標準化し、医師会のホームページから入手できるようにした。歯周病と咀嚼機能の保持の観点から、眼科受診と同様に歯科にも定期診療を推奨した。

専門職連携を病院内のみならず地域にも広げて分科会を活用し、診療、薬剤、看護、栄養で定期的な協議や研修会・症例検討会を行うとともに、各分科会から糖尿病地域連携ニュースを季刊で発行し、地域住民に対しても啓蒙活動を行った。日本糖尿病協会が発行している「糖尿病連携手帳」を情報共有ツールとして用い、患者への普及を促進するためポスターを作成し、病院、診療所、歯科診療所、薬局に掲示するとともに、使用法の説明会を行った。

2．臨床検査と医療情報の提供

通常、眼科や歯科、薬局では、臨床検査である血糖や長期の糖代謝指標であるHbA1c、グリコアルブミンは測定しない。また、コレステロールや中性脂肪、肝機能、腎機能、尿などの検査も実施しない。仮に入院などで詳細な合併症の検査がなされたとしても、容易に知り得ないのが実情である。本来、患者の健康状態を基に医療・療養指導が行われるべきである。将来的に、医療情報をオンラインで検索できる時代が来ることが期待されるが、セキュリティや個人情報保護の点を考えると容易ではない。

糖尿病連携手帳は患者自身が携帯し、自分の意志で医療機関に情報提供をするという点で有用性が高い。手帳には口腔内状態を記載する欄があり、医科にとっても貴重なデータとなる。

■ 糖尿病地域連携クリティカルパスを基盤とした医科歯科連携のモデル

糖尿病と歯周病は、相互に負の影響を与える[4]。糖尿病患者は歯科を受診して口腔状態を評価し、必要に応じて歯科治療を受けることが重要である。糖尿病患者は健常者と比較して歯周病の有病率が高く、より重症化していることが多い。また、歯科治療により糖尿病の状態が改善したとするメタ解析も報告されている[5,6]。代謝不良患者ほど歯

周病の重症度が高く、より進行するリスクが高い。逆に歯周病の存在が糖尿病合併症や死亡率に影響を及ぼすとの報告も認められている[7]。

以下に挙げる症例研究では、糖尿病患者を対象に歯周病スクリーニング検査を実施し、医科と歯科の連携の推進を図り、糖尿病合併症による重症化を防ぐことを目的とした。医科で行う歯周病のスクリーニングでは、金コロイド標識をした抗ヒトヘモグロビン・モノクローナル抗体（マウス）を利用し、免疫学的に唾液または洗口吐出液中のヘモグロビンを検出試験紙（ペリオスクリーン：サンスター）で診断して検査結果が「陽性」となった場合は、歯科診療所へ紹介した。

●症例研究（1,000例［茅ヶ崎市立病院317例]）

【茅ヶ崎市立病院症例背景】

- 年齢64.9±11.8歳
- ペリオスクリーンの陽性率：65.1％（図❸、表❶）
- 性別：男性149例
- 糖尿病罹病期間：10.7±9.0年
- １型糖尿病：3.6％
- 喫煙率：30.9％
- かかりつけ歯科医保有率：54.26％
- 高感度CRP：0.13±0.23mg/dL
- 網膜症合併率：20.5％
- 心血管疾患合併率：11.4％

年齢別の陽性率は、40歳未満が33.3％、40〜49歳は61.0％、50〜59歳は65.9％、60〜69歳は72.8％、70歳以上が68.8％であった。平成23年歯科疾患実態調査での一般者と比較して、若年者での陽性率が高かった（図❸）。ペリオスクリーン検査の検査特性は感度98％、特異度81％、陽性的中率96％、陰性的中率は88％であった（表❶）。歯周病と代謝状態のHbA1cとは一定の関係は認められなかった（図❹）。

ペリオスクリーン陽性と各因子間の単ロジスティック回帰分析では、年齢、かかりつけ歯科医、心血管病既往者の因子との関係が認められた。歯周病重症度と各因子間の回帰分析では、年齢、糖尿病罹患期間、喫煙、心血管病既往者の因子との関係が認められた。糖尿病患者では若年者から陽

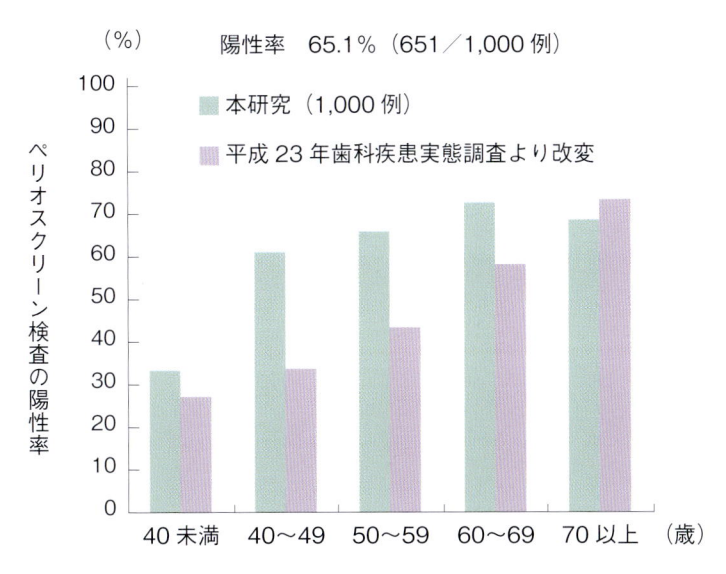

陽性率　65.1%（651／1,000 例）

- 本研究（1,000 例）
- 平成 23 年歯科疾患実態調査より改変

（縦軸）ペリオスクリーン検査の陽性率（%）

横軸：40 未満　40〜49　50〜59　60〜69　70 以上　（歳）

図❸　ペリオスクリーン検査の年齢別陽性率

表❶　歯周病に対するペリオスクリーン検査特性

	歯科診断陽性	歯科診断陰性
ペリオスクリーン陽性	341	13
ペリオスクリーン陰性	8	57

（n = 419）

- 感度98%
- 特異度81%
- 陽性的中率96%
- 陰性的中率88%

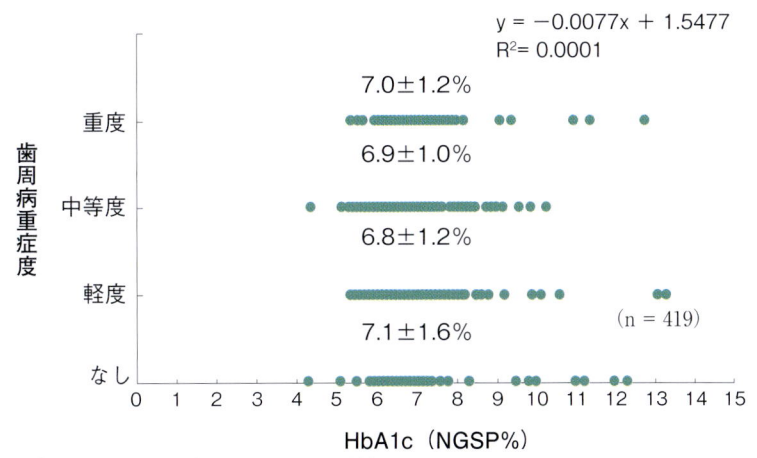

$y = -0.0077x + 1.5477$
$R^2 = 0.0001$

重度　7.0±1.2%
中等度　6.9±1.0%
軽度　6.8±1.2%
なし　7.1±1.6%

（n = 419）

歯周病重症度

HbA1c（NGSP%）

図❹　歯周病重症度と HbA1c の関係

性率が高く、早期からの介入が必要と考えられた（図❹）。

 ## おわりに

　糖尿病医療連携は各地で構築され、県単位または医療圏、さらには基幹病院と関連診療所間で行われている。構築されても活用の仕方が課題になっている例が多いことも指摘されている。また、医科歯科連携は単に糖尿病治療のみならず、全身疾患という視点からの治療の構築も重要な課題といえる。

　今回われわれは地域連携パスを基盤として、1,000例規模で医科でのスクリーニングを行い、歯科診療に繋げた実例を報告した。

【参考文献】
1）IDF: Diabtes Atlas. 2016: http://www.diabetesatlas.org/across-the-globe.html
2）東京都糖尿病医療連携：http://www.fukushihoken.metro.tokyo.jp/iryo/iryo_hoken/tounyoutorikumi/iryourenkeikyougikai/tounyoubyoukyougikai.html
3）宇治原 誠，他：糖尿病連携帯型・医療者用・患者用パス一体型糖尿病地域連携クリティカルパス．治療，南山堂，90: 1081-1085．2008.
4）和泉雄一，秋月達也：歯周病治療と全身状態．日本歯科医学会誌. 31: 102-105．2012.
5）Liew AK, et al.: Effect of non-surgical periodontal treatment on HbA1c: a meta-analysis of randomized controlled trials. Aust Dent J; 58: 350-357, 2013.
6）Corbella S et al.: Effect of periodontal treatment on glycemic control of patients with diabetes: A systematic review and meta-analysis. J Diabetes Investig. 4 :502-509, 2013.
7）Saremi A, et al.: Periodontal disease and mortality in type 2 diabetes. Diabetes Care. 28（1）: 27-32, 2005.

②歯科大学附属病院での取り組み

神奈川歯科大学　口腔統合医療学講座歯周病学分野
三辺正人　吉巻友裕　山本裕子　宮内里美

歯周病と糖尿病の共通点と認知度

歯周病は、糖尿病の合併症であると同時に、歯周病の重症化が糖尿病の発症、悪化のリスク因子であることがあきらかにされている。糖尿病患者の約半数は未治療、あるいは治療中断の状態にあり、健康寿命の延伸を妨げる糖尿病合併症増加の主原因となっている。

糖尿病と歯周病の共通症状は「無症状」であり、両疾患の未治療、治療中断患者のリスク因子の1つに、歯周病の重症化が挙げられている。糖尿病の疑いを有する歯科受診患者率は、とくに重度歯周病患者で高い。糖尿病患者の歯周病罹患率は一般集団の2～3倍であり、歯周病が重症化しやすく、合併症への移行率が高いことが報告されている。このような血糖コントロールが不良な患者に歯周病が合併している場合は、糖尿病関連歯肉炎あるいは糖尿病関連歯周炎と称され、区別されている[1, 2]。

したがって、いわゆる生活習慣病対策として、歯科医と内科医（とくに糖尿病専門医）の地域医療を基盤とした連携を行い、糖尿病および歯周病のスクリーニングと管理を行っていくことはたいへん理にかなったことと考えられる。また、医療従事者への周知を図りながら、糖尿病関連歯周病疑いで歯科への紹介をしてもらうことが重要であるとされるが、その具体的、効果的な手段が見出せない、あるいは普及せずに患者の理解と認知度が低いのも現状である[3]。

医科歯科連携手帳の活用

そこで、医科歯科双方で、歯周病と糖尿病のスクリーニングと紹介患者の継続受診を促すことを意図して、「糖尿病 - 歯周病医科歯科連携手帳」（以下、連携手帳）を考案し、その有用性を評価している。ここでは、主に歯科→医科に連携する方法を中心に考えたい。

連携手帳は、裏表紙に歯科において、歯周炎および歯肉炎（以下、歯周病）患者の糖尿病スクリーニングを行うための糖尿病リスクチェック表を掲載している（**図❶**）。糖尿病のスクリーニングにはHbA1cだけでなく、随時血糖値の記載も義務づけている（指尖血HbA1c検査：シーメンス、血糖値測定器：**図❷**）。これは、HbA1cの数値のみでは糖尿病のスクリーニングには不十分で、食後血糖のチェックが必要となるためである。また、見開きで左に糖尿病（治療）リスクとしての

図❶　歯周病・糖尿病スクリーニング表（連携手帳の裏表紙）

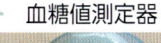 HbA1c 測定器　　血糖値測定器　　指尖血液の採取

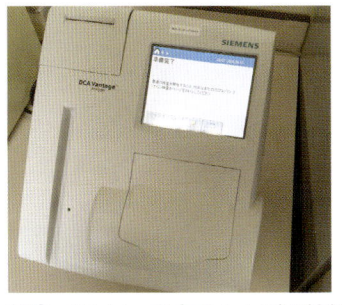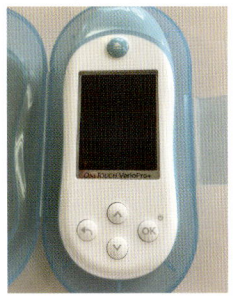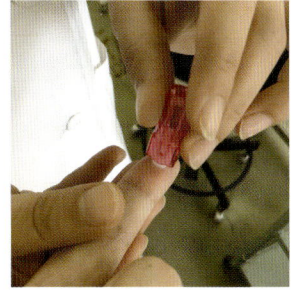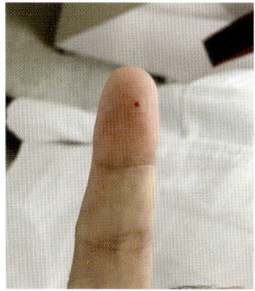

図❷　HbA1c 測定器および血糖値測定器

糖尿病（治療）リスクとしての歯周病健康度評価
（評価基準 P12 を参照）

□ は、担当歯科医より療養支援の説明を受けてできるだけ患者さん自身で記入して下さい。
記入者（患者：　　　　　　　）　医療従事者：　　　　　　　　）

| 評価日　　年　　月　　日 | | 患者名 | | | 男・女（　）歳 | |

【コントロール状況】　　　　＜良好＞◄――――――►＜不良＞

			＜良好＞		＜不良＞
① 咀嚼・咬合	咀嚼力		1	2	3
	現在歯数		1	2	3
② 歯周病重症度	深い歯周ポケット		1	2	3
	歯周ポケット内出血		1	2	3
③ 口腔清掃状態	口腔清掃状況		1	2	3
	歯磨き習慣		1	2	3
④ 歯科受診状況	歯周治療中		2	4	6
	定期検診中				

合計点数（Ⓐ+Ⓑ+Ⓒ）□点　Ⓐ　点　Ⓑ　点　Ⓒ　点

①〜④のリスク判定（レーダーチャート）

健康度評価		
8 点〜15 点	□	ローリスク
16 点〜19 点	□	リスク
20 点〜24 点	□	ハイリスク

現在の問題点：
前回からの改善点：
次回までの目標：

歯科医療施設Ⓐ・Ⓑ　時期①・②・③　担当歯科医　　　　療養支援士

治療の目標：
治療の内容：

療養支援の目標：
療養支援の内容：

□ ：患者記入欄　□ ：歯科医療従事者記入欄　①〜④の改善目標、状況、他 嚥下・口腔乾燥、味覚障害、生活食習慣状況、禁煙支援等

1：初診　2：治療中　3：定期検診中

- 6 -

糖尿病の病状評価
（医師・患者両者が糖尿病の現在の病状を確認する目的のものです）

□ は、担当医より療養支援の説明を受けてできるだけ患者さん自身で記入して下さい。
記入者（患者：　　　　　　　）　医療従事者：　　　　　　　　）

| 評価日　　年　　月　　日 | | 患者名 | | | 男・女（　）歳 | |

【コントロール状況】　＜良好＞◄――――――►＜不良＞

病状ランク	1	2	3	4	5	評価
① HbA1c値 (%)	<6.2	<6.9	<7.4	<8.4	≧8.4	
② 食後2時間血糖(mg/dl)	<140	<180	<200	<220	≧220	
③ BMI (kg/㎡)	<23		<27.5	<30	≧30	
④ 血圧 (mmHg)	BPs<130 or BPd<80	BPs<140 or BPd<90	BPs<160 or BPd<100	BPs<180 or BPd<110	BPs≧180 or BPd≧110	
⑤ LDL-C (mg/dl)	<120		<140	<160	≧160	
nonHDL-C (mg/dl)	<130	<150	<170	<190	≧190	
HDL-CとTG (mg/dl)	HDL-C≧40 and TG<150		HDL-C<40 or TG≧150		HDL-C<40 and TG≧150	

【合併症進行状況】　＜無し＞◄――――――►＜進行＞

	＜無し＞				＜進行＞	
⑥ 蛋白尿	無し		微量アルブミン		顕性蛋白尿	
⑦ GFR	≧90	≧60	≧45	≧30	<30	
⑧ 網膜症	前網膜症		単純網膜症	前増殖網膜症	増殖網膜症	
⑨ 神経障害	3項目正常	1項目異常	2項目異常	3項目異常	足壊疽既往	
⑩ 動脈硬化症	無し		検査で異常	循環器検査で明確な異常	脳・心・足の血管障害の既往	

合計点⇒

【総合ランク】	1	2	3	4	5	評価
合計点	10〜14	15〜19	20〜24	25〜29	30〜	

【治療薬の使用状況】　（　）糖尿病薬　（　）降圧薬　（　）高脂血症薬　（　）抗血小板薬　（　）抗凝固薬

現在の問題点：
前回からの改善点：
次回までの目標：

医科施設Ⓐ・Ⓑ　時期①・②・③　担当医　　　　療養指導士

治療の目標：
治療の内容：

療養指導の目標：
療養指導の内容：

□ ：患者記入欄　□ ：医療従事者記入欄　①〜④の治療目標、状況、他 合併症への対応、食事栄養、運動、生活習慣、禁煙指導等

- 7 -

図❸　歯周病健康度評価表（左）、糖尿病の病状評価表（右）（千葉県保険医協会：糖尿病 - 歯周病 医科歯科連携手帳, 改訂版）

歯周病健康度評価表（歯科で記入：**図❸左**）、右に糖尿病の病状評価表（医科で記入：**図❸右**）を4回分（3ヵ月に1回の医科歯科での評価実施を目安に1年分）記入できるように作成し、歯周病健康度評価表は、糖尿病リスクとしての歯周病検査診断基準（**図❹**）に基づいて評価を行う。健康度評価チェック欄とレーダーチャートにより、患者のモチベーション向上に繋がるように作成した。

したがって連携手帳は、あくまで患者中心の医療の実践という立場を考え、「現在の問題点」や「前回からの改善点」、そして「次回までの目標」も含め、できるだけ患者自身で記載することが、患者の自己効力感を高めて継続受診（行動変容）に繋げるうえで望ましいと考える（**図❺ a〜f**）。

糖尿病治療リスクとしての歯周病検査診断基準

担当歯科医師の所見

①	咀嚼力	何でも食べることができる	1
		一部噛めない食べ物がある	2
		噛めない食べ物が多い	3
	現在歯数	親知らず・入れ歯・ポンティック・インプラントは除く	
		20 歯以上	1
		10 ～ 19 歯	2
		9 歯以下	3
②	深い（6mm以上）歯周ポケット部位数（部位率）	3 歯以下（9%以下）	1
		4 ～ 7 歯（10 ～ 19%）	2
		8 歯以上（20%以上）	3
	歯周ポケット内出血（BOP%）	プロービング（歯周ポケット測定）時の出血率	
		9%以下	1
		10 ～ 24%	2
		25%以上	3
③	口腔清掃状況（PCR%）	プラークコントロールレコード（PCR）（歯頸部のプラーク付着率）	
		9%以下	1
		10 ～ 24%	2
		25%以上	3
	口腔清掃習慣（歯磨き回数／日）	歯磨き回数／日×時間（目安の歯みがき時間／日）	
		3 回以上（6 分以上）	1
		2 回（3 ～ 6 分）	2
		0，1 回（3 分以下）	3
④	歯科受診状況	定期受診	2
		不定期受診	4
		治療中断・初診時	6

－ 12 －

図❹　歯周病検査診断基準

🦷 初診症例（図5 a～c：歯科データ　d～f：糖尿病スクリーニング）

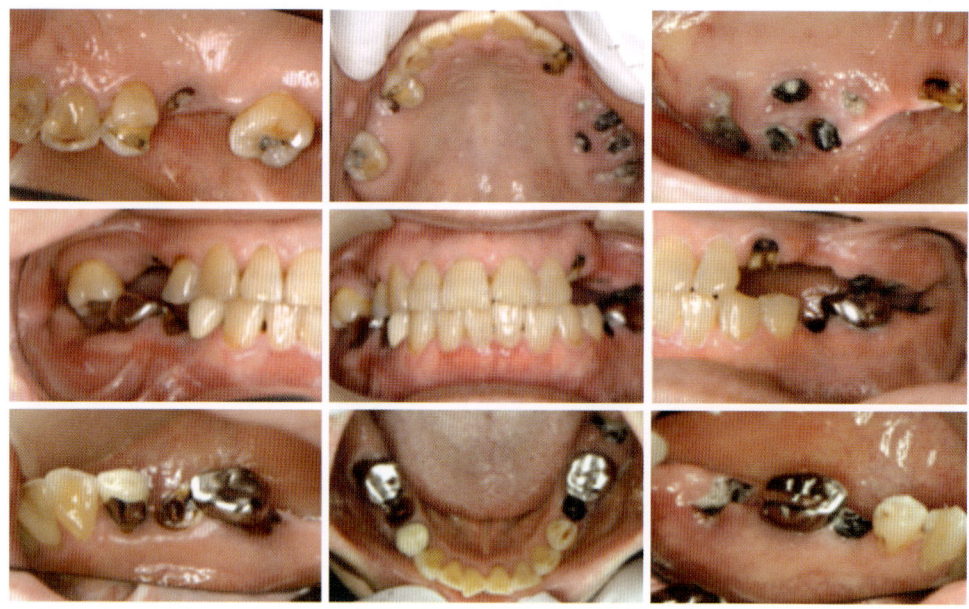

図❺ a　口腔内写真

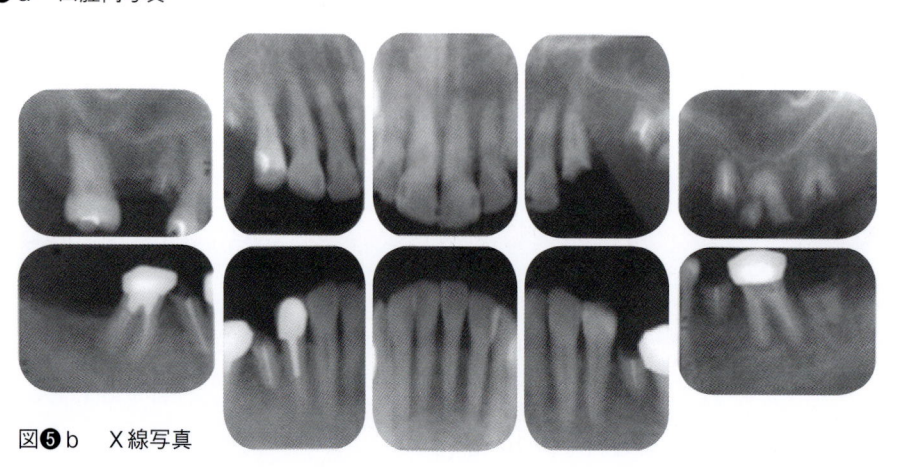

図❺ b　Ｘ線写真

140

PCR																	ステージ	初診時
動揺度		0		0	0	0	0	0	0	0	0			2	0		検査日	2016/09/05
根分岐部病変														Ⅲ Ⅲ Ⅲ	Ⅲ Ⅱ Ⅱ		総歯数	24歯
PPD B		4 4 4		3 3 3	3 3 3	4 4 4	3 3 3	3 3 3	3 3 3	4 4 3	4 4 4			6 6 6	6 6 6		総インプラント歯数	0歯
PPD P		5 5 5		4 4 4	4 4 3	3 3 3	3 3 3	3 3 3	3 3 3	3 3 3	3 3 3			4 5 4	5 5 6			
	8	7	6	5	4	3	2	1	1	2	3	4	5	6	7	8	PPD 平均	3.6mm(144点)
	8	7	6	5	4	3	2	1	1	2	3	4	5	6	7	8	1-3mm	83 (57.6%)
PPD L			3 3 3	3 3 3	3 3 3	3 3 3	3 3 3	3 3 3	3 4 3	3 3 3	3 3 4	4 3 4	3 3 5	3 3 4	4 5 4		4-6mm	61 (42.4%)
PPD B			4 4 4	3 3 3	4 4 4	3 3 3	3 3 3	4 4 4	4 3 3	3 3 3	3 3 3	3 4 4	4 4 4	5 4 4	4 4 4		7mm以上	0 (0.0%)
根分岐部病変																		
動揺度			0	0	0	0	0	0	0	0	0	0	0	0	0		BOP(+)	102 (70.8%)
PCR																	PCR	91.7%

図❺c　歯周組織検査

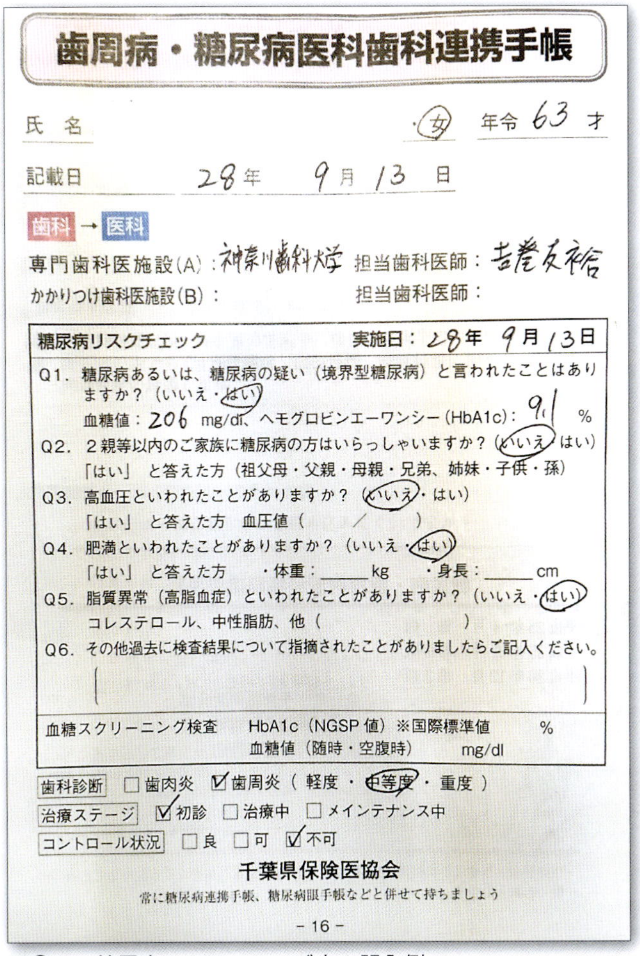
歯周病・糖尿病医科歯科連携手帳

氏名　・女　年令 63 才

記載日　28年　9月　13日

歯科 → 医科

専門歯科医施設(A)：神奈川歯科大学　担当歯科医師：吉巻友裕

かかりつけ歯科医施設(B)：　担当歯科医師：

糖尿病リスクチェック　実施日：28年　9月13日

Q1．糖尿病あるいは、糖尿病の疑い（境界型糖尿病）と言われたことはありますか？（いいえ・はい）
血糖値：206 mg/dl、ヘモグロビンエーワンシー（HbA1c）：9.1 %

Q2．2親等以内のご家族に糖尿病の方はいらっしゃいますか？（いいえ・はい）
「はい」と答えた方（祖父母・父親・母親・兄弟、姉妹・子供・孫）

Q3．高血圧といわれたことがありますか？（いいえ・はい）
「はい」と答えた方　血圧値（　／　）

Q4．肥満といわれたことがありますか？（いいえ・はい）
「はい」と答えた方　・体重：____kg　・身長：____cm

Q5．脂質異常（高脂血症）といわれたことがありますか？（いいえ・はい）
コレステロール、中性脂肪、他（　）

Q6．その他過去に検査結果について指摘されたことがありましたらご記入ください。

血糖スクリーニング検査　HbA1c（NGSP値）※国際標準値　%
血糖値（随時・空腹時）　mg/dl

歯科診断　□歯肉炎　☑歯周炎（軽度・中等度・重度）

治療ステージ　☑初診　□治療中　□メインテナンス中

コントロール状況　□良　□可　☑不可

千葉県保険医協会

常に糖尿病連携手帳、糖尿病眼手帳などと併せて持ちましょう

－16－

図❺d　糖尿病スクリーニング表の記入例

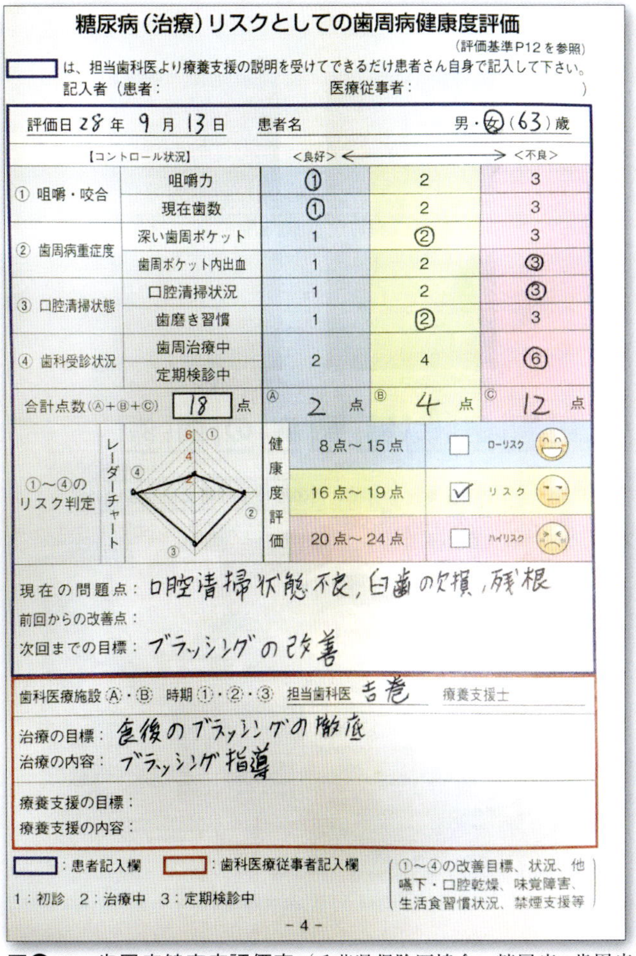
糖尿病（治療）リスクとしての歯周病健康度評価

（評価基準P12を参照）

□ は、担当歯科医より療養支援の説明を受けてできるだけ患者さん自身で記入して下さい。

記入者（患者：　医療従事者：　）

評価日 28年 9月 13日　患者名　男・女（63）歳

【コントロール状況】		<良好>	← →	<不良>
① 咀嚼・咬合	咀嚼力	①	2	3
	現在歯数	①	2	3
② 歯周病重症度	深い歯周ポケット	1	②	3
	歯周ポケット内出血	1	2	③
③ 口腔清掃状態	口腔清掃状況	1	2	③
	歯磨き習慣	1	②	3
④ 歯科受診状況	歯周治療中 / 定期検診中	2	4	⑥
合計点数(Ⓐ+Ⓑ+Ⓒ)	18 点	Ⓐ 2 点	Ⓑ 4 点	Ⓒ 12 点

①～④のリスク判定　レーダーチャート

健康度評価		
8点～15点	□	ローリスク
16点～19点	☑	リスク
20点～24点	□	ハイリスク

現在の問題点：口腔清掃状態不良，臼歯の欠損，残根

前回からの改善点：

次回までの目標：ブラッシングの改善

歯科医療施設 Ⓐ・Ⓑ　時期 ①・②・③　担当歯科医 吉巻　療養支援士

治療の目標：食後のブラッシングの徹底

治療の内容：ブラッシング指導

療養支援の目標：

療養支援の内容：

□：患者記入欄　□：歯科医療従事者記入欄

1：初診　2：治療中　3：定期検診中

（①～④の改善目標、状況、他　嚥下・口腔乾燥、味覚障害、生活食習慣状況、禁煙支援等）

－4－

図❺e　歯周病健康度評価表（千葉県保険医協会：糖尿病 - 歯周病医科歯科連携手帳，改訂版）

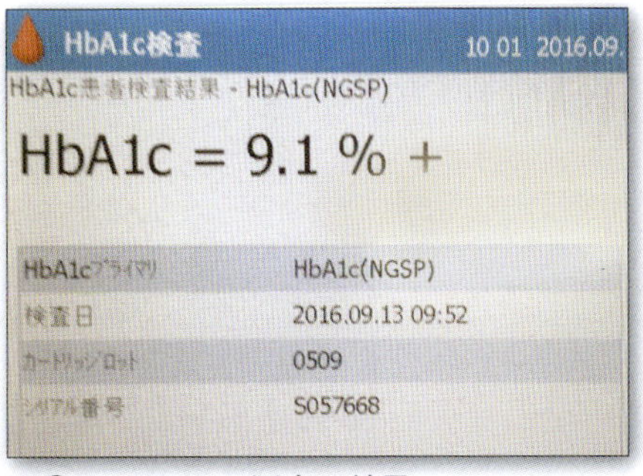

図❺f　HbA1c測定の結果

- 患者：53歳、女性
- 初診：2002年3月18日　初診時53歳 → 再診時62歳 → 64歳
- 診断：重度広汎型慢性歯周炎、
- 既往歴：10年間で14歯喪失。境界型糖尿病（2011年11月 医科依頼）。骨粗鬆症
- 概要：糖尿病の自覚はまったくなく、義歯の状態は不安定で噛めないとのこと。硬いものは避け、糖質中心で間食が多く食物繊維が不足した食生活で、生活習慣も乱れ気味になっていた

リスク因子（初診時）	連携前	連携後
・喫煙（パックイヤー 30）	10 ～ 15本／日	0本／日
・2型糖尿病（罹病期間12年）HbA1c6.8 ～ 7.2（JDS）	6.6%（NGSP）	6.4%（NGSP）
・肥満（BMI=30）、コレステロール高値（290）	BMI26、220	25、200
・不定期受診	定期受診	
・ジャヌビア、クレストール、ボナロン	クレストール	
・咀嚼能（58）	238	215
・*T.f*(++)　*T.d*(+)　*P.g*(-)　*A.a*(-)	未検出	未検出

初診時（2002年3月）

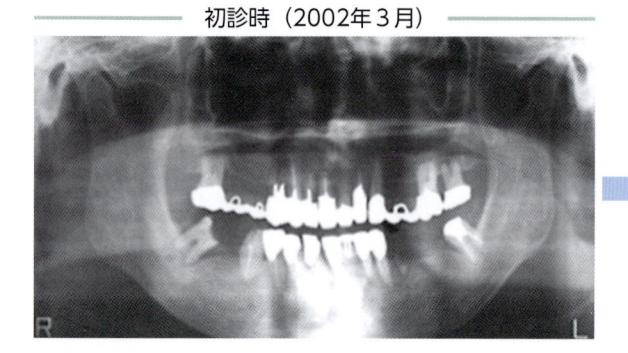

再診（2013年7月）

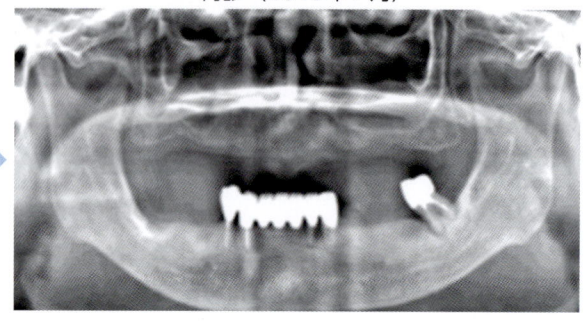

初診時（2002年3月）

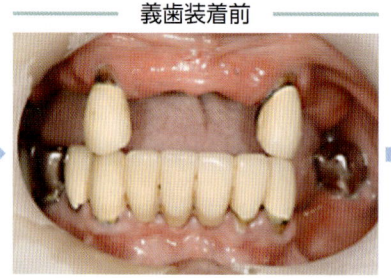

義歯装着前

義歯装着後

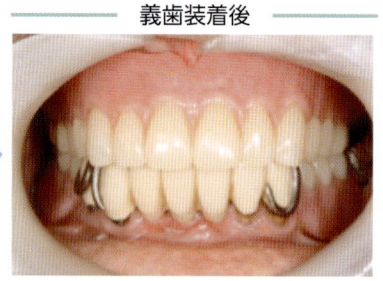

図❻　口腔内写真とX線写真。おいしく咬めるよう2013年12月に義歯を調整し、抜歯とともに義歯を再製した。咀嚼機能検査（グルコセンサー）は、初診時の数値が58であったものが、治療後は最大238まで改善した。また、HbA1c も0.6%の減少を認めた

　実際の連携経過症例を図❻～❾に示す。また、連携手帳には、糖尿病に関連した歯周病の診断分類や、重度（ハイリスク）歯周炎の診断基準を示したページもある（図❿）。診断基準について、歯槽骨吸収率、6mm以上歯周ポケットを有する歯数、細菌検査（診断基準値の項目1～5：図❿）などは、歯科臨床において実際に応用されているが、今後は医科との連携を考え、医科にもすぐに病状が伝えることのできる共通言語となるような検査内容を考える必要がある(例：高感度 CRP 値；図❿)。また、糖尿病と歯周病の医科歯科連携に

おいては、単に歯周病罹患の有無だけでなく、いわゆるハイリスク歯周炎に罹患しているか否かについて医療従事者や患者に周知させていくことが重要であると考えられる。

　この他に、神奈川歯科大学附属病院では「横須賀地域でまずは歯科大学病院と糖尿病専門医の連携体制を構築することが必要」と考え、歯周病診療科とペリオケア外来（歯科衛生士の専門外来）が中心となり、地域の糖尿病専門医と連携関係を構築しつつある。以下にその取り組みの内容を紹介する。

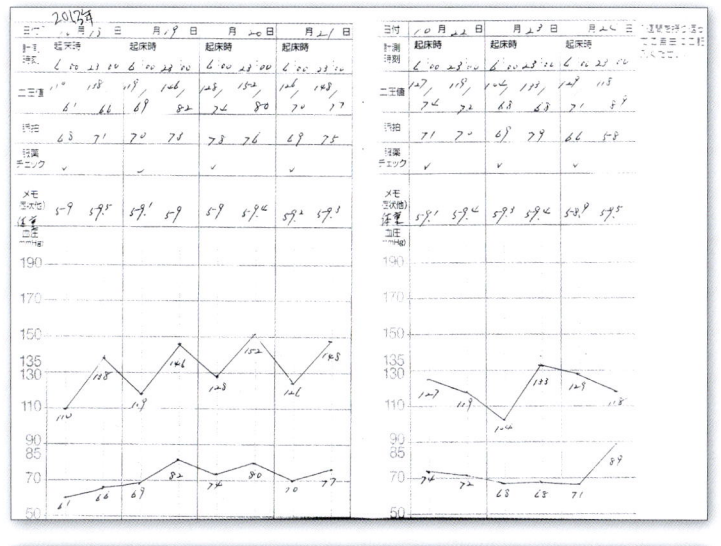

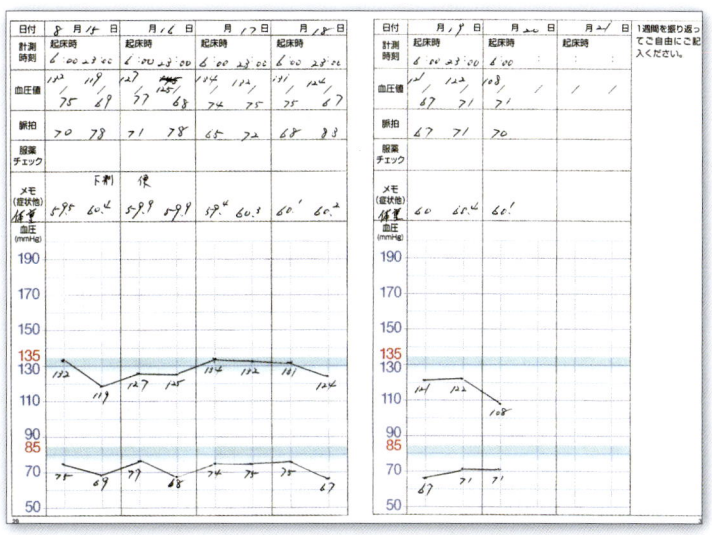

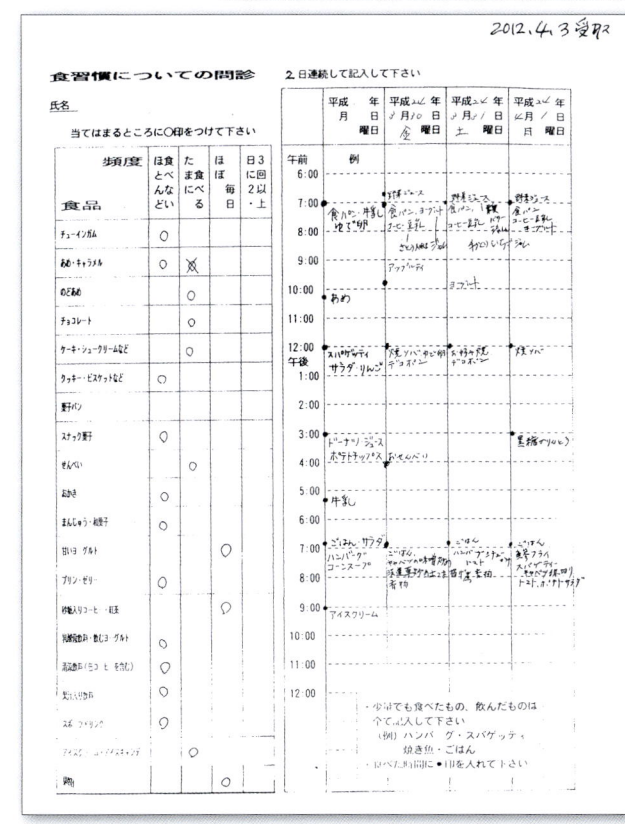

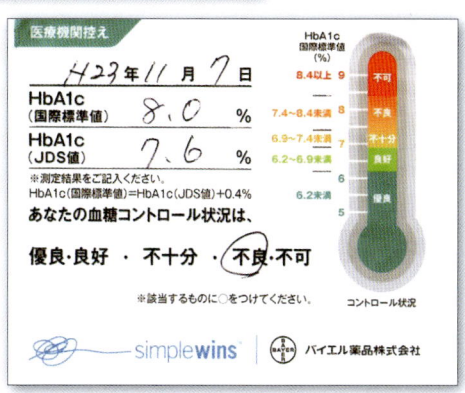

図❼　おいしく咬めるようになり、患者の自己効力感が向上。毎日の体重や血圧の数値を自ら記録するようになった。記録は医科歯科連携手帳とともに毎回持参するようになり、健康に対する意識の変化とともに、運動やボランティア活動への参加など行動変容が認められた

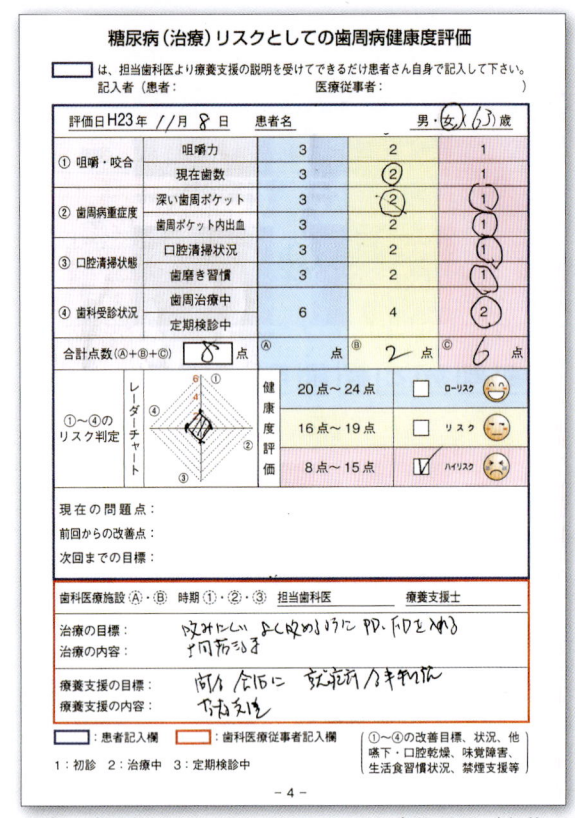

図❽　食事指導時のポイントとして、食物繊維（海藻や野菜）を最初に摂り、ゆっくり時間をかけて食べるよう指導した（千葉県保険医協会：糖尿病 - 歯周病 医科歯科連携手帳）

■ 医科歯科連携による治療終了時のスコア

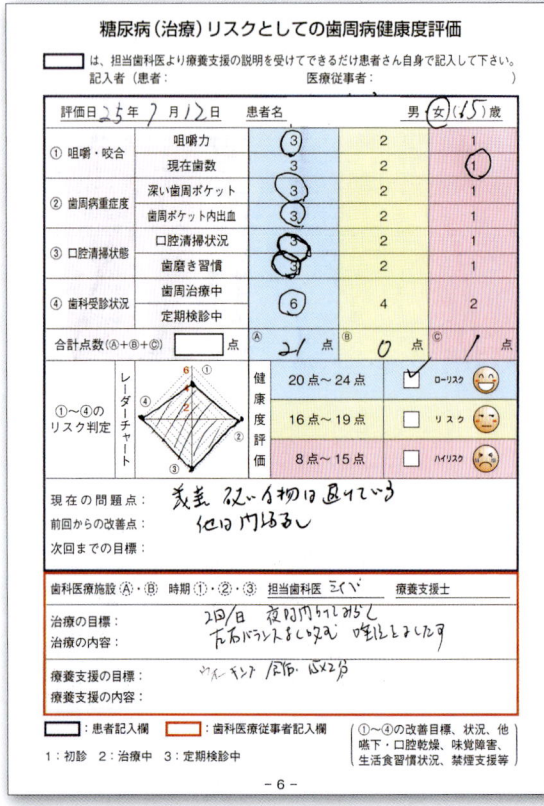

図❾　治療開始時と比較して、歯周病（左）および糖尿病（右）のリスクともに改善している（○印が右から左へシフト）（千葉県保険医協会：糖尿病 - 歯周病 医科歯科連携手帳）

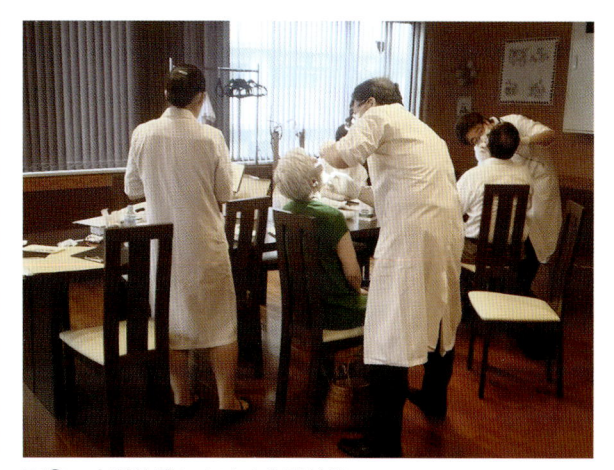

図⑩　歯周病診断分類、ハイリスク歯周炎の診断基準

担当歯科医師の初診時の歯周病診断分類

歯肉炎

歯肉炎（□軽度　□中等度　□重度）
□壊死性潰瘍性歯肉炎　□歯肉膿瘍
全身疾患関連性歯肉炎（□糖尿病関連性　□妊娠関連性）
歯肉増殖（□薬物性歯肉増殖症）

歯周炎

歯周炎（□軽度　□中等度　□重度　□限局型）
広汎型（□慢性　□侵襲性）
□壊死性潰瘍性歯周炎　□歯周膿瘍
全身疾患関連性歯周炎（□糖尿病関連性　□喫煙関連性）
□その他（　　　　　　　　　　　）

歯周病専門医の受診が推奨される重度（ハイリスク）歯周炎*の目安（診断基準値）

1. □歯槽骨平均骨吸収率・年齢比 ＿＿＿＿＿　（1.0以上）
2. □深い（6ミリ以上）の歯周ポケットを有する歯数（歯率）
　＿＿＿＿歯　＿＿＿＿％（8歯、30％以上）
3. □細菌検査判定（歯周ポケット内の歯周病原細菌群：Red complex）の菌量（菌比率）
　10＿＿＿＿％（10^5、5％以上）
4. □血漿抗体価検査判定（P.g菌）　抗体価 ＿＿＿＿（5以上）
5. □歯周ポケット内出血（BOP）の部位率 ＿＿＿＿％（25％以上）
6. □高感度CRP値 ＿＿＿＿（1.0mg/1dl以上）

＊1と2（歯周組織の破壊と進行度）、3と4（感染度）、5と6（炎症度）各々1つ以上が該当する場合

参考文献：歯周病の診断と治療の指針2007、歯周病の検査・診断・治療計画の指針2008、歯周病患者における抗菌療法の指針2010

- 13 -

図⑪　内科施設における歯科検診

1．各種講習会・講演会への参加

　医師会や多職種（薬剤師会、栄養士会など）が開催する糖尿病の講習会・講演会に積極的に参加し、時には講師を引き受け、歯周病が糖尿病のリスク因子であることを医科側に啓蒙している。「お互いの顔が見える繋がり」ができ、効果的である。

2．糖尿病専門医のクリニックが主催するイベントへの参加

　地域で熱心に療養指導を行っている糖尿病専門医のクリニックとは、スタッフぐるみで交流している。クリニックが主催する勉強会などのイベントに参加することで、定期的に情報交換が可能となる。医師・歯科医師だけでなく、コ・メディカルスタッフと歯科衛生士との連携も非常に重要である。

3．患者の紹介

　糖尿病専門医からの紹介患者であれば、神奈川歯科大学附属病院の初診科を通さずに、直接歯周病科の担当医に予約が取れるシステムとなっている。糖尿病を併発した患者は、確実に担当医が処置し、紹介医師と患者の病態、治療状況などを連携手帳を通して情報を共有することができる。

4．臨床研究の実施

　糖尿病専門医のクリニックと協同で、歯周病の状態と糖尿病合併症の関係を分析する臨床研究を行っている。糖尿病専門医のクリニックに歯科側のスタッフが定期的に出向き（**図⑪**）、患者の歯科データを収集している。同じ目標をもつことで、双方のモチベーションも高まる。

◆

　今後の展望として、歯周病はメタボリックシンドロームや肥満と同じく栄養関連性の慢性疾患であるとの観点から、喫煙と同様に医科歯科連携による指導・支援の必要性の根拠となる診断分類や基準の確立を目指している[4]。

【参考文献】

1) 野口俊英，他：歯周病の診断と治療指針2007．特定非営利活動法人日本歯周病学会 編．医歯薬出版，東京，2007．
2) 三辺正人：合併症の治療と管理のポイント 歯周病．ここが知りたい！糖尿病ハンドブック Ver.2．中外医学社，東京，2015年．
3) 三辺正人，高野聡美，原井一雄，漆原譲治，栗林伸一：歯周病リスク診断法の考案と糖尿病患者の歯周病スクリーニングへの応用．日本口腔検査学会誌，2013．
4) 栗林伸一，三辺正人：医科歯科連携の有用性．PRACTICE プラクティス．医歯薬出版，東京，2015．

③糖尿病・歯周病医科歯科連携手帳の作成と施行

千葉県・三咲内科クリニック
栗林伸一

咀嚼機能保持と口腔ケアの必要性

最も一般的な糖尿病である2型糖尿病は、遺伝体質に加えて生活習慣の問題が重なって発症する。

2型糖尿病は発症前から内臓脂肪や異所性脂肪が溜まる肥満や、インスリン抵抗性を伴い、メタボリックシンドローム（以下メタボ）を呈することが多い。生活習慣のなかで、身体活動不足は消費エネルギーの減少に繋がり、また、夜遅い食事や朝食の欠食、生活リズムの乱れは時計遺伝子に悪影響を与えることで肥満を助長する。食事については摂取量過剰の問題だけでなく、食べ方や食事内容、食べる順番や時間帯も肥満に関係する。

しっかり咀嚼する行為やリズミカルな咀嚼は満腹中枢に働き、摂食抑制に繋がる。しかし、容易に消化吸収される食品ばかりを摂取すると、咀嚼機能が発揮されないばかりか、すぐに胃を通過するため、空腹時に食欲を増すグレリンの分泌に抑制がかかりにくい。また、肉に偏った高脂肪食、単純糖質食、低食物繊維食は腸内細菌叢を変化させるほか、おもに腸管上部で吸収されるため、インクレチンのインバランス（GIP > GLP-1）を伴う可能性がある。上部消化管から分泌されるGIPの増加はインスリン分泌を高めるが、同時に内臓脂肪を蓄積する。一方、下部消化管から分泌されるGLP-1の分泌減少で食欲が抑制されにくくなる。

さらに、肥満になると視床下部でレプチン抵抗性が生じ、より食欲抑制が困難になる。肥満症ではマクロファージと脂肪細胞との相互作用からアディポサイトカインの分泌攪乱が起こる。結果、インスリン抵抗性は増大し、肥満した脂肪細胞から多量放出されるDPP-4がインクレチン効果を減弱させ、膵内分泌機能に悪影響を与え、耐糖能障害を来す。すると、糖毒性によりGIPによる

インスリン分泌効果も減弱するため、悪循環に陥り、耐糖能はさらに悪化する。これらの推論から、最も上流にある生活面の改善、とくに咀嚼機能を発揮した食事の摂り方は、メタボや糖尿病の予防と治療の鍵となる。

そのため、できるだけよく噛んで食べ、腸管でより多くインクレチンを分泌するものを摂る必要がある。食べる順番を考慮した食事法が脚光を浴びているが、食物繊維の豊富な副菜（野菜、キノコ、海藻）や主菜（魚、肉などのタンパク質）を先によく噛んで食べ、食事の終盤に主食（ご飯などの糖質）を摂取すると、咀嚼機能が発揮されるうえに、インクレチン効果も加わり、適度な食欲抑制および腸内細菌叢が整う。これにより、糖・脂質代謝改善（食後血糖改善、血糖変動改善、HbA1cの改善、インスリンの適正分泌、脂質代謝改善）と肥満是正が期待される。

このような理想的な食事療法を行うために、咀嚼機能の保持は必須である。さらに、われわれのデータによると、糖尿病患者において歯磨き回数が少ない人（1日2回以下）は、多い人（1日3回以上）に比べて歯を磨かず寝ることが多い。また、肥満者が多く、糖代謝や脂質代謝が悪く、3大合併症が有意に進行していた。このように、口腔ケア習慣は歯科疾患や咀嚼との関係だけでなく、糖尿病などの生活習慣病とも深く関係する。したがって、他の生活習慣同様、口腔ケア習慣は健康維持・増進のために必須であり、それに対する正しい知識の習得、幼児期からの躾、生活上の気構えが重要になる。

医科歯科連携ための共通ツール

糖尿病患者の咀嚼機能の保持と口腔ケアのためには、医科歯科連携は必須の課題である。われわれは千葉県保険医協会の全面協力のもと、神奈川

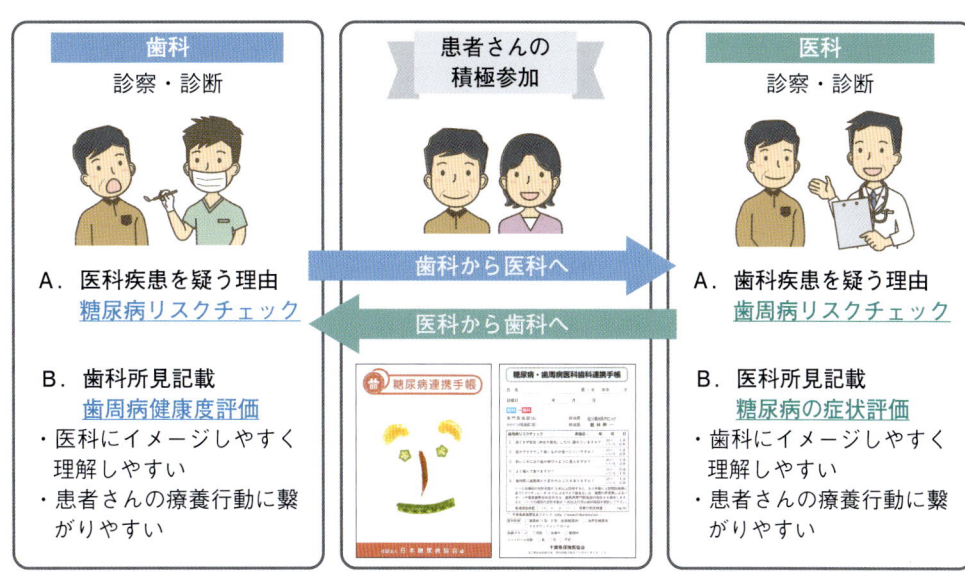

図❶　糖尿病・歯周病医科歯科連携手帳のコンセプト

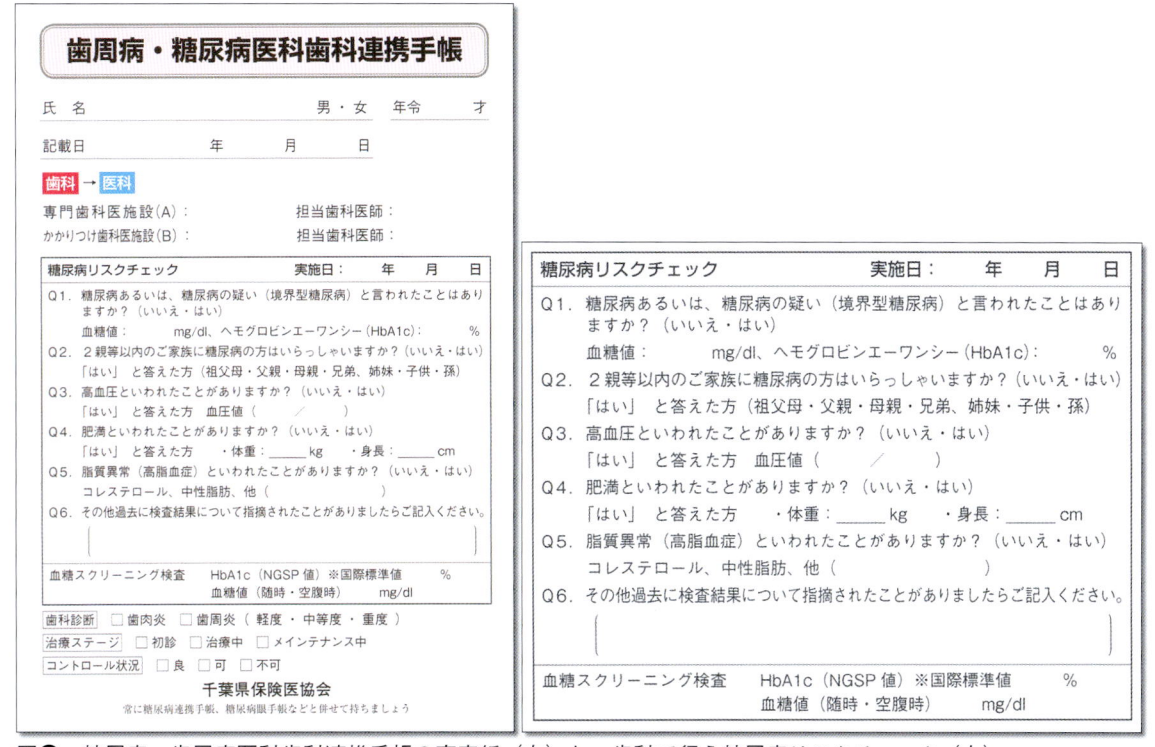

図❷　糖尿病・歯周病医科歯科連携手帳の裏表紙（左）と、歯科で行う糖尿病リスクチェック（右）

歯科大学口腔総合医療学講座歯周病学分野教授である三辺正人氏らとともに、独自に医科歯科連携手帳（以下、手帳）を作成し、連携のツールとした。コンセプトは、医科と歯科が互いの病状の理解を深め、同時に患者の療養行動の改善に繋げようとするものである（**図❶**）。そのため、すでに普及している糖尿連携手帳や眼手帳と同じサイズとし、患者が持ち歩けるものとした。

1．歯科⇔医科の紹介理由

　それぞれ医科（または歯科）疾患を疑う根拠が必要である。そこで、ごく簡単な問診によるリスクチェック表を作成した。手帳の裏表紙には歯科で行うチェック項目を示した（**図❷**）。チェック項目は、①糖尿病あるいは境界型といわれたか、②２親等以内に糖尿病の人がいるか、③高血圧といわれたことがあるか、④肥満といわれたことがあるか、⑤脂質異常といわれたことがあるか、⑥その他（自由記載）とした。つまり、①②は糖代謝異常の診断歴と家族歴、③〜⑤は糖尿病の予備群としてのメタボの存在を確認するためである。

図❸ 糖尿病・歯周病医科歯科連携手帳の表紙（左）と、医科で行う歯周病リスクチェック（右）

一方、医科で行うチェック項目は表紙に示した（図❸）。①歯ぐきが変色したり、腫れているか、②歯がグラグラして硬いものが食べにくいか、③若いころに比べて歯が伸びたように見えるか、④よく噛んで食べるか、⑤歯科医に歯周病だといわれたことがあるかを尋ね、計算または早見表で歯周病予測確率を求める形式とした。5つの項目および歯周病予測確率の計算式は、三辺らの研究結果によるものである。

2．歯科⇔医科の所見記載

医科歯科連携の必要性は、従来から叫ばれている。しかし、連携がなかなか進まない理由の一つに、歯科と医科では歴史や文化が異なり、一方で常識的であっても他方では理解しにくいからではないかと考えた。そこで、手帳は互いにイメージしやすく理解しやすいものとした。

具体的に、医科へ伝える歯科の所見は「歯周病健康度評価」とし、歯科の細かい所見はすべて省き、どの程度悪いか、どこを改善したらよいのかが患者のような一般の人でもわかるようにした。

図❹の左面および図❺のように、①咀嚼・咬合、②歯周病重症度、③口腔清掃状態、④歯科受診状況の4つのカテゴリーに分け、各3段階にリス

ク評価し、それぞれのカテゴリーのリスクはレーダーチャートで表し、合計点（8〜24点）によって、low から high の3段階にリスク表示した。

一方、歯科へ伝える医科の所見は「糖尿病の病状評価」とした（表❶）。糖尿病の治療目標は健康な人と変わらない QOL の維持と寿命の確保[1]であり、血糖・体重・血圧・血清脂質のすべての良好なコントロールの維持と、それらによる細小血管合併症と動脈硬化性疾患の発症・進展阻止が必要なことが示されている[1,2]。したがって、これらの項目をカテゴリー化し、それぞれコントロールのよい順に5段階にランク分けすることとした。

① HbA1c は平均血糖を、②食後血糖は血糖変動を推定するために用いた。実際の診療は個々に設定された血糖コントロール目標に従って行われるが[1]、糖代謝状態の優劣をみるランク分けには従来のコントロール指標を参考にした[3]。③ BMI は頻度を考慮し、診断基準[4]をアレンジした。④血圧はガイドライン[5]を一部改変、⑤脂質はガイドライン[6]をもとに LDL-C、nonHDL-C、HDL-C とそれと逆相関する TG の3つのカテゴリーで評価してから、そのうち最もコントロール不十分なカテゴリーのランクとした。⑥タンパ

糖尿病（治療）リスクとしての歯周病健康度評価

（評価基準P12を参照）

□ は、担当歯科医より療養支援の説明を受けてできるだけ患者さん自身で記入して下さい。

記入者（患者：　　　　　　　　　　医療従事者：　　　　　　　　　　）

評価日　　年　　月　　日　　患者名　　　　　　男・女（　　）歳

【コントロール状況】		<良好>←　　　→<不良>			評価
① 咀嚼・咬合	咀嚼力	1	2	3	
	現在歯数	1	2	3	
② 歯周病重症度	深い歯周ポケット	1	2	3	
	歯周ポケット内出血	1	2	3	
③ 口腔清掃状態	口腔清掃状況	1	2	3	
	歯磨き習慣	1	2	3	
④ 歯科受診状況	歯周治療中	2	4	6	
	定期検診中				

合計点数（Ⓐ+Ⓑ+Ⓒ）□点　　Ⓐ　　点　　Ⓑ　　点　　Ⓒ　　点

①〜④のリスク判定　レーダーチャート

健康度評価：

- 8点〜15点　□ ローリスク
- 16点〜19点　□ リスク
- 20点〜24点　□ ハイリスク

現在の問題点：

前回からの改善点：

次回までの目標：

歯科医療施設Ⓐ・Ⓑ　時期①・②・③　担当歯科医　　　　療養支援士

治療の目標：
治療の内容：

療養支援の目標：
療養支援の内容：

□：患者記入欄　□：歯科医療従事者記入欄　（①〜④の改善目標、状況、他 嚥下・口腔乾燥、味覚障害、生活食習状況、禁煙支援等）

1：初診　2：治療中　3：定期検診中

糖尿病の病状評価

（医師・患者両者が糖尿病の現在の病状を確認する目的のものです）

□ は、担当医より療養支援の説明を受けてできるだけ患者さん自身で記入して下さい。

記入者（患者：　　　　　　　　　　医療従事者：　　　　　　　　　　）

評価日　　年　　月　　日　　患者名　　　　　　男・女（　　）歳

【コントロール状況】	<良好>←				→<不良>	評価
病状ランク	1	2	3	4	5	
① HbA1c値（%）	<6.2	<6.9	<7.4	<8.4	≧8.4	
② 食後2時間血糖(mg/dl)	<140	<180	<200	<220	≧220	
③ BMI（kg/㎡）	<23		<25	<27.5	≧30	
④ 血圧（mmHg）	BPs<130 and BPd<80	BPs<140 or BPd<90	BPs<160 or BPd<100	BPs<180 or BPd<110	BPs≧180 or BPd≧110	
⑤ LDL-C（mg/dl）	<120		<140	<160	≧160	
nonHDL-C（mg/dl）	<130	<150		<190	≧190	
HDL-CとTG（mg/dl）	HDL-C≧40 and TG≧150		HDL-C<40 or TG≧150		HDL-C<40 and TG≧150	

【合併症進行状況】	<無し>←				→<進行>	
⑥ 蛋白尿	無し		微量アルブミン		顕性蛋白尿	
⑦ GFR	≧90	≧60	≧45	≧30	<30	
⑧ 網膜症	前網膜症		単純網膜症	前増殖網膜症	増殖網膜症	
⑨ 神経障害	3項目正常	1項目異常	2項目異常	3項目異常	足壊疽既往	
⑩ 動脈硬化症	無し		検査で異常	循環器検査で明確な異常	脳・心・足の血管障害の既往	

【総合ランク】	1	2	3	4	5	合計点⇒ 評価
合計点	10〜14	15〜19	20〜24	25〜29	30〜	

【治療薬の使用状況】（　）糖尿病薬　（　）降圧薬　（　）高脂血症薬　（　）抗血小板薬　（　）抗凝固薬

現在の問題点：

前回からの改善点：

次回までの目標：

医科施設Ⓐ・Ⓑ　時期①・②・③　担当医　　　　療養指導士

治療の目標：
治療の内容：

療養指導の目標：
療養指導の内容：

□：患者記入欄　□：医療従事者記入欄　（①〜④の治療目標、状況、他 合併症への対応、食事栄養、運動、生活習慣、禁煙指導等）

図❹　医科歯科連携手帳。歯科⇔医科の所見記載

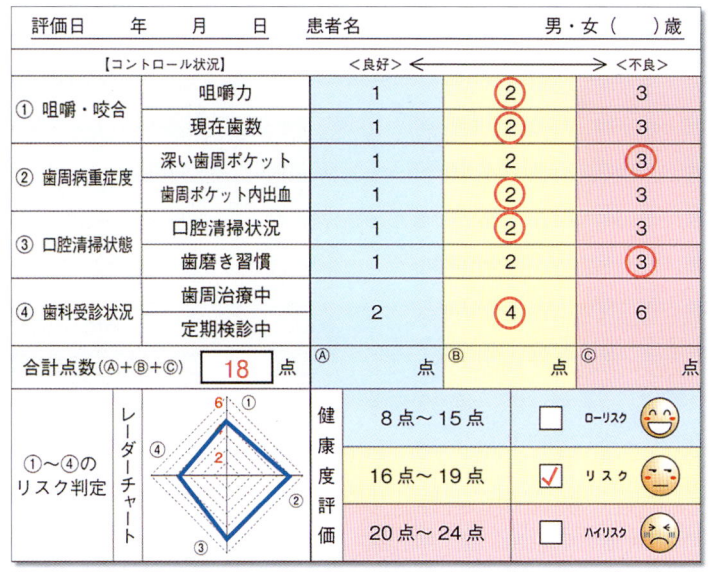

評価日　　年　　月　　日　　患者名　　　　　　男・女（　　）歳

【コントロール状況】		<良好>←　　　→<不良>		
① 咀嚼・咬合	咀嚼力	1	②（○）	3
	現在歯数	1	②（○）	3
② 歯周病重症度	深い歯周ポケット	1	2	③（○）
	歯周ポケット内出血	1	②（○）	3
③ 口腔清掃状態	口腔清掃状況	1	②（○）	3
	歯磨き習慣	1	2	③（○）
④ 歯科受診状況	歯周治療中	2	④（○）	6
	定期検診中			

合計点数（Ⓐ+Ⓑ+Ⓒ）**18**点　Ⓐ　点　Ⓑ　点　Ⓒ　点

①〜④のリスク判定　レーダーチャート

健康度評価：

- 8点〜15点　□ ローリスク
- 16点〜19点　☑ リスク
- 20点〜24点　□ ハイリスク

図❺　歯科から医科へ。歯周病健康度評価

ク尿は正常、微量、顕性タンパク尿で評価、⑦eGFR はガイドライン[7] を参考にした。⑧網膜症は改変 Davis 分類に基づき、⑨神経障害は簡易診断基準[8] の３項目のうち異常項目数をそのままランクづけとした。⑩動脈硬化症については、すでにイベントが起こった場合にはランク５、精密検査であきらかな異常が確認されている場合は４、安静時心電図、胸部 X 線写真、脈波、頸動脈エコーなどの検査で動脈硬化性変化が疑われた場合はランク３とした。

表❶の上段の５つのカテゴリー（①〜⑤）のコントロール状況は、治療により大きく変化し、

表❶ 医科から歯科へ。糖尿病の病状評価

【コントロール状況】 〈良好〉 ←――――――――――――――→ 〈不良〉

	症状ランク	1	2	3	4	5	評価
①	HbA1c 値（%）	<6.2	<6.9	<7.4	<8.4	≧8.4	3
②	食後2時間血糖（mg/dL）	<140	<180	<200	<220	≧220	2
③	BMI（kg/㎡）	<23	<25	<27.5	<30	≧30	3
④	血圧（mmHg）	BPs <130and BPd <80	BPs <140 or BPd <90	BPs <160 or BPd <100	BPs <180 or BPd <110	BPs <180 or BPd <110	2
⑤	LDL-C（mg/dL）	<120		<140	<160	≧160	5
	nonHDL-C（mg/dL）	<130	<150	<170	<190	≧190	
	HDL-C と TG（mg/dL）	HDL-C ≧40 and TG <150		HDL-C <40or TG ≧150		HDL-C <40 and TG ≧150	

【合併症進行状況】 〈なし〉 ←――――――――――――――→ 〈進行〉

⑥	タンパク尿	なし		微量アルブミン		顕性タンパク尿	3
⑦	eGFR	≧90	≧60	≧45	≧30	<30	2
⑧	網膜症	前網膜症		単純網膜症	前増殖網膜症	増殖網膜症	3
⑨	神経障害	3項目正常	1項目異常	2項目異常	3項目異常	足壊疽既往	4
⑩	動脈硬化症	なし		検査で異常	循環器検査で明確な異常	脳・心・足の血管障害の既往	3
						合計点	30

【総合ランク】

	1	2	3	4	5	評価
合計点	10〜14	15〜19	20〜24	25〜29	30〜50	5

【治療薬の使用状況】 （　）糖尿病　（　）降圧薬　（　）高脂血症薬　（　）抗血小板薬　（　）抗凝固薬

上段：コントロール状況は大きく変化し、改善することより合併症の進行を防ぐことができる
中段：合併症進行状況は合併症状況を示し、緩徐だが悪化、現状維持、改善傾向が確認できる
下段：総合ランクで全体の病状の程度を伝える

これらを改善することにより、合併症の進行を防ぐことができる。中段に示す5つのカテゴリー（⑥〜⑩）の合併症進行状況は、すでに現在存在する合併症の状況を示している。合併症は、上段の①〜⑤の管理が悪ければ緩徐だが悪化しやすく、管理がよければ現状維持、ないしは緩徐ではあるが、時に改善が確認できるものである。①〜⑩のカテゴリーの点数で合計点が算出されるが、下段には合計点の最もよい10点から最も悪い50点の間で総合ランクが示され、その糖尿病患者の病状の程度を表現できるものとした。

この「糖尿病の病状評価」の考え方と評価について述べる。歯周病、糖尿病、脂質異常症、高血圧症、肥満、各種合併症、喫煙障害は、それぞれ別な機序で全身の細胞・組織において「酸化ストレス」、「低酸素性ストレス」、「小胞体ストレス」、「慢性炎症」を起こすと考えられている。これらの「ストレス」や「慢性炎症」は、重なれば重なるほど増大し、他の病状にも悪影響を及ぼすこと

が推定される（**図❻**）。高感度 CRP を測定した当院通院糖尿病患者（2,376 名）のデータを解析すると、高感度 CRP は、「糖尿病の病状評価」の各カテゴリー項目のランクづけ程度と有意に正相関し、総合点とも強く正相関した。総合ランクと高感度 CRP の相関を**図❼**に示す。

総合ランクの程度で、歯科では歯周病の存在または口腔環境の程度を推察できる。また、医科と歯科の協働作業により「糖尿病の病状評価」の総合ランクや各カテゴリーのランクの改善が図れることを実感でき、治療の励みになるのではないかと考える。これは歯科だけではなく、医科にとっても、手帳の橋渡しをする患者にとってもメリットがあると考えている。

以上のことから、数値化と図式化で表現する医科歯科連携手帳は、医科歯科双方にとって、次のことに役立つ。

①病状を伝えることができる
②容易に病状を読み取ることができる

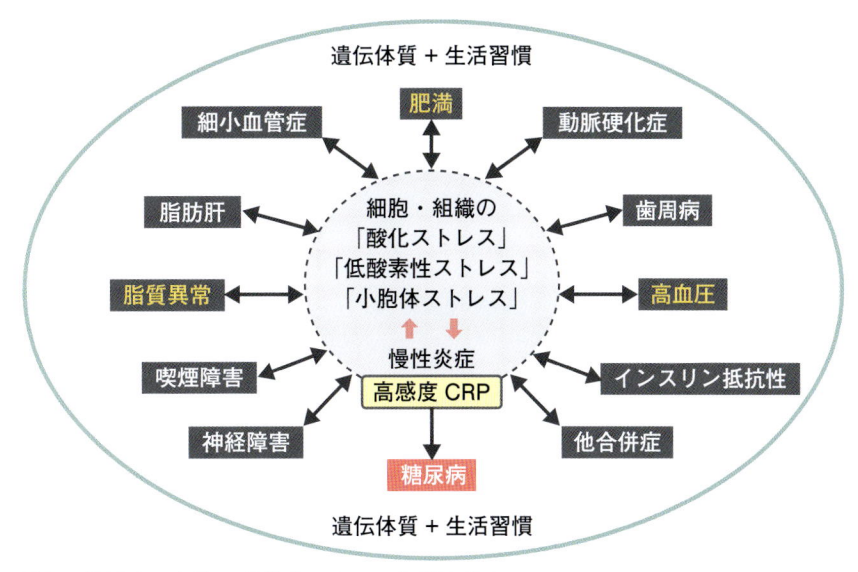

図❻　糖尿病の細胞・組織内ストレスと慢性炎症

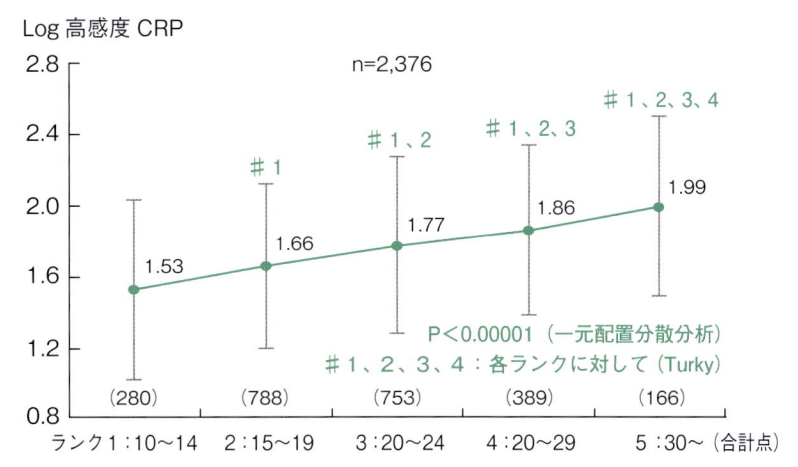

図❼　総合ランク：病状評価の合計点と高感度 CRP

③患者への説明に役立つ

④検査の抜けの防止になる

一方、患者にとっても、以下のメリットがある。

①病状を認識できる

②改善できそうな項目を自らみつけて目標にできる

③達成したことがひと目でわかる

　医師および歯科医師が多忙な診療時にこれらの情報を手帳に記入することは、なかなか難しい。しかし、医科歯科に糖尿病療養指導士（CDE）などのメディカルスタッフが存在し、彼らが手帳に記入してくれれば、手帳は非常に有効に活用で

きるものと信じている。いずれにせよ、医科歯科連携がスムーズに、日常的に行われる時代になることを強く望んでいる。

【参考文献】
1）日本糖尿病学会：糖尿病治療ガイド2016-2017.
2）Gaede P, Lund-Andersen H, Parving HH, Pedersen O: Effect of a multifactorial intervention on mortality in type 2 diabetes. N Engl J Med, 358：580-585, 2008.
3）日本糖尿病学会：糖尿病治療ガイド2012-2013.
4）日本肥満学会：肥満症の診断基準2011.
5）日本高血圧学会：高血圧治療ガイドライン2009.
6）日本動脈硬化学会：動脈硬化疾患予防ガイドライン.
7）日本腎臓学会：CKD 診療ガイド2012.
8）糖尿病性神経障害を考える会：糖尿病性多発神経障害の簡易診断基準.

2 ①内科眼科病診連携

1）神奈川県・とつか眼科
2）神奈川県・あつみ内科　3）神奈川県・武内歯科医院
藤岡伸欣[1]　熱海祐策[2]　武内博朗[3]

内科眼科病診連携の必要性

糖尿病慢性期の合併症として特異的な細小血管症である、網膜症、腎症、神経障害がよく知られている。糖尿病網膜症は、日本で中途失明を含めた視覚障害の原因として第2位を占め、視覚障害になる人は年間3,000人にのぼるといわれている（**図❶**）。先天的、または幼少期に失明してしまった人は、視覚以外の情報を活用して生活する方法を身につけている。しかし、糖尿病網膜症のように人生の途中で失明してしまう中途失明は、肉体的にも精神的にも状況を受け入れることが難しく、日常生活の質が極端に損なわれることになる。こういった事態を避けるためにも、絶対に進行を止めなければいけない病態である。

代謝性の疾患は、臓器別に進行するわけではない。そのため、高血糖による血管変性に基づく血管合併症に対する総合的な対応としての連携が不可欠となる。

これらは、眼科的にはまだ治療が必要のない単純網膜症と、治療が必要な増殖前網膜症、増殖網膜症、黄斑症（単純網膜症でも発症することがある）に大別されている。このうち単純性網膜症、増殖前網膜症ではほぼ100%の患者に自覚症状がなく、罹患していても患者に病識がないのが現状である。

糖尿病治療をされている内科の先生方も、典型的な網膜症の分類を理解していても、実際のところ目の前の患者の眼底所見の多様性から、どの病期に属するのか判断するのは困難と思われる。そのため、内科医と眼科医との連携が遅れがちになるのが現状である（**図❷～❻**）。

内科眼科病診連携の問題点

過日（平成28年9月8日）、筆者が所属する戸塚区医師会で「かかりつけ医の糖尿病診療の現状」というタイトルの講演会が開かれ、糖尿病治療に高い関心をもつ内科医と眼科医が多数会した。戸塚区内で月に50人以上の糖尿病患者を診ている内科医に対し実施したアンケート調査の集計報告の一部を抜粋し紹介する（**表❶**）。

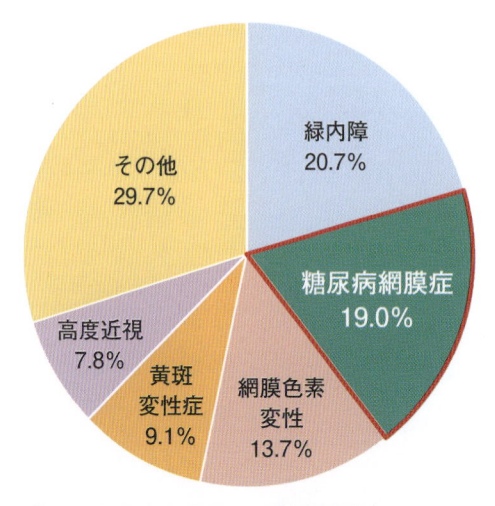

図❶　視覚障害の原因。糖尿病網膜症による視覚障害は2位となっている（参考文献[1]より引用改変）

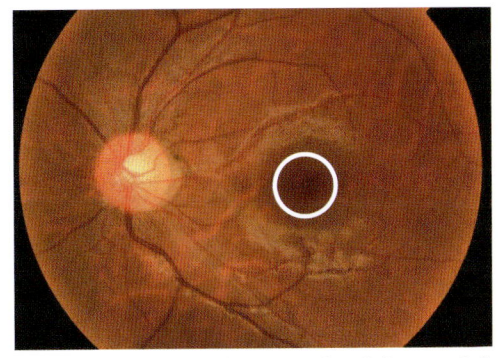

図❷　正常眼底。白丸内が網膜の中心で一番感度がよいところ

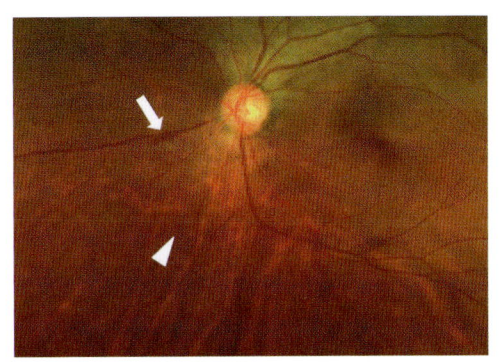

図❸　単純糖尿病網膜症。矢印が網膜出血、矢頭が毛細血管瘤

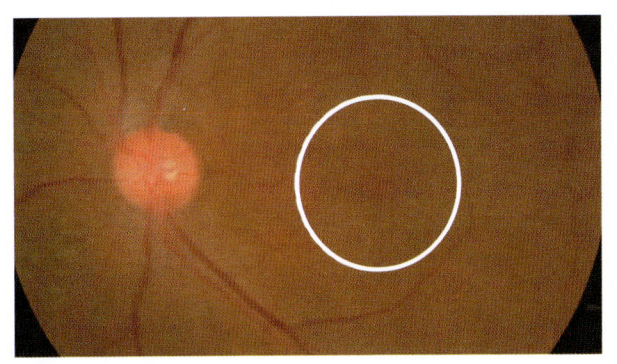

図❹　初期のび漫性黄斑浮腫。進行すれば坑VEGF（血管内皮細胞増殖因子）の注射が必要

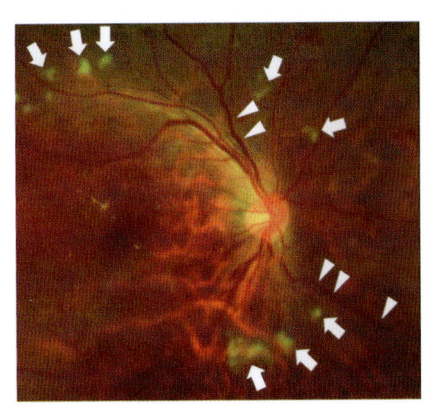

図❺　増殖前糖尿病網膜症。矢印が軟性白斑、矢頭が不規則な静脈拡張。レーザー治療、坑VEGF療法が必要

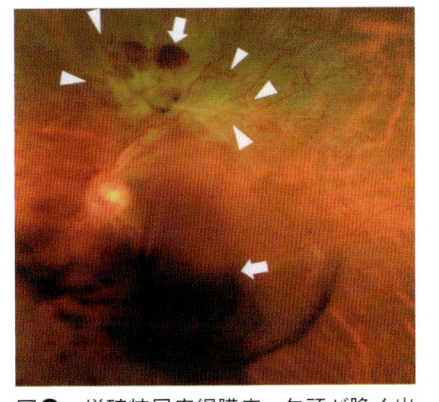

図❻　増殖糖尿病網膜症。矢頭が脆く出血しやすい新生血管、網膜血管床の消失が類推される。矢印は硝子体出血や網膜前出血。失明の一歩手前。硝子体手術の適応

表❶　月50人以上の糖尿病診療に携わる内科医に行った眼科との連携に関するアンケート調査（戸塚西口さとう内科院長：佐藤孔信医師より）

Ⓠ 糖尿病連携手帳を使用していますか？

A
- 必ず書いている：25％
- 使用していない：33％
- 必ず渡しているが、患者が忘れて記載できないことが多い：20％

Ⓠ 眼科受診を勧めるタイミングは？

A
- 初診時に：30％
- ケースバイケース：60％

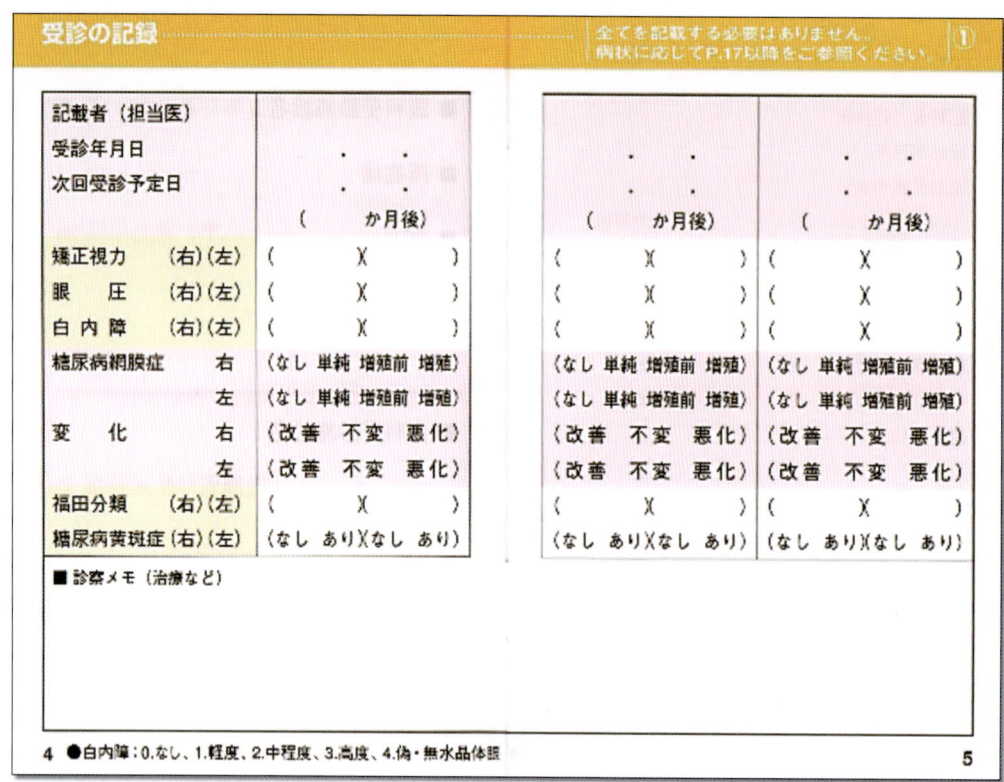

記載者（担当医）						
受診年月日	・ ・	・ ・	・ ・		・ ・	
次回受診予定日	・ ・	・ ・	・ ・		・ ・	
	（　　か月後）	（　　か月後）		（　　か月後）	
矯正視力　（右）（左）	（　　）（　　）	（　　）（　　）		（　　）（　　）	
眼　圧　（右）（左）	（　　）（　　）	（　　）（　　）		（　　）（　　）	
白内障　（右）（左）	（　　）（　　）	（　　）（　　）		（　　）（　　）	
糖尿病網膜症　右	（なし 単純 増殖前 増殖）	（なし 単純 増殖前 増殖）		（なし 単純 増殖前 増殖）	
左	（なし 単純 増殖前 増殖）	（なし 単純 増殖前 増殖）		（なし 単純 増殖前 増殖）	
変　化　右	〈改善　不変　悪化〉	〈改善　不変　悪化〉		〈改善　不変　悪化〉	
左	〈改善　不変　悪化〉	〈改善　不変　悪化〉		〈改善　不変　悪化〉	
福田分類　（右）（左）	（　　）（　　）	（　　）（　　）		（　　）（　　）	
糖尿病黄斑症（右）（左）	（なし あり）（なし あり）	（なし あり）（なし あり）		（なし あり）（なし あり）	

■ 診療メモ（治療など）

4　●白内障：0.なし、1.軽度、2.中程度、3.高度、4.偽・無水晶体眼　　　　5

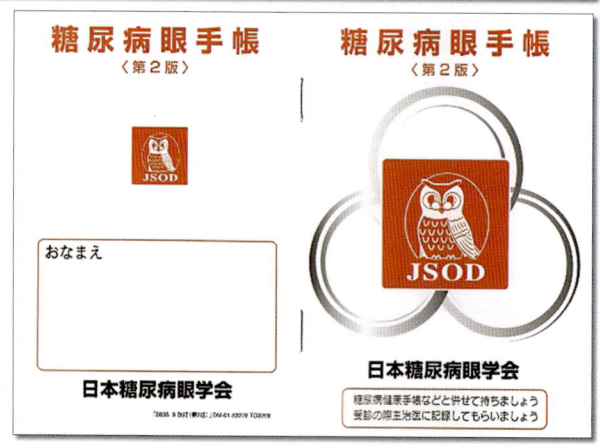

図❼　糖尿病眼手帳（日本糖尿眼学会平成17年改訂第2版）。この記入をみても内科医には予後がわかりにくい

内科医は、糖尿病患者を多数抱え多忙な診療をされているなか、半分近い先生方が糖尿病連携手帳を使用していることが注目される一方、使用していない内科医が 1/3 であった。糖尿病治療にあたる内科医は、眼科的合併症に高い関心を寄せていることがわかった。初診時に眼科受診を勧める内科医が 30％ であれば、ある程度の確率で自覚症状のない網膜症患者が眼科受診の機会を逸していることもあきらかとなった。

また、アンケートでは自由に記入する欄があり、内科医から眼科医への質問に以下の記載がみられた。

- 大学病院所属時には眼科併診がルーチンだったが、開業すると忙しい眼科医に眼底検査のように点数の低い検査を依頼して迷惑ではないか？
- 眼科受診を勧めても行ってくれない患者が多く、どうしたらよいか？

内科医が眼科医の負担を考えて併診にためらいがある、患者に眼科受診を勧めても協力を得られないという苦労がわかり、想定外の結果であった。

内科眼科病診連携の対策

多くの糖尿病患者を抱える内科医が、眼科合併症に関心をもち、連携に取り組んでいる。しかし、

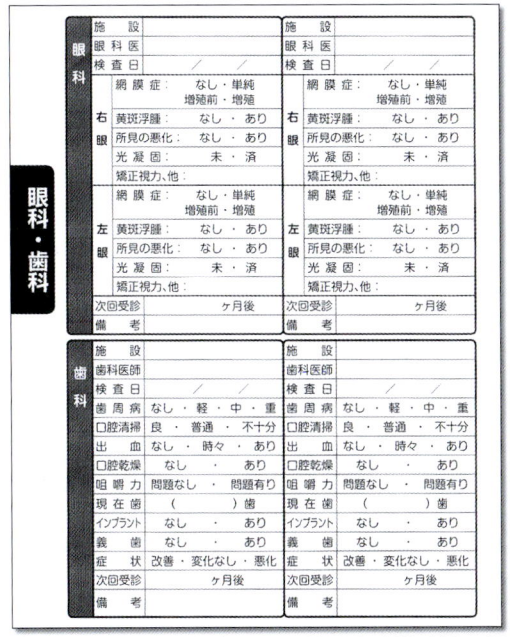

図❽　日本糖尿病協会発行の糖尿病連携手帳に掲載されている「眼科・歯科」のページ

発症初期の網膜症に自覚症状が乏しいために患者の協力が得られず、連携が阻害されている様子が浮き彫りになった。このことから、われわれ眼科専門医が網膜症の初期対策と重症化予防の大切さを啓発するばかりでなく、内科医が患者を啓発するための支援の必要性も感じられた。

また、連携手帳の眼科所見の記載を見ても、内科医による眼科的予後判断は、負担が大きい（**図❼**）。したがって、定期的に地域の内科医と眼科医が連携の会を催したり、連携に関係する刊行物、配布物を届けるなどの仕組みが有効と思われる。

今回、地域医師会で連携の会を開催したことで、想像できなかった地域の他科の先生の思いを知ることができ、顔を知り、気軽に併診できる環境づくりが糖尿病眼科合併症を防ぐ手立てになることを実感した。網膜症を内科医に早期に情報提供してもらい、適切な時期での対応を図りたいと考えている。

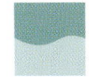 おわりに

日本糖尿病協会が発行する糖尿病連携手帳（平成28年2月第3版発行）や糖尿病治療のエッセンス（2012年版）では、糖尿病合併症として歯周病が掲載されるようになった（**図❽**）[2,3]。眼科合併症と同様に、歯科合併症が他科の医師に周知されているとは思えない。地域での三師会の場や歯科医師会から医師会へ働きかけ、糖尿病を診療されている内科医向けの連携、および啓発活動が不可欠と思われる。

健康寿命延伸が目標とされる現在では、プライマリーケアの担い手である、一次医療の重要性が増している。とりわけ、縦割りの臓器別医療の欠点を補うため、より合理的な医療が展開できるように、他科との学際領域の知識習得・啓発に努めなければならない。

【参考文献】
1）厚生労働省：網膜脈絡膜・視神経萎縮に関する研究．平成17年度 総括・分担研究報告書．
2）公益社団法人 日本糖尿病協会：糖尿病連携手帳 第3版．平成28年2月．
3）日本糖尿病対策推進会議：糖尿病治療のエッセンス 2012年版．

2 ②ヘリコバクター・ピロリ菌除菌時における再感染防止と口腔感染

1）神奈川県・あつみ内科
2）神奈川県・とつか眼科　3）神奈川県・武内歯科医院
熱海祐策[1]　　藤岡伸欣[2]　　武内博朗[3]

上部消化器疾患とヘリコバクター・ピロリ菌

　健康寿命の延伸というテーマのなかで、胃・十二指腸潰瘍および胃がんに対する予防、治療は重要な観点の一つであると考えられる。胃・十二指腸疾患のなかでも、この2つの疾患は高頻度であり、本項ではヘリコバクター・ピロリ菌（以下ピロリ菌）との深い関係について述べる。

胃・十二指腸潰瘍

　胃・十二指腸潰瘍とは、その粘膜において内腔の組織が粘膜筋板を越えて欠損した状態をいう。症状としては心窩部痛、腹部膨満感、悪心、嘔吐などがある。合併症として吐血、下血、消化管穿孔などが生じる。原因の8割以上がピロリ菌感染であり、残りの大部分が非ステロイド系鎮痛剤の内服と考えられている。

　診断には消化管造影および内視鏡検査が行われるが、現在ではがんとの鑑別に生検による組織検査が必要なことや、ピロリ菌の有無の診断に内視鏡検査が用いられることから、とくに内視鏡検査は必須である。

除菌治療

　治療は時代により大きく様変わりした。胃の塩酸分泌を強く抑制するH₂ブロッカー開発以前は内服薬に決定的なものがなく、自覚症状の強い難治例や出血の多い症例、穿孔例に対して手術が行われた。H₂ブロッカーが使われ始めた1980年代半ば以降、手術例は激減した。

　現在では、十二指腸潰瘍では診断がついてから6週間、胃潰瘍では8週間のプロトンポンプ阻害薬の投与がなされ、その後、H₂ブロッカーの内服療法が行われる。

　これらの薬物療法と並行して、ピロリ菌の感染の有無を調べ、感染が確認されれば除菌療法が行われる。近年ピロリ菌の除菌により、胃・十二指腸潰瘍はほぼ再発しないことがわかってきた。

　非ステロイド系鎮痛剤などの薬物による潰瘍も治療は同様であり、ヘリコバクター・ピロリ菌の感染を伴っていることがあきらかになれば除菌療法を行う。

胃がん

　胃粘膜の上皮細胞より発生する悪性腫瘍である。

　早期発見のための検診のシステムが確立しているにもかかわらず、患者数、死亡数は多く、年間5万人近くの人が亡くなっている。がんの発生部位別でいうと、男性では肺がんに次いで2位、女性では大腸がんについで2位である。かつては男女ともに1位であった。

　原因としてはピロリ菌の感染、喫煙、塩分の過剰摂取などが挙げられる。なかでもピロリ菌の感染については、近年注目が集まっている。胃がんのほとんどがピロリ菌の感染によるもので、この菌の感染によらない胃がんは、ごく例外的なものであることがあきらかになってきた。

　ただし、ピロリ菌感染者のすべてが胃がんになるわけではないので、この菌の感染のみが胃がんの発生原因というわけではない。

ヘリコバクター・ピロリ菌

　ピロリ菌は胃粘膜に生息する細菌で、グラム陰性のらせん状桿菌である（**図❶**）。1、2回転したらせん形をしており、4〜8本の鞭毛をもつ。ピロリ菌はウレアーゼによって尿素からアンモニアを作り、自身の周囲の胃酸を中和することで生存していく。

　ピロリ菌は胃粘膜上皮細胞の表面に付着しさら

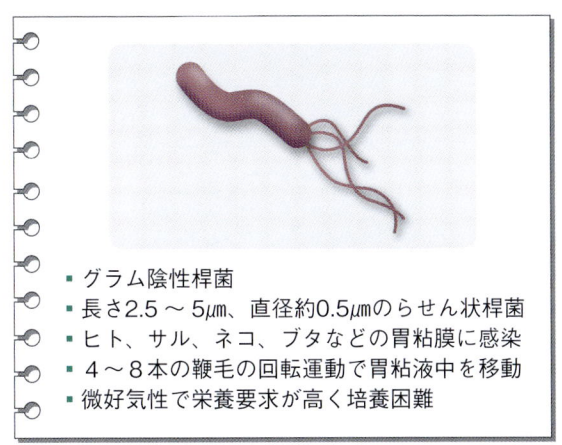

- グラム陰性桿菌
- 長さ2.5〜5μm、直径約0.5μmのらせん状桿菌
- ヒト、サル、ネコ、ブタなどの胃粘膜に感染
- 4〜8本の鞭毛の回転運動で胃粘液中を移動
- 微好気性で栄養要求が高く培養困難

図❶ ヘリコバクター・ピロリ菌（*Helicobacter pylori*）。ヒト悪性腫瘍を誘発することがあきらかになっている、唯一の細菌である

表❶ A群はピロリ菌感染のない正常な胃、B群はピロリ菌に感染しているがまだ萎縮性胃炎のない状態、C群はピロリ菌により胃粘膜に炎症が起き胃の粘膜の萎縮が進んでいる状態、D群は胃粘膜の萎縮が進みピロリ菌が胃に棲息できなくなった状態である

A 群	HPIgG 抗体陰性、萎縮性胃炎なし。胃がん発生リスクはほぼゼロ
B 群	HPIgG 抗体陽性、萎縮性胃炎なし。胃がん発生リスクが約1,000人に1人
C 群	HPIgG 抗体陽性、萎縮性胃炎あり。胃がん発生リスクが約400人に1人
D 群	HPIgG 抗体陰性、萎縮性胃炎あり。胃がん発生リスクが約80人に1人

に増殖する。まず胃上皮細胞に軽くくっつき、次に小さな注射器ともいえる Cag 装置を使って強く付着、さらに Cag 装置により胃上皮細胞を攻撃する。

　自然界の状態では、成人に対してピロリ菌は胃酸などの影響によって感染は成立しない。一方、5歳以下の乳幼児は感染に対する防御能が未成熟なため、自然界の状態でも感染が成立すると考えられている。

　自然界での状態と違い、感染者の胃粘膜ではピロリ菌は他者に感染しやすい状態で存在する。そのため、以前は胃内視鏡検査後にピロリ菌陽性患者に使用した内視鏡や鉗子の消毒が不十分なため、急性胃粘膜病変が発生することがあった。

　また、ほかの医師に比べて内視鏡医にピロリ菌陽性率が高いといわれているのは、感染性の高いピロリ菌が口から侵入することがあるためと考えられている。

予防

　原因のところで述べたように、ピロリ菌が胃がんの発生に大きくかかわっているので、この菌を除菌すれば胃がんの大多数は予防が可能になる。

　ただ注意しなければならないのは、ピロリ菌の感染期間が長い場合は、除菌後も胃がんの発生があり得るということである。

　現在、筆者が開業している横須賀市では、希望

者に対して血液検査による胃がんリスク検診を行っている。これは血清ペプシノゲン値とピロリ菌感染を診断する HP IgG 抗体を測定するもので、表❶に示すように ABCD 群に分類できるため ABCD 検診と呼んでいる。

　具体的には、血清ペプシノゲン値（PG）1と2を測定し、PG1 および PG1／PG2 の比較値から萎縮性胃炎の有無を判定する。これと HPIgG 抗体の陽性、陰性を組み合わせて分類する（表❶）。さらに B〜D 群と判定された人に対して胃内視鏡検査を行い、胃がんの有無を調べる。加えて B、C 群に対してはピロリ菌除菌を行うことを勧めている。

　また、現在では行われていないが、今後10〜20 代の若年者に対して HP 抗体値の測定を行い、陽性者に対して除菌療法を行うという方法が考えられる。

　筆者が考えるに、この方法が実現すれば、数十年後には胃がんの罹患者が現在より大幅に減少し、昭和の時代には国民病であった胃がんが稀な疾患になると思われる。

　この方法の実現に向けての課題としては、いかに多くの人に HP 抗体の検査を受けてもらえるかという点と、除菌療法に伴う副作用への対策などが挙げられる。

ヘリコバクター・ピロリ菌の除菌後再感染と口腔環境

1. 再感染の要因

米国・Vanderbilt 大学の Douglas R. Morgan 氏らがラテンアメリカ 6 ヵ国（7 地域）で行った調査では、ピロリ菌の除菌治療後に尿素呼気試験（UBT）で陰性となった 1,091 名の被験者を除菌治療 1 年後に再検査した結果、11.5% が再感染していた[1]。初回の除菌治療のみを対象とした解析（再除菌治療を非考慮）では、1 年後にピロリ菌が陰性であった人の割合は 72.4% だった。この結果は、一度治療した後に適切なフォローが何もなされなければ、除菌者の約 3 割は 1 年後には再感染してしまうことを示している。いわゆる発展途上国に多い衛生環境の不備や家族間の濃厚な接触が、再感染を誘発する一因と考えられる。

2. 口腔環境とヘリコバクター・ピロリ菌

再発性アフタ性口内炎患者（RAS）を対象とした調査で、ピロリ菌除菌判定試験である迅速ウレアーゼ試験（RUT）陽性の被験者は、陰性の被験者よりも歯周ポケット値（PPD）、プラーク指数（PI）、歯肉炎指数（GI）、臨床付着喪失（CAL）の値が高かった[2]。ピロリ菌と RAS には類似の臨床・組織所見がみられ、RAS 病巣にピロリ菌が発見されていることから、両疾患の相関関係が示唆される[3]。

また、ピロリ菌抗体テスト（HPS）および尿素呼気試験（UBT）の結果によりグループ分けした被験者を、標準的な三剤療法のみの群、三剤療法＋口腔含嗽剤を行った群、三剤療法＋口腔含嗽剤＋歯周病治療を行った群にわけ、術前・術後での胃中ピロリ菌除菌率の変化を調査した結果、三剤療法と口腔含嗽剤・歯周病治療を併用した群が最も除菌率が高かった[4]。

歯垢、口腔衛生不良や歯周病がピロリ菌感染のリスク因子となるか否かを検証した調査では、歯周病および口腔衛生不良とピロリ菌感染との関連性は有意ではなかったが、ウレアーゼ試験では歯垢中のピロリ菌陽性率が著明に高く、再感染の供給源として働く可能性がある[5]。

データベース検索を用いて行った歯周病治療とピロリ菌除菌療法併用、および除菌療法単独との比較対照試験についてのレビューおよびメタ解析では、胃腸疾患をもつ被験者の胃中ピロリ菌残留リスクは、除菌療法単独の場合に比べ、歯周病治療を併用した場合のほうが 63% 有意に減少しており（0.37 [95% CI 0.21 〜 0.64]、p=0.0004）、歯周病治療の併用が胃中ピロリ菌の減少に有効であるとする報告もある[6]。

いずれにしても、口腔内の不潔がピロリ菌のリザーバーになる可能性を否定することがむしろ困難であり、ピロリ菌除菌時には、重度歯周炎など口腔感染を惹起する病原性バイオフィルムを制圧しておくことが望ましいと考える。地域での医療連携の整備が望まれる。

【参考文献】

1）Morgan DR,et al. : Risk of recurrent Helicobacter pylori infection 1 year after initial eradication therapy in 7 Latin American communities. JAMA, 309 (6)：578-86, 2013.

2）Gulseren D,et al.： The relationship between recurrent aphthous stomatitis, and periodontal disease and Helicobacter Pylori infection. Clin Oral Investig. 20 (8)：2055-2060, 2016.

3）Lauritano D,et al.： Periodontal pockets as a reservoir of Helicobacter Pylori causing relapse of gastric ulcer. a review of the literature. J Biol Reoul Homeost Agents, 20：123-126, 2015.

4）Song HY, Li Y: Can eradication rate of gastric Helicobactger pylori be improved by killing oral Helicobacter pylori? . World J Gastroenterol, 19(39)：6645-50, 2013.

5）Anand PS,et al.: Are dental plaque, poor oral hygiene, and periodontal disease associated with Helicobacter pylori infection? . J Periodontol, 77 (4)：692-698, 2006.

6）Bouziane A,et al.: Effect of periodontal therapy on prevention of gastric Helicobacter pylori recurrence. a systematic review and meta-analysis. J Clin Periodontol, 39 (12)：1166-1173, 2012.

リウマチ患者は歯周病になりやすい !?

　リウマチは炎症性自己免疫疾患で、代表的な膠原病です。自己の免疫が主に手足の関節を侵し、関節痛、関節の変形が生じます。また、手足以外にも脊椎、血管、心臓、肺、皮膚、筋肉といった全身臓器にも病変が及ぶこともあります。歯周病は歯周病原細菌の感染による感染症と生活習慣病の要素をもった疾患ですが、この歯周病が自己免疫疾患であるリウマチと関連があることが徐々にあきらかになってきました。近年では、研究論文を系統的に検索し、個々の研究の結果をまとめるメタ分析という統計手法を用いたシステマテックレビューと呼ばれる論文が、リウマチと歯周病の関連について発表されてきています。

　21編の研究論文をまとめた報告では、健常者と比較してリウマチ患者は歯周病になりやすいという結果に導いています。具体的には、リウマチ患者は健常者と比較して、Probing Depth, Bleeding on probing の値が高く、アタッチメントロスが起こりやすいという結果が出ています[1]。13編の研究論文をまとめた報告では、リウマチ患者は、健常者またはリウマチを伴わない歯周病患者と比較して、代表的な歯周病原細菌である *Porphyromonas gingivalis*（*P. g.* 菌）に対する血清の抗体価が高いという結果が得られています[2]。また4編の研究論文をまとめた結果では、リウマチの症状を総合的に評価する指標である DAS28 が、歯周外科を伴わない歯周病治療によって有意に改善すると報告されています[3]。以上のように臨床では、リウマチと歯周病が相互に影響を及ぼしている症例が存在することがあきらかになってきました。一方で、そのメカニズムに対する解明も進んでいます。

　生体内では、ペプチジルアルギニンデイミナーゼ（PADs）と呼ばれる酵素によってタンパク質中のアルギニンがシトルリンへ変換される反応が起こっています。この反応はタンパク質の陽電荷を減少させ、タンパク質の高次構造に著しい変化をもたらします。この反応によって表皮の角化や神経軸索の絶縁作用をもたらすミエリン鞘の形成が正常に保たれています。その一方で、異常なシトルリン化によって、アルツハイマー病、腎疾患、関節リウマチが引き起こされることがわかってきています。免疫反応においては、シトルリン化されたタンパク質やペプチドは非自己の物質として認識され、自己免疫反応を引き起こしてしまいます。

　多種にわたる口腔細菌のなかで、*P. g.* 菌のみがシトルリン化の酵素をもっています。歯原性菌血症によって全身にまわった *P. g.* 菌は、各臓器でヒトのタンパク質やペプチドをシトルリン化してしまいます。その結果、前述したようにシトルリン化されたタンパク質やペプチドは非自己として認識され、自己免疫反応を引き起こします。とくに関節リウマチの患者では、*P. g.* 菌のもつ PAD に対する抗体価が高いことがわかってきました[4]。歯周病がリウマチの唯一の原因ではありませんが、歯周病がリウマチの原因になっている症例があることは間違いないようです。

（野村義明　岡田彩子　花田信弘）

【参考文献】

1）Fuggle NR, Smith TO, Kaul A, Sofat N: Hand to Mouth. A Systematic Review and Meta-Analysis of the Association between Rheumatoid Arthritis and Periodontitis. Front Immunol. 2016 Mar 2;7:80. doi: 10.3389/fimmu.2016.00080.

2）Bender P, Bürgin WB, Sculean A, Eick S: Serum antibody levels against Porphyromonas gingivalis in patients with and without rheumatoid arthritis - a systematic review and meta-analysis.Clin Oral Investig. 2017 Jan;21(1):33-42. doi: 10.1007/s00784-016-1938-5.

3）Calderaro DC, Corrêa JD, Ferreira GA, Barbosa IG, Martins CC, Silva TA, Teixeira AL: Influence of periodontal treatment on rheumatoid arthritis: a systematic review and meta-analysis.Rev Bras Reumatol. 2016 Nov 26. pii: S0482-5004(16)30144-9. doi: 10.1016/j.rbr.2016.10.002.

4）Quirke AM, Lugli EB, Wegner N, Hamilton BC, Charles P, Chowdhury M, Ytterberg AJ, Zubarev RA, Potempa J, Culshaw S, Guo Y, Fisher BA, Thiele G, Mikuls TR, Venables PJ: Heightened immune response to autocitrullinated Porphyromonas gingivalis peptidylarginine deiminase: a potential mechanism for breaching immunologic tolerance in rheumatoid arthritis..Ann Rheum Dis. 2014 Jan;73(1):263-9. doi: 10.1136/annrheumdis-2012-202726.

2 ③人工関節置換術における歯原性菌血症の抑制

神奈川県・座間総合病院 人工関節・リウマチセンター

山下博樹　奥茂宏行

平均寿命と健康寿命

2015年の調査で、日本人の平均寿命は男性80.8歳、女性87.1歳と報告され、わが国は世界トップクラスの長寿国となっている。しかし、健康上の問題で日常生活が制約されることなく生活できる健康寿命との較差は、男性で約9年、女性では約12年あり、平均寿命に達する前に、何らかの疾患により要支援状態となる。

整形外科領域の疾患では、加齢に伴い出現する変形性関節症や関節リウマチなどの疾患により、運動機能障害が出現して歩行困難となり、日常生活が制限された状態となる。今後も平均寿命の上昇が予想されており、このような運動器障害を有する患者数が増加することが考えられる。

人工関節置換術とは

変形性関節症や関節リウマチなどによって生じた関節変形に対する手術治療として、人工関節置換術がある。人工関節置換術は、高度に変形した関節の表面を切除し、金属、セラミックやポリエチレンなどで作製されたインプラントに置換する手術である（図❶、❷）。人工関節置換術により疼痛や関節変形、また、歩行障害により出現するADL障害を改善させることが可能である。さらには、平均寿命と健康寿命の較差を減少させることが期待できる治療方法である。1997年4月、当センターは、日本で最初の人工関節専門施設として開設され、2015年までに人工股関節置換術5,000例、人工膝関節置換術を1,600例施行してきた。

1．人工関節置換術の利益と不利益

人工関節置換術は、除痛により運動機能障害を改善させる利点がある一方、感染症、下肢静脈血栓症・肺血栓症、人工関節のゆるみや摩耗、転倒による人工関節周囲骨折などの合併症により、不利益を生じる可能性がある。とくに感染症の発生は、治療に長期間を要する可能性があり、患者への負担も大きい。さらには、機能回復を目的で行った手術によって下肢機能低下を余儀なくされることもあり、感染予防は手術を行う整形外科医にとって極めて重要な責務である。

2．人工関節置換術後の感染

術後の感染症には、SSI（surgical site infection）

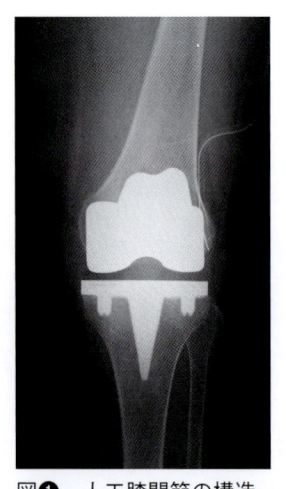
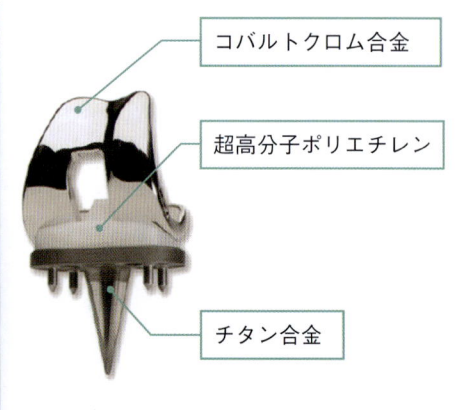
図❶　人工膝関節の構造

コバルトクロム合金
超高分子ポリエチレン
チタン合金

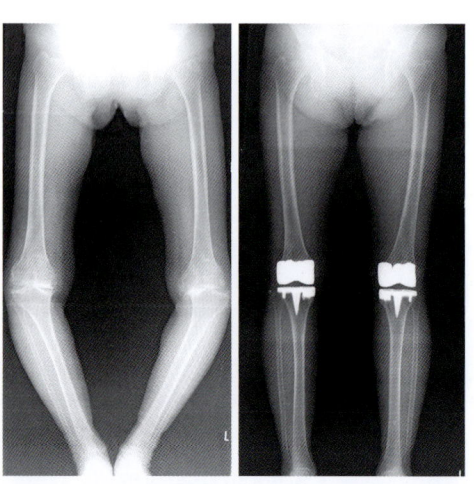
図❷　人工膝関節置換術。術前・術後のX線像

表❶ 歯原性菌血症を起こしやすい歯科治療と対策（参考文献[6]より引用改変）

歯原性菌血症を起こしやすい歯科治療
▪ 抜歯
▪ スケーリング
▪ 歯肉切除
▪ 義歯や矯正器具による口内炎
▪ 舌傷
▪ 歯冠形成によるエナメル質削除
▪ 根管治療中の唾液混入
▪ インプラントとそれに伴う処置

対　策
▪ 観血処置の術前内服
▪ 歯周病患歯の動揺固定
▪ う窩充填
▪ 適合性の高い歯冠修復
▪ ラバーダム防湿
▪ 漸進的PMTC
▪ 舌クリーニング
▪ 残根や重度歯周病罹患歯の抜歯

人工関節・リウマチセンターから歯科主治医先生へのお願い

この度、膝関節疾患のために、人工膝関節置換術を平成　　年　　月　　日に行うことになりました。

歯周病から人工関節に感染が及ぶことは、しばしば報告されており、感染予防のために術前に歯科受診を勧めております。貴院にてぜひ精密検査をお願いいたします。

歯周病や齲蝕がありましたら、できるだけ確実で十分な治療をお願いできれば幸いです。誠に勝手なお願いではありますが、なにとぞ宜しくお願い致します。

平成　　年　　月

座間総合病院　人工関節・リウマチセンター

奥茂　宏行

山下　博樹

〒252-0011
神奈川県座間市相武台1-50-1
Tel：046-251-1311
FAX：046-251-1321

図❸　歯科受診用の説明用紙

と呼ばれる、手術中に創部より細菌感染を生じる早期感染症と、術後1年以上経過して感染を起こす遅発性感染がある。遅発性感染には、術中に進入した菌が潜在し、後に顕性感染になるものと、他の感染部位からの血行性感染によるものに分類される。

Maderazoらは、人工関節置換術後1年以上経過してからの遅発性感染例の検討において、皮膚や軟部組織からの感染が46％と最も多く、次いで口腔内感染症が15％、尿路感染症が13％で第3位であったと報告している[1]。人工関節置換術を受けた患者が、歯周病などの口腔内感染や歯科処置後に人工関節への血行性感染を起こす報告が数多く散見されている[2〜5]。また、抜歯後に菌血症が100％みられるとの報告がある。武内らはスケーリングなどの一般的な歯科処置後でも、末梢血を培養すると口腔内細菌が検出される歯原性菌血症が起こることを報告し、その対策について言及している（**表❶**）[6]。

 当センターでの感染予防対策

当センターでは、このような歯原性菌血症から発症する感染予防対策として、無歯顎を除いた全例に術前の歯科受診を指導している。疾患の特徴から、待機的な手術となるため、手術が決定して

から手術実施までに1〜2ヵ月の期間がある。この期間を利用し、当センターで作成した説明用紙を持参のうえ、歯科の受診を行う（**図❸**）。口腔内検診を実施後、歯周病やう歯が認められた場合には、できるだけ確実な治療を歯科医師にお願いしている。また、術前のインフォームド・コンセントでは、歯周病などの歯科治療後に感染があることや、歯科治療後の抗菌薬投与の重要性も患者に説明している。とくに糖尿病、関節リウマチ、ステロイド内服患者など、易感染状態にある患者に対しては、注意深くインフォームド・コンセントを行っている。このように、医科歯科連携を図り、さらに患者教育を行うことで、歯原性菌血症を抑制し、人工関節への感染を防ぐことが可能となる。

医科歯科連携の具体例（口腔内検診以外）

◆症例1：人工膝関節置換術後、歯原性菌血症から両側同時感染を来したと思われた症例

患者は74歳、男性。人工膝関節置換術後6ヵ月で両膝痛と発熱が出現。血液検査では、炎症反応の高度な上昇を認め、血糖値も上昇しており、糖尿病のコントロールが不良となった状態であった。関節穿刺では膿状の混濁した関節液が引け、培養検査でG群 *Streptococcus* が検出された。人工関節置換術後の感染と診断し、両膝の関

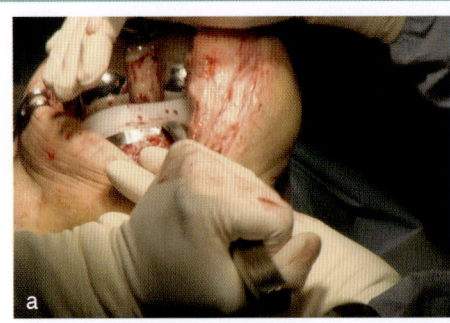
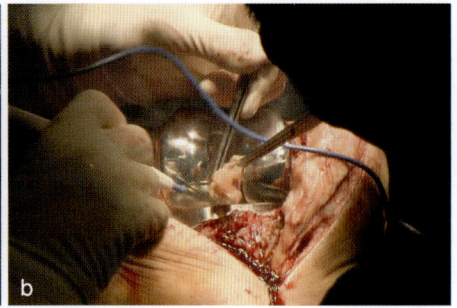

図❹　両膝の関節切開術中写真。a：ポリエチレン部品の抜去を行っている。b：ポリエチレン部品を抜去後、後方関節包の滑膜切除を施行

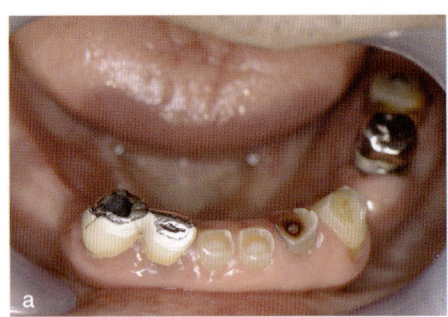
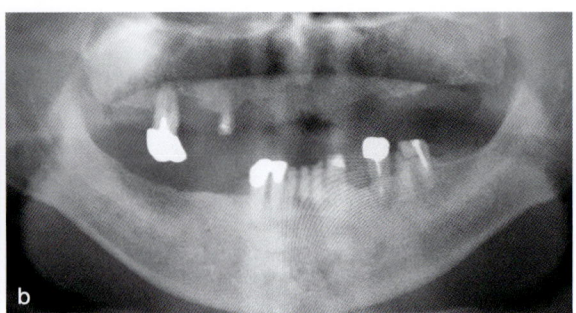

図❺　初診時の口腔内の状態。a：口腔内写真。b：パノラマX線写真

節切開にて炎症により増生した滑膜切除、関節洗浄を行い、ポリエチレン部品の交換を行った（図❹）。入院時より口臭と歯牙の緩みを認めていたため、両膝の術後に併設の歯科口腔外科を受診させた。歯周ポケットが4mm以下の軽度な歯周病が5本、歯周ポケットが7mm以上の重度歯周病が3本認められた（図❺）。感染源となり得る歯牙を計6本抜歯する歯科処置を行った。現在術後4年を経過し、長期間内服していた抗菌薬は中止され、金属インプラントの緩みも認めず、経過良好である。

◆症例2：感染による人工関節の緩みを認め、二期的再置換術を行った症例

　感染による人工関節の緩みを認めた場合の手術方法は、人工関節抜去と同時に再置換術を行う一期的再置換術と、人工関節抜去後、一時的に人工関節固定用のセメントで作製した抗菌薬含有セメントスペーサーを設置し、感染による炎症症状が沈静化した後に、セメントスペーサーを抜去して再置換術を行う二期的再置換術がある。本症例は、二期的再置換術を要した症例である。

　患者は87歳、女性。術後2ヵ月で早期感染を発症。症例1と同様、関節切開による滑膜切除、洗浄とポリエチレン部品の交換を行った。外来での経過観察中に炎症反応の沈静化はみられず、初回手術より約1年後に金属部品の緩みが出現し、疼痛により歩行困難な状態となる。感染遷延による人工関節の緩みと診断し、二期的再置換術を予定した。

　術前に歯科口腔外科医に依頼し、歯科用印象剤を用い、セメントスペーサー用鋳型を作製した。その作製方法は、患者に挿入されている人工関節と同サイズのインプラントのトライアルをシリコーン印象剤で覆い、人工関節表面の型取りを行う。印象剤が硬化し、インプラントのトライアルを抜去すれば、セメントスペーサーの鋳型が完成する。この鋳型は大腿骨部品と脛骨部品の両者を作製し、術前に滅菌処置を行う。術中、この鋳型を利用し抗菌薬含有のセメントスペーサーを作製し、インプラント抜去後の膝関節に設置した（図❻、❼）。術後6週で炎症反応が沈静化したため、人工関節再置換術を施行した。術後2年経過する現在、抗菌薬の内服は継続しているが、膝痛はなく、人工

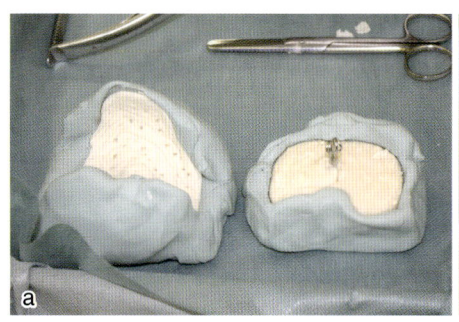 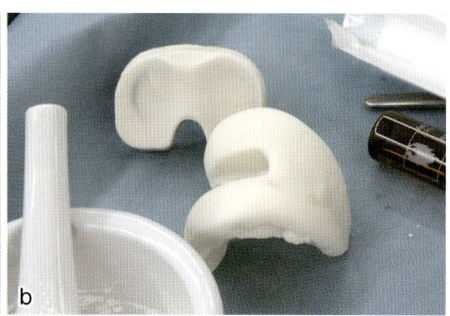

図❻　二期的再置換術。a：歯科用印象剤により作製した鋳型に、抗菌薬含有セメントを充塡。
b：鋳型から取り外した抗菌薬含有セメントスペーサー

関節の緩みも認めていない。

患者教育と医科歯科連携の重要性

　歯原性菌血症は、人工関節置換術後感染の他、脳脊髄膜炎、心内膜炎、血行性肺炎、急性虫垂炎などさまざまな疾患と関連することが知られており、口腔内の衛生状態を管理することは口腔内感染と関連する疾患の発症や、増悪を制御するうえで非常に重要とされている。しかし、医師や歯科医師、患者のなかで、このような疾患と歯原性菌血症との関連を十分に理解している者は限られていると思われる。

　人工関節置換術前の口腔内検診の報告では、検診を行ったすべての患者に歯周病が確認されており[7〜8]、歯原性菌血症からの人工関節への感染予防対策として、術前の口腔内検診および、術前治療は重要な感染予防となると考える。そこで、当センターでは手術を予定している患者に対して、ほぼ全例で術前の歯科受診を行っている。しかし一部では、術前の口腔内検診の意義について理解していないと思われる患者対応がなされることもある。また、米国整形外科学会と歯科学会での合同指針として提唱されている、人工関節置換術後に歯科処置を行う際の抗菌薬投与[9]も十分になされていないのが現実であろう。

　今後さらに医科歯科連携を高めること、また、十分な患者教育を行うことにより、歯原性菌血症抑制の重要性の啓発を促す必要がある。さらに大切なことは、十分な教育を受けた患者自身が歯科医師、歯科衛生士の協力を得ながら、日頃から口

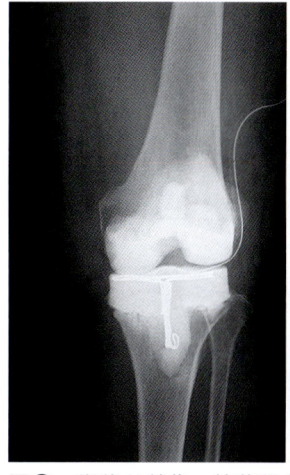 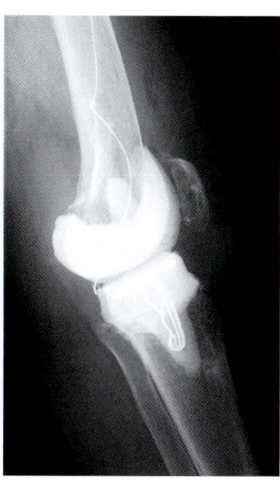

図❼　術後X線像。抗菌薬含有セメントスペーサーが設置されている

腔内の衛生状態を保つ努力をすることである。

【参考文献】
1）Maderazo EG, et al.: Late infections of total joint prostheses: a review and recommendations for prevention. Clin. Orthop. 229: 131-142, 1998.
2）LaPorte DM, et al.: Infection associated with dental procedures in total hip arthroplasty. J Bone Joint Surg. 81-B: 56-59, 1999.
3）Sullivan PM, et al.: Late infection after total hip replacement, caused by an oral organism after dental manipulation. J Bone Joint Surg. 72-A: 121-123, 1990
4）津田晃佑，他：人工股関節全置換術における術前口腔検診．中部整災誌．48: 943-944, 2005.
5）平田哲朗，他：歯科治療後に両側に同時遅発性感染を来した両側THA症例．臨整外．36: 1087-1090, 2001.
6）花田信弘（監修），浦口昌秀，武内博明（共著）：歯原性菌血症を防ぐ3Dセラピー ガイドブック．デンタルダイヤモンド社，2014.
7）中村江美，他：人工関節置換術前患者に対する歯科検診．東日本整災会誌．24: 32-35, 2012.
8）原田利夫，他：人工関節全置換術における口腔検診と感染予防的歯科口腔外科処置．日本人工関節学会誌，39：58-59, 2009.
9）American Dental Association and American Academy of Orthopaedic Surgeons: Antibiotic prophylaxis for dental patients with total joint replacements. J. Am Dent. Assoc. 134: 895-898, 2003.

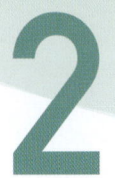

2 ④休養の阻害因子である睡眠時無呼吸症候群に対する診療

神奈川県・藤沢市民病院　歯科口腔外科
石川好美　矢島康治

 ## はじめに

睡眠には、疲労を回復し、ストレスを解消する働きがあるため、良質な睡眠は身体的休養だけでなく精神的休養にも大切であり、健康の維持増進には欠かせないものといえる（**図❶**）。その阻害因子となる睡眠不足や睡眠障害などが、全身疾患や重大事故の原因になることは知られており、質のよい睡眠を確保することが健康的な生活や各種事故の防止に繋がるものと考えられる（厚生労働省：健康づくりのための睡眠指針検討会報告書より引用）。

睡眠障害の一つに、睡眠中に異常な呼吸状態となる睡眠呼吸障害があり、代表的な疾患として、睡眠時無呼吸症候群が知られている。上気道が閉塞することで無呼吸が起こる閉塞性睡眠時無呼吸症候群と、呼吸中枢の障害により呼吸活動そのものが停止する中枢性睡眠時無呼吸症候群に分類されるが、歯科で治療対象となるのは閉塞性睡眠時無呼吸症候群である。その影響は、日中の眠気やだるさだけでなく、高血圧、虚血性心疾患、脳梗塞など全身疾患の発症要因になることが解明されている。

わが国における有病率は、一般に人口の1％程度で中年期に多く、30〜60歳の男性で4％、女性では2％前後とされ、呼吸器内科や耳鼻咽喉科で簡易検査や精密検査により確定診断される。治療法の一つに歯科で作製する口腔内装置（Oral Appliance：以下OA）があり、その適応と判断されると、装置作製のために医科より歯科へ検査結果とともに診療情報提供書が出される。それを受けて、歯科では総合的な口腔の療養指導計画書を策定し、印象採得や咬合採得を行って口腔内装置を作製し、装着と調整を行うこととなっている。

本項では睡眠時無呼吸症候群の症例を提示し、医科から依頼された診療情報や検査結果の読み方、歯科的アプローチの方法、治療前後の評価などについて解説する。

 ## 睡眠時無呼吸症候群の概念

1. 定義

睡眠時無呼吸症候群の指標の一つに、無呼吸低呼吸指数（Apnea Hyponea Index：以下AHI）がある。これは1時間あたりの無呼吸および低呼吸の回数を意味し、正常範囲値は5未満である。AHIが5以上で睡眠呼吸障害と定義され、日中の眠気（過眠症状）を伴うかAHIが15以上になると治療が必要な睡眠時無呼吸症候群と定義される（**図❷**）。

---

1. 健康寿命の延伸と健康格差の縮小

2. 栄養　運動　休養　歯の健康
   飲酒、喫煙に関する生活習慣の改善及び社会環境の改善

図❶　健康の増進に関する基本的な方向（厚生労働省：健康づくりのための睡眠指針検討会報告書より引用改変）

> **睡眠呼吸障害**
> AHI ≧5
>
> **睡眠時無呼吸症候群**
> ・日中の眠気（過眠）を伴う
> または
> ・AHI ≧15
>
> 　　　　・軽症　　　5≦ AHI <15
> 重症度　・中等度　15≦ AHI <30
> 　　　　・重症　　　30≦ AHI

図❷　睡眠時無呼吸症候群と重症度分類

OA 装着前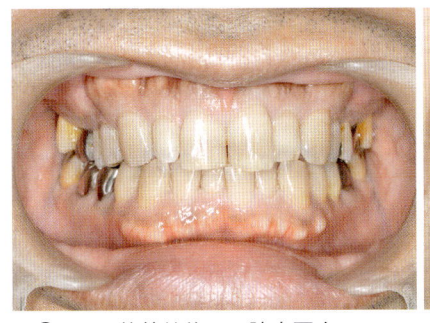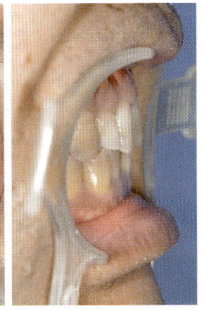

OA 装着後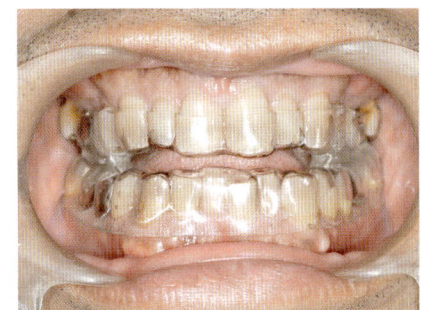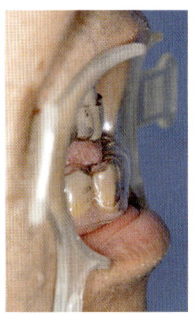

図❸ OA装着前後の口腔内写真

2. 病状と健康への影響

睡眠時無呼吸症候群は過眠症状に注目が集まりがちだが、高血圧症や虚血性心疾患、脳梗塞などの発症要因であり、無治療で放置するとこれらの合併症を悪化させ、生命予後にかかわる疾患である。とくにAHIが20以上では、有意に死亡率が増加することが知られていることからも、高血圧症や糖尿病と同じく慢性疾患という認識をもつべきである。

原因は睡眠中の低酸素血症にあるとされ、睡眠中の上気道閉塞によって引き起こされる。閉塞の好発部位は軟口蓋部と舌根部であるが、舌根部よりも軟口蓋部で閉塞が起きることが多く、治療では閉塞をいかに改善するかがポイントとなる。

 睡眠時無呼吸症候群の治療

1. 治療法

治療法は、持続的陽圧呼吸療法（Continuous Positive Airway Pressure：以下CPAP）と、OAの2つが現在の主流である。CPAPは医科の治療法で、鼻にマスクを装着した状態で眠り、無呼吸が起きると機械が自動的に判断して、吸気のタイミングで空気を送り込む装置である。軽症から重症まで幅広い適応があり、現在最も効果がある治療法だが、大がかりな装置でなじめず、治療から脱落するケースも少なくない。これに対し、OAは口腔内に装着するだけの簡便な装置であり、下顎を前方位に固定することで閉塞した気道の開大を図る。

2. OAの作製

OAを作製するうえで重要なのは、確実な維持と適切な下顎前方移動量の設定である。睡眠中にOAが外れてしまっては効果が得られず、下顎前

方移動量が不十分であれば、上気道の閉塞を解除することができない。

実際の作製手順は、上下顎の印象採得を行って模型作製後、過度なアンダーカットは適宜リリーフを行う。筆者は厚さ2mmのハードタイプのプレートでスプリントを作製している。1mmより剛性があるために装着後外れにくく、削合による調整が容易なためである。睡眠中OAが外れないように、装着感はきつめにしている。

下顎前方位については可能な限り前方が望ましいが、過度な前方位は顎関節の疼痛や違和感により入眠の妨げとなるため、このような症状が出現しない範囲で前方としている（**図❸**）。目安は最大前方移動量の2/3程度の位置であることが多い。また、患者に無理やりいびきをかいてもらい、いびきがかけなくなった位置を参考にするいびき音テスト[1]で決める方法もある。下顎前方位を決定したら、即時重合レジンを用いて口腔内で上下顎スプリントを接着する。後に再調整を行う可能性があるため、接着は両側臼歯部で最小限に行う。

 治療の流れと医科歯科連携

1. 医科からOA作製依頼を受け取る

現在の医療保険制度では、睡眠時無呼吸症候群は医師によって診断される。医師は主に夜間睡眠中の呼吸活動や筋活動、脳波などを記録するポリソムノグラフィー（Polysomnography：以下PSG）検査を行い、睡眠時無呼吸症候群でOAが適応であると判断すると、歯科医師にOA作製を依頼する流れとなっている（**図❹**）。しかし、ここでのOA適応という判断は医師による視点であ

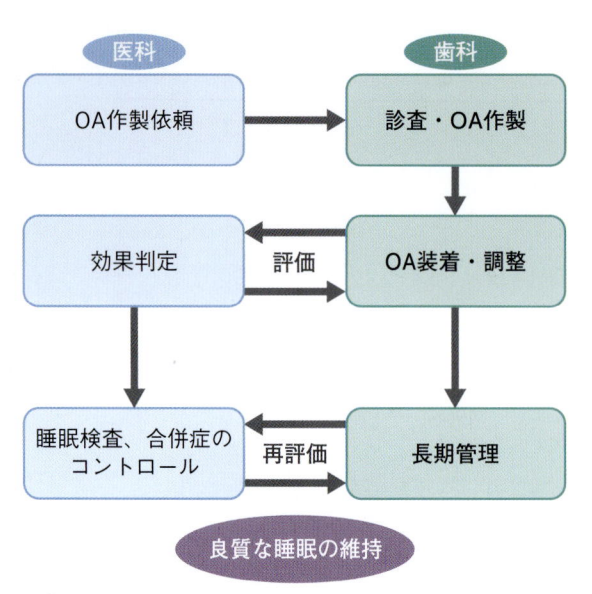

図❹ 睡眠時無呼吸症候群の治療と医科歯科連携の流れ

表❶ PSG検査結果レポートの一例。入眠潜時間が短く寝つきはよいが、途中覚醒が60分間あり、良質な睡眠とはいえない状況である。AHIは17.3で中等度の睡眠時無呼吸症候群であるが、低呼吸の割合が多く、SpO₂が90％未満になる時間も短いため閉塞は軽度の可能性が高い

総記録時間（消灯から点灯までの時間）	632.0 分
総睡眠時間（途中覚醒を除いた睡眠時間）	564.5 分
途中覚醒時間（入眠以降の覚醒時間の総和）	60.0 分
入眠潜時（消灯から入眠までの時間）	7.5 分
睡眠効率（総睡眠時間／総記録時間）	87.5 ％
ステージREM（レム睡眠の割合）	23.9 ％
ステージN1：ノンレム睡眠の睡眠深度1	15.1 ％
ステージN2：ノンレム睡眠の睡眠深度2	60.9 ％
ステージN3：ノンレム睡眠の睡眠深度3	0.1 ％
覚醒反応指数（Arousal index）	15.5 回／h
無呼吸低呼吸指数（AHI）	17.3 回／h
無呼吸指数（AI）	5.2 回／h
低呼吸指数（HI）	12.1 回／h
チェーンストーク呼吸	0.0 分
SpO₂低下指数（3％Oxygen desatulation index）	12.1 回／h
SpO₂（90％以下）	0.4 分
呼吸イベントに伴う最低SpO₂	85.0 ％
総睡眠時間に対するいびきの割合	55.6 ％

り、口腔内で実際にOAが適応できるかは歯科医師の判断となる。

2. 睡眠時無呼吸症候群の状態把握

　医科からの診療情報提供書には、多くの場合PSG検査など睡眠検査結果が添付されている。PSG検査記録は睡眠中のおよそ8時間のデータで、心電図をより複雑にしたようなグラフが何ページにもわたり描記されているが、これを直接判読する必要はない。判読結果レポートが添付されているので、まずはその内容を把握する。

1）AHI

　定義に用いられている重要な指標で、重症度を判断することができる（**表❶**）。重症なほど治療の必要性が高く、治療に苦戦する可能性が高いと判断できる。また、AHIはAI（無呼吸指数）とHI（低呼吸指数）に分けられる。低呼吸のほうが、気道閉塞レベルが低いため、HIの割合が高ければOAによる閉塞解除が容易である可能性が高い。

2）酸素飽和低下指数（Oxygen desaturation index：ODI）

　1時間当たりのSpO₂低下数で、簡易的な検査を行った場合にAHIの代わりの指標として用いられる。一般的に3％を有意なSpO₂低下としているが、軽度の無呼吸はSpO₂の低下を伴わないため、ODIはAHIより低くなる傾向がある。

3）覚醒反応指数（Arousal index）

　1時間当たりの覚醒反応が起きた回数で、多ければ睡眠が分断され、睡眠の質が低下している。

4）JESS[2]（Epworth Sleepiness Scale 日本語版）

　アンケート形式の過眠症状の評価指標で、11/24点以上で病的過眠とされる。

3. 歯科における診察

　長期的な治療が必要であり、治療後の経時的な変化を評価するためにも、初診時の診察記録は重要である。また口腔内だけでなく、全身状態の把握も必須である。

1）全身所見

　肥満は睡眠時無呼吸症候群の原因の一つであり、体重やBMIの確認は必須である。また、高血圧

症や心疾患など合併症の状態についても把握しておく。さらに、治療効果を確認するために過眠症状については十分問診しておく必要がある。

2）口腔領域の局所所見

OA は歯を固定源とするため、歯周検査は必須である。高度の歯周病や残存歯が少ない場合、または無歯顎など、OA 適応外と判断せざるを得ないケースもある。また、う蝕や補綴治療もできるだけ OA の印象採得前に終わらせておく必要がある。顎関節にも負荷がかかるため、治療開始前に評価しておく。

また、顎口腔領域の疾患で睡眠時無呼吸症候群の原因となるものに、小顎症があり、顎変形症の外科的治療を行えば改善する可能性がある。ほかにも口底部の腫瘍や囊胞は、舌根を後方へ圧排し気道狭窄を引き起こす。診断には触診や MRI 画像が有効で、異常を疑えば口腔外科へ紹介する。扁桃肥大もよくある原因の一つで、口蓋扁桃が大きければ耳鼻咽喉科へ診察を依頼する。

4．OA 装着と調整

歯科側で OA 適応と判断したら作製し、まずは数週間かけて OA の使用に慣れてもらう。義歯同様に、不適合な部位は調整するが、同時にいびきや過眠症状に改善があるか問診を行う。この時点で改善がなく、むしろ悪化していた場合は、OA の上下顎スプリントを一旦分離し、下顎前方位の再設定を行う。最終的には睡眠検査で OA の効果判定が必要だが、睡眠検査は頻回に実施しにくいため、その前に十分な調整が必要である。

5．効果判定

問題なく使用できるようになったら、紹介元の医療機関に再度睡眠検査を依頼し、OA の効果判定を行う。AHI15以下で、かつ過眠症状の消失が望ましいが、患者ごとに治療目標は異なるため、医科の主治医にも判断を仰ぐ。もし期待していた効果が得られなければ、下顎前方位を大きくするなどの調整が必要である。いくら調整を行っても効果が得られない場合や装着が困難な場合は、この治療法では限界の可能性もあるので、高次の専門歯科医療機関へ紹介するか、医科の主治医に他の治療を検討してもらう。

6．長期管理

OA 使用による副作用には、歯の挺出、咬合位の変化、顎関節症状などであるが、装着により清掃性が悪くなるため、う蝕や歯周管理も重要である。これらの状態に合わせ、1ヵ月→2ヵ月→3ヵ月と診察間隔を延ばして、3〜6ヵ月ごとにフォローアップを行う。体重や高血圧などの合併症の状態についても把握しておく。体重が増えると OA の効果が下がる可能性があるため、減量指導の必要性がある。また、血圧が高くなったり薬の種類が増えた場合は、OA の効果が得られていない可能性があるので、医科と連携して再検討すべきである。睡眠時無呼吸症候群は、よい状態にコントロールすることが重要であり、1 年に 1 回程度は睡眠検査を行い、OA の効果を確認する必要がある。

 ## おわりに

睡眠は人生の1/3を占め、睡眠の質を守ることは健康増進や生活の質の維持に非常に重要であることはいうまでもない。睡眠時無呼吸症候群は、睡眠の質の確保が破綻した状態といえるが、現在は主に対症療法が中心で、根本的な治療法はほとんどないのが現状である。そのため、一度睡眠時無呼吸症候群を発症すると、OA などの治療が一生涯必要となる。歯科医師は継続的治療で患者の健康を守る責任があることを認識するとともに、睡眠時無呼吸症候群の根本治療が開発されることを期待したい。

睡眠時無呼吸症候群は、健康増進に関する 4 つの指針の一つ "休養" を阻害する重大な阻害因子である。

【参考文献】

1）Esaki K, et al.: Treatment of sleep apnea with a new separated type of dental appliance（Mandibular advancing positioner）. Kurume Med J, 44（4）: 315-319, 1997.
2）Takegami M, et al.: Development of a Japanese version of the Epworth Sleepiness Scale（JESS）based on Item Response Theory. Sleep medicine, 10（5）: 556-565, 2009.

2 ⑤骨吸収抑制薬関連製剤使用による顎骨壊死（ARONJ）をめぐって

神奈川歯科大学横浜クリニック　歯科口腔外科
中村 篤

 骨粗鬆症への理解

超高齢社会を迎え、骨粗鬆症患者数は年々増加し、1,300万人と推測されている。骨粗鬆症では椎体、前腕骨、大腿骨近位部などの骨折を生じやすく、ひとたび骨折を起こせば長期の臥床を余儀なくされ、QOLが大幅に低下するだけでなく死亡リスクも上昇する。大腿骨近位部骨折に限れば、年間一兆円ほどの医療費が投入されている。

また、椎体骨折に続発して食道裂孔ヘルニアや逆流性食道炎、心肺機能低下などが生じやすいことが知られており、椎体骨折の身体に及ぼす影響は大きい。

骨粗鬆症における薬物療法は、骨強度の低下により骨折リスクが増大している症例において、そのリスクを3～5割低下させる。しかし、薬物療法は骨折リスクの高い大腿骨近位部骨折症例の20%にしか行われていない現状があり、今後薬物療法の拡大が期待されている。

わが国においては、1998年に厚生省（当時）長寿科学総合研究―骨粗鬆症研究班のワーキンググループにより骨粗鬆症の治療に関するガイドラインが作成された。その後改訂が繰り返され、現在の2015年版は、薬物による骨密度上昇効果および骨折発生抑制効果に関する有効性を3段階で評価し、わかりやすいものになっている。

 顎骨壊死を引き起こす骨粗鬆症治療薬

骨が溶ける病気に対して使用されるおもな薬は、以下の6種類である（**表❶**）。

①ビスホスホネート（以下BP製剤）
②デノスマブ
③ラロキシフェン、バゼドキシフェン
④活性型ビタミンD誘導体
⑤カルシトニン

⑥テリパラチドおよびテリパラチド酢酸塩

このうち骨密度低下、椎体骨折、大腿骨近位部骨折の予防に対し、最も使用されているのが①と②である。そして、顎骨壊死を引き起こすのも①のBP製剤と②のデノスマブである。他の薬は顎骨壊死を起こさない。

顎骨壊死は、強力に骨および上皮の新陳代謝を止めること、および口腔内細菌による感染が主たる原因と考えられている。

BP製剤は、ピロリン酸のP-O-P結合をP-C-Pに置換して生体内でホスファターゼにより分解されない基本構造をもつ。骨表面に特異的に沈着し、破骨細胞に取り込まれ、細胞内でファーシネルピロリン酸合成酵素を阻害することにより、破骨細胞の増殖、生存、細胞骨格維持に必要な低分子Gタンパクの活性を阻害し、結果的に破骨細胞をアポトーシスに導き、骨吸収を抑制する。経口薬と注射薬の両方があり、薬物学的特徴は血中半減期1～24時間で選択的に骨に集積し（投与量の50%が骨に集積、残りは腎から排泄）、活性は数年で失われるものの、10年以上骨に残留する。

そして、BPは構造において、側鎖に窒素を多くもつものほど強力で、窒素をもたない第一世代といわれるエチドロネートに対し、側鎖にベンゼン環と窒素をもつ第3世代のリセドロネートはエチドロネートの10,000倍、窒素を2つもつゾレドロネート（注射薬）は10,000倍以上の効果とされている。小腸からの吸収率は0.7%と低いため、注射剤のほうが圧倒的に強力である。

わが国におけるBP製剤による顎骨壊死の発症率は、経口剤で1万人に1人、注射薬で100人に1人程度とされる。注射薬の発症率が経口薬に比べ100倍高いことからも、注射薬が強力であることがうかがえる。

デノスマブは、破骨細胞前駆細胞を作用点とし、

表❶　骨吸収抑制薬

①BP製剤	（経口薬）	第1世代	エチドロネート	ダイドロネル錠
		第2世代	アレンドロネート	フォサマック錠、ボナロン錠、アレンドロン酸錠
			イバンドロネート	ボンビバ
		第3世代	リセドロネート	アクトネル錠、ベネット錠、リセドロン酸
			ミノドロネート	ボノテオ錠、リカルボン錠
	（注射薬）	第2世代	アレンドロネート	ティロック注射薬
			パミドロネート	アレディア点滴静注用、パミドロン酸二Na点滴静注用
		第3世代	ゾレドロネート	ゾメタ点滴静注用
②デノスマブ（注射薬）				ランマーク皮下注、プラリア皮下注
③ラロキシフェン（選択的エストロゲン受容体調節薬　selective estrogen receptor modulator：SERM；経口薬）				エビスタ、ラロキシフェン塩酸塩錠
バゼドキシフェン（BZA次世代選択的エストロゲン受容体調節薬）				ビビアント
④活性型ビタミンD誘導体（経口薬）			アルファカルシドール	アルファロール、ワンアルファ
			カルシトリオール	ロカルトロール
			エルデカシトロール	エディロール
⑤カルシトニン（注射薬）			エルカトニン	エルシトニン
⑥副甲状腺ホルモン製剤（注射薬）			テリパラチド	フォルテオ
			テリパラチド酢酸塩	テリボン

破骨細胞への分化や活性化に必須なRANKLに対する抗体である。デノスマブが結合したRANKLは、破骨細胞前駆細胞がもつRANKLに対する受容体であるRANKへのRANKLの結合を競合的に抑制する。BP製剤のような蓄積性はない。注射薬のみで、骨粗鬆症患者に対し6ヵ月ごとに皮下注射される。血中半減期は約1ヵ月で、生体利用率は60〜80%、効果はBP製剤と同等で顎骨壊死の発症率は1万人に3人程度とされている。

　これら①〜⑥の使い分けについて、「骨粗鬆症の予防と治療のガイドライン2015年版」では、閉経後早期での骨吸収亢進に対して長期間にわたって投薬を継続する必要がある患者には、③のラロキシフェン、バゼドキシフェンを第一選択とし、負のカルシウムバランスが骨吸収に関与している患者には、バランスの正常化を考え④の活性型ビタミンD誘導体の投与を考慮するとしている[1]。

　長期にわたる骨吸収亢進で大腿骨近位部骨折リスクを有する患者には、①のBP製剤、もしくは②のデノスマブを、骨形成低下が考えられる重症型の椎体骨折例や海綿骨での骨密度低下患者では、

⑥テリパラチドの投与が望ましいとされている。

　骨密度上昇および椎体骨折抑制が認められる薬剤は、①BP製剤、②デノスマブ、③ラロキシフェン、バゼドキシフェン、⑥テリパラチドおよびテリパラチド酢酸塩である。

　大腿骨近位部骨折の抑制が認められるのは、①BP製剤、②デノスマブであり、BP製剤とデノスマブが広く使用されている理由がわかる。

　また、乳がん、前立腺がん、悪性骨髄腫などの骨転移では、BP注射薬、もしくはデノスマブが、がん細胞を骨内に封じ込め、兵糧攻めにする目的で使われている。

顎骨壊死

　BP製剤に関連する顎骨壊死（ONJ：osteo necrosis of jaw）をBRONJ、デノスマブに関連する顎骨壊死をDRONJといい、日本骨代謝学会ではこれらを包括してARONJ（Anti-resorptive agent-related ONJ）という名称を提唱している。

　米国顎顔面外科学会（A.AMOS）では薬剤関連顎骨壊死（MRONJ：Medication-related ONJ）

ステージ 0	臨床症状	骨露出／骨壊死なし、深い歯周ポケット、歯牙動揺、口腔粘膜潰瘍、腫脹、膿瘍形成、開口障害、下唇の感覚鈍麻または麻痺（Vincent 症状）、歯原性では説明できない痛み
	画像所見	歯槽骨硬化、歯槽硬線の肥厚と硬化、抜歯窩の残存
ステージ 1	臨床症状	無症状で感染を伴わない骨露出や骨壊死、またはプローブで骨を触知できる瘻孔を認める
	画像所見	歯槽骨硬化、歯槽硬線の肥厚と硬化、抜歯窩の残存
ステージ 2	臨床症状	感染を伴う骨露出、骨壊死やプローブで骨を触知できる瘻孔を認める。骨露出部に疼痛、発赤を伴い、排膿がある場合とない場合とがある
	画像所見	歯槽骨から顎骨に及ぶび漫性骨硬化／骨溶解の混合像、下顎管の肥厚、骨膜反応、上顎洞炎、腐骨形成
ステージ 3	臨床症状	疼痛、感染または 1 つ以上の下記の症状を伴う骨露出、骨壊死、またはプローブで触知できる瘻孔。歯槽骨を超えた骨露出、骨壊死（たとえば下顎では下顎下縁や下顎枝に至る。上顎では上顎洞、頬骨に至る）。その結果、病的骨折や口腔外瘻孔、鼻・上顎洞口腔瘻孔形成や下顎下縁・上顎洞までの進展性骨溶解
	画像所見	周囲骨（頬骨、口蓋骨）への骨硬化／進展性骨溶解、下顎骨の病的骨折、上顎洞底への進展性骨溶解

という名称を提唱しているが、ARONJ と同義である。

ARONJ の定義は以下の 3 項目を満たす。
① BP製剤またはデノスマブによる治療歴がある。
②顎骨への放射線照射歴がない。また、骨病変が顎骨へのがん転移ではないことが確認できる。
③医療従事者が指摘してから 8 週間以上持続して、口腔・顎・顔面領域に骨露出を認める。または口腔内、あるいは口腔外の瘻孔から触知できる骨を 8 週間以上認める。ただしステージ 0 に対してはこの基準は適用されない。

ARONJ のステージは、ステージ 0 ～ 3 までの 4 段階に分けられている。ステージ 0 は ARONJ の25 ～ 30％にみられ、骨露出、骨壊死がみられず、顎骨壊死に至らないこともある。ステージ 1 ～ 3 は骨露出を認める（**表❷**）。

ステージ 0 および 1 は症状がないため、気づかれないこともある。これらのステージでは、保存療法すなわち抗菌性洗口剤の使用、瘻孔や歯周ポケットに対する洗浄、局所的抗菌薬の塗布および注入が推奨されている。

ステージ 2 以上は痛みなどの症状を伴い、歯科口腔外科にて外科処置も考慮される。

BP製剤、デノスマブ開始前の歯科治療

BP製剤は骨シンチグラフィーにおいて99mTc（テクネシウム）の担体として使われ、腫瘍の骨転移巣や骨髄炎など骨のリモデリングが盛んな部位に集積することがわかっている。さらに抜歯などの侵襲的外科処置時に ARONJ の発症率が高くなることから、BP製剤およびデノスマブ投与 2 週間前までに歯科治療を終了させることが望まれている（**図❶**）。

「骨粗鬆症の予防と治療ガイドライン2015年版」において、歯科治療が適切に行われ、口腔衛生状態が良好に保たれている場合は、とくに投与を延期する必要はなく、定期観察を行うだけでよいとの記述があり、投与側に歯科治療が適切に終了している必要性を喚起している。歯科治療および口腔衛生状態が十分でないと ARONJ を発症しやすくなるとの理解がより深まっていると期待される。

整形外科医、歯科医師は BP製剤およびデノスマブが投与される可能性の高い、閉経後の女性、高齢者、ステロイドの投薬を受けている患者に対して、ARONJ に関する情報を事前に伝えて、投

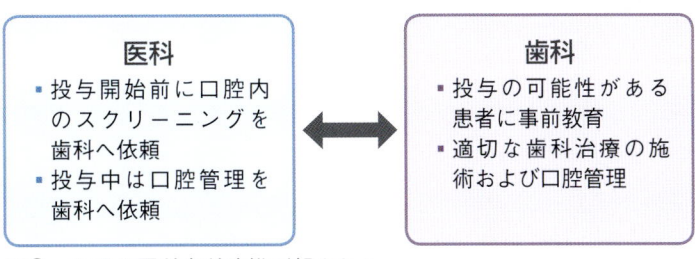

- 投与2週間前までに歯科治療を終わらせる
- 投与中は休薬せずに歯科治療を行う

図❶　BP 製剤およびデノスマブ投与前後の歯科治療

- BP 製剤内服24時間、デノスマブ投与1ヵ月以内は可能なら治療を避ける
- 抗菌薬の術前投与
- 抜歯部位の血流に配慮した愛護的な治療
- 細菌感染源を残さない十分な洗浄と骨鋭縁除去
- 骨を粘膜などで被覆

図❷　BP 製剤およびデノスマブ投与中の侵襲的歯科治療の要点

医科
- 投与開始前に口腔内のスクリーニングを歯科へ依頼
- 投与中は口腔管理を歯科へ依頼

歯科
- 投与の可能性がある患者に事前教育
- 適切な歯科治療の施術および口腔管理

図❸　円滑な医科歯科連携が望まれる

薬開始前に歯科検診を受けるよう促すことが大切である。患者には ARONJ 発生予防のため、口腔清掃の重要性を教育し、毎食後の口腔清掃と抗菌性洗口剤による含漱を行わせる。また、歯垢、歯石、う蝕、残根、歯周病、根尖病巣、不適合な義歯、クラウンならびにインレーなど、感染の原因となり得るものを可及的に取り除いておく。

BP、デノスマブ投与中の侵襲的歯科治療

基本的に BP 製剤およびデノスマブを休薬せずに歯科治療を行うが、侵襲的治療を避ける（図❶）。侵襲的外科処置が必要な場合は休薬の必要はないが、BP 製剤投与24時間以内、デノスマブ投与後1ヵ月以内は血中濃度が高く、可能であれば治療を避ける。さらに、術前からの抗菌薬の投与、抜歯部位の血流に配慮した愛護的な処置、細菌感染源を残さない十分な洗浄および骨鋭縁の除去、骨を露出させないための被覆に配慮することが肝要である（図❷）。

4 年以上 BP 薬を服用している場合、侵襲的外科処置の前後2ヵ月間の休薬を推奨する向きもあるが、統一見解は得られていない。

ARONJ 発症中の侵襲的歯科治療

ARONJ を発症している患者は、おそらく歯科口腔外科で管理されている。壊死した顎骨は抗菌薬の投与下に外科的に切除され、完全閉鎖される

傾向にあり、テリパラチドが併用されることもある。

また抜歯は、必要があれば前述の BP 製剤、デノスマブ投与中の侵襲的歯科治療に準じて行う。

医科歯科連携

顎骨壊死は骨吸収抑制薬の副作用であるが、適切な口腔管理により発症を抑制できると考えられる。

医師は BP 製剤およびデノスマブ投与開始前に歯科に適切に歯科治療がなされているかの確認と投与中の患者の口腔管理を歯科に依頼すること、歯科医師側は、これら薬剤が投与される背景を理解し、投与される可能性がある患者に対しての事前教育、および適切な歯科治療を行い、口腔管理を継続することが重要である。

そのためには、相互が顎骨壊死を引き起こす骨吸収抑制剤に対する理解を深め、医師と歯科医師の円滑な連携が望まれる（図❸）。

【参考文献】
1）折茂 肇：骨粗鬆症の予防と治療ガイドライン2015年版. ライフサイエンス出版, 東京, 2015.
2）米田俊之, 他：骨吸収抑制薬関連顎骨壊死の病態と管理：顎骨壊死検討委員会ポジションペーパー, 日本骨代謝学会事務局, 2016.
3）米田俊之：骨のサイエンス 総集編 Science of Bone no.1 〜 no.8. ノバルティスファーマ, 2006.
4）柴原孝彦, 他：薬剤・ビスフォスフォネート関連顎骨壊死 MRONJ・ARONJ 最新 米国口腔顎顔面外科学会と本邦の予防・診断・治療の指針. クインテッセンス出版, 東京, 2016.

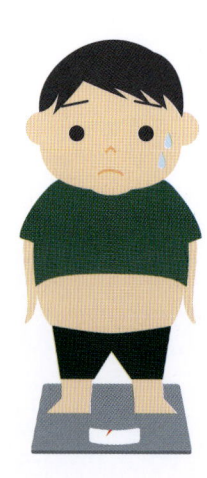

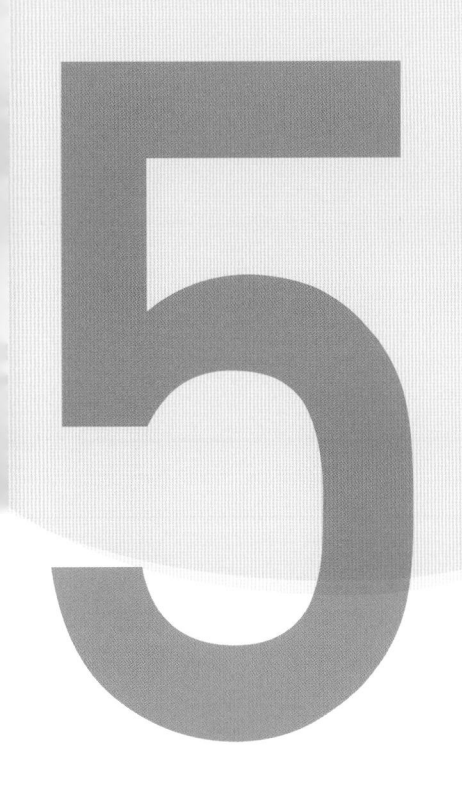

トータルヘルス
プロモーション

　本章では、日常の歯科臨床でいまだ十分に活用されていないが、アクティブライフ達成に必要な先駆的な概念や取り組み、治療法を簡潔に紹介する。

　栄養療法については、管理栄養士と歯科との職域連携など実例を紹介しながらご執筆いただいた。口腔領域におけるプロバイオティクスの歯科臨床への組み込み方、ホームケアでの使用法なども参考にされたい。

　また、ヒアルロン酸を用いた審美回復は従来歯科では体系的に用いられなかったが、歯科補綴に伴う顔面のボリューム形成など、歯科医師が行う必然性、合理性が高い美容形成分野を紹介する。歯科補綴への臨床応用が望まれる。

　口腔機能の強化療法としての理学療法は、審美・健康美の強化や免疫機構・生理的機能強化にも繋がる。口腔のリハビリテーションというと、摂食嚥下療法を連想しがちだが、健康増進にこそ保健指導として応用すべきと思われる。今後歯科臨床のなかで重要な位置を占めると考えられる。

　近未来の歯科診療所機能の一つに、街の保健室化構想がある。簡易検査を用いて未病状態を修正する医療サービスは、罹患率の大きさや、幅広い年齢層が訪れる歯科の特性に合致する。ここでは、都内超一流ホテル内での先制医療を紹介する。

　受療者の目線で歯科発トータルヘルスの実現法を模索していただきたい。

（武内博朗）

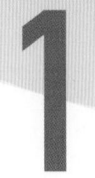

1 病院歯科における NST ——歯科医師の役割と管理栄養士との連携

1)海老名総合病院　歯科口腔外科　2)海老名総合病院　栄養科
石井良昌[1]　吉川佳代子[2]

NST (Nutrition Support Team：栄養サポートチーム) とは

NST は、1970年にアメリカのボストンで誕生したチーム医療で、代謝・栄養学に精通している医師、薬剤師、栄養士らが患者の立場に立った専門的な栄養管理チームの必要性を唱えたのが始まりとされている。わが国においても1998年に欧米型の専属チームとは異なる兼業兼務型"Potluck Party Method(PPM：持ち寄りパーティー方式)" が考案され[1]、本格的な全科型 NST が設立されるようになった。

現在では、栄養管理に関する専門知識・技術をもったメンバーによるチーム医療のことを NST と呼んでいる。日本病院機能評価機構の評価項目のなかにも NST の活動が取り入れられており、2006年に栄養管理実施加算、2010年 4 月に栄養サポートチーム加算の算定などにより、1,500以上の施設で設立稼働されるように普及してきた。

医療における栄養管理は、すべての疾患治療のうえで共通する基本的医療の一つであり、栄養管理をおろそかにするとどのような治療も効果を発揮することができないばかりか、栄養障害が原因で種々の合併症を起こすことが知られてきた。

入院中の患者が栄養不良状態になると

①免疫機能の低下

②創傷治癒の遅延

③合併症（臓器障害、感染症など）の発生頻度の増加（低栄養状態では感染症などの発生が通常の20倍との報告もある）

④入院期間の延長

⑤医療費の増加

⑥死亡率の上昇

などが生じるといわれている。

現在でも入院患者の20〜50％が栄養不良と報告されており、医師、看護師、薬剤師、栄養士だけではなく、歯科医師、歯科衛生士、理学療法士、作業療法士、言語聴覚士、臨床検査技師など、多くの職種が専門性をもって NST に介入することが勧められている。

歯科口腔外科医師の NST チェアマン

当院の NST は2003年に発足し、2004年一般社団法人日本静脈経腸栄養学会の第 1 回 NST 稼働認定施設となった。発足当時は NST と嚥下チームの 2 チームで活動を行っていたが、2006年には前任の NST チェアマンであった内山喜一郎先生（当時、副院長）から筆者が NST チェアマンを引き継ぎ、2008年からは嚥下チームと統合し、「必要な栄養量・栄養素をできるだけ経口摂取させる栄養管理」を目標に栄養状態と嚥下機能の両方を評価しながら、経口摂取へ向けたサポートを展開している（図❶〜❻）。

NST に歯科医師が参加することで、「口腔内の環境が改善し、食事の経口摂取が可能となる」ことや「栄養摂取量が増加」、「一時退院も可能になる」などの大きな効果がみられたため、平成28年度の診療報酬では、NST 加算として歯科医師が NST に参加し、口から食べる機能の維持・回復を図ることを期待され、改定されている。

NST における歯科へのニーズ

実際に NST 介入患者に対して歯科へどのようなニーズがあったのか、後方視的に検証を行った。当院において、NST と嚥下チームを統合し介入するようになった2007年 8 月〜 2016年 3 月までに、NST で介入した症例は1,408件（平均163件／年）であった。そのうち2015年の165件を対象として、診療内容などの調査を行った。

診療内容は、①口腔ケア（間接訓練含）、②義歯調整（PLP・PAP 含）、③嚥下評価、④嚥下内

視鏡検査、⑤嚥下造影検査、⑥歯科処置（抜歯やむし歯治療など）などに分類した。歯科依頼があった症例は165件のうち98件で、その内訳（重複件数）は口腔ケア82件、義歯調整19件、嚥下評価10件、嚥下内視鏡検査2件、嚥下造影検査6件、歯科処置5件であった。NST対象者の約6割（98件）に歯科的な介入が必要であり、介入患者のうち、8割（82件）を超える患者に専門的口腔ケアの介入が必要であった。また、摂食嚥下障害に

ついても通常は言語聴覚士（ST）などリハビリ関連職種が介入しているが、嚥下造影検査など精密検査が必要な症例も約2割（18件）みられた。

このように、患者中心の質の高い医療を提供するために、NSTのなかでわれわれ歯科医師や歯科衛生士など、歯科医療職には専門的な口腔機能の維持、すなわち食べることに繋がる口腔環境の整備が求められていることがあきらかとなった。

（石井良昌）

症例

NSTにおける管理栄養士と歯科医師の連携について実際の症例を提示する。

◉

患者は97歳、女性。発熱、湿性咳嗽を主訴に入院した。既往歴として、2型糖尿病、骨粗鬆症、白内障などがあり、常用薬としてプロレナール（オパルモン®）、アレンドロン酸ナトリウム（フォサマック®）、酸化マグネシウム（マグミット®）を持参されていた。現病歴としては10月初旬から食事量や飲水量が減っていたが、水分が100mL／日程度まで減少し、その数日後の訪問診療時に発熱、湿性咳嗽、膿尿を認めたため、救急外来受診、肺炎の診断となり入院加療となった。

上下顎に総義歯があったが、嚥下障害がみられたため義歯は装着せず、嚥下食「嚥下調整食分類2013[2)]」コード2-1と1％とろみ水の食事形態で、10月下旬自宅退院となった。しかし、退院3日後に再度発熱し、誤嚥性肺炎の診断にて11月初旬再入院加療となった。

再入院後の第5病日目の栄養に関連した臨床検査値では、TP5.9g/dL、Alb2.2g/dL、末梢血総リンパ球数2,272/μL、Hb10.9g/dL、CRP0.87であった。身長134㎝、体重37.4kg、BMI20.9であり、標準体重(IBW)×25kcalにて必要栄養量を算出し、988kcal/日とした。入院後は、翌日から前回の嚥下食（学会分類2-1）、水分は1％とろみの食事形態で提供開始となったが、摂取量は1〜2割であったため、第14病日にNST介入依頼があった。

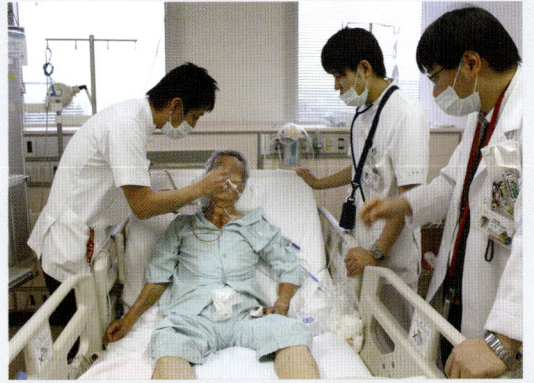

図❶　NST回診。歯科医師、言語聴覚士、NST担当看護師で食事介助の実施。多職種の視点で患者の「食べる」にかかわる機能を評価する

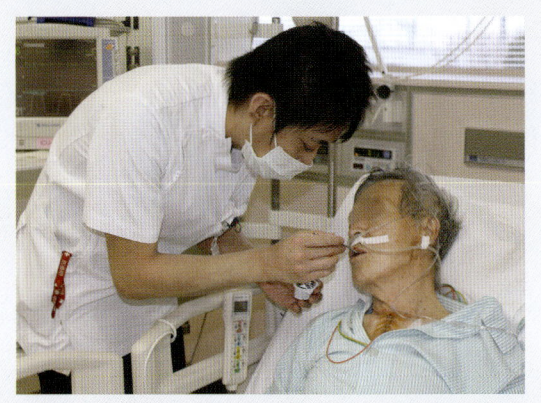

図❷　エンゲリードミニを使って、嚥下評価・直接訓練を実施する言語聴覚士。患者の「食べる」意欲・意思をサポートする

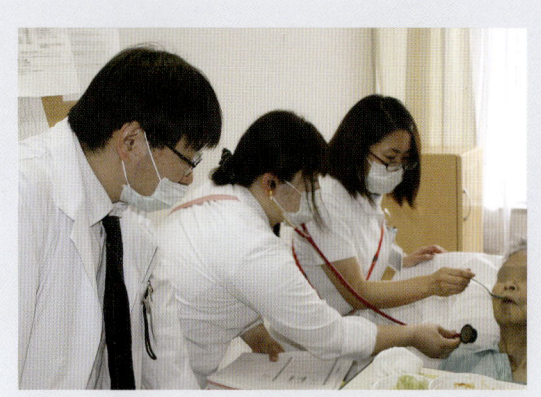

図❸　多職種によるラウンドで食事介助、NST専従薬剤師が嚥下音を確認している

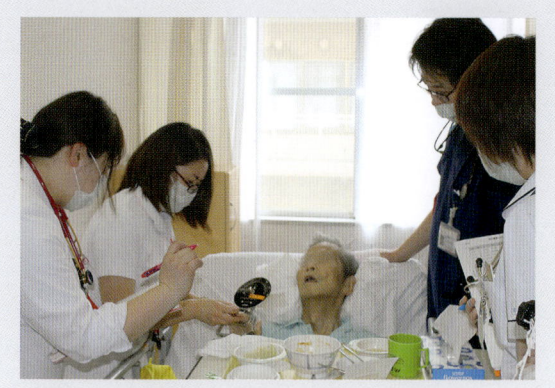

図❹　ベッドサイドに訪問するNST回診メンバー（医師、管理栄養士、看護師、薬剤師）

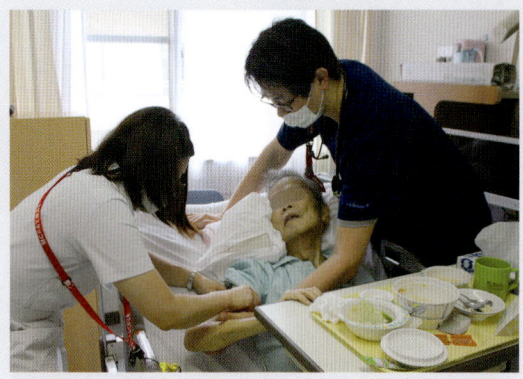

図❺　「食べる」を支えるには姿勢の保持が重要。枕やタオルを使って安全性を保ち、食べるを通じたコミュニケーションも、同時に図っている

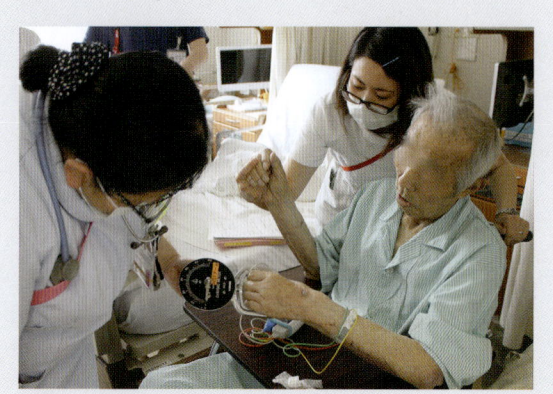

図❻　骨格筋の減少は、嚥下筋の筋力低下に相関する。食べる能力の評価の一つとして握力の計測を取り入れている

　第15病日に病棟担当管理栄養士（筆者）は歯科医師とともにNST回診（ミールラウンド）を行った。上下義歯は装着されておらず、食塊形成不全を認めた。また、一口のうちの半分は飲み込むが、半分吐き出すことを繰り返して口腔内での溜め込みもみられ、食事摂取状況は２割程度であった。しかし、一口量を中スプーンから小スプーンへと変更し、舌背やや後方（奥舌）に入れることで、吐き出し量も減少し９割摂取可能となった。

　介助方法や食具を病棟看護師へ伝達したが、週末には摂取量は２〜３割で推移した。歯科医師と再度形態にとらわれずに患者の口腔機能や嚥下機能に着目し、病棟でも行いやすい食事摂取・提供方法の検討を行った。

　この患者の欠点として、舌の緻密性の低下、すなわち口腔期の障害、送り込みの障害がみられていたが、水分はとろみが必要であるものの嚥下が可能であることがよい点として挙げられた。

　また、筆者が家族から得られた酸味のある飲物はとろみをつけずにストローで飲み込み可能であったこと、自宅ではスパウト（注ぎ口付き）パウチのゼリーも飲めていたことをヒントにして、翌日に主食の食形態をミキサー粥へ変更し、少し太めのストローをつけて提供したところ、主食副食ともに７割程度の食事量を摂取可能となった。食事時間も短縮できたため、主治医にNSTから食形態の変更を提案すると、受け入れられた。病棟においても、長さ10㎝、直径５㎜程度のストローで食事介助をすると、７割程度の食事量が摂取可能となった。

　嚥下障害患者において、吸気と嚥下を同時に行うことはリスクとしか考えていなかったが、食事提供方法を大胆に変更したことで、充足率は９割程度ではあるものの摂取栄養量840kcalと、食事量も増えて活気や発語が増えた。年末には一度欠食になったが、その後もTPN（中心静脈栄養）

■「食べる」を支える医科歯科連携・多職種連携・歯科病診連携

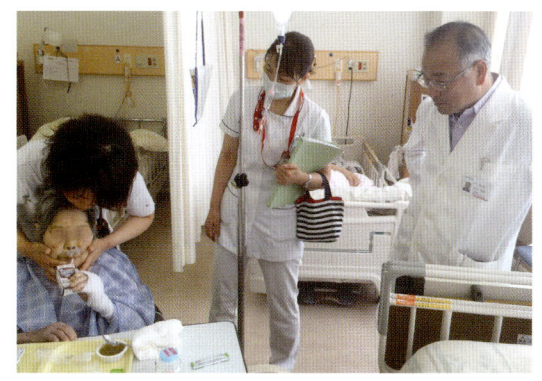

図❼　患者を間近で多職種で観察しながら、問題点の確認や栄養プランの再検討の必要性など、評価を行う

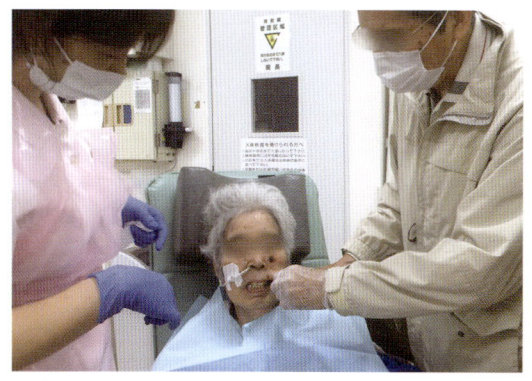

図❽　嚥下外来で歯科衛生士から家族に嚥下訓練を指導する。食べる機能の維持回復に重要

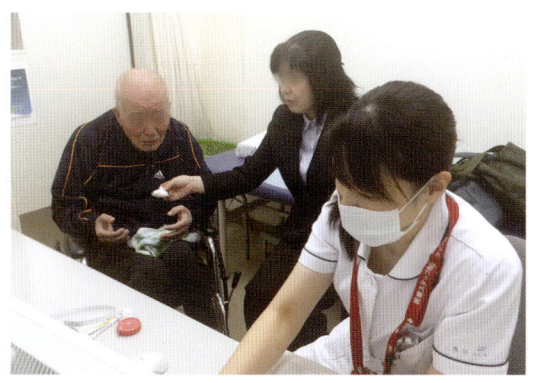

図❾　嚥下外来受診前に、管理栄養士による栄養アセスメントの実施。栄養摂取量の評価や体組成分析、食形態の評価など幅広い

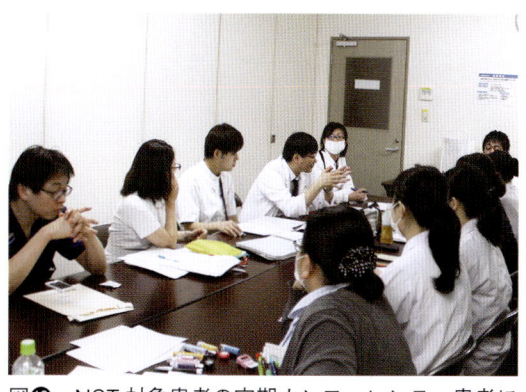

図❿　NST対象患者の定期カンファレンス・患者にかかわる全職種が集まり、栄養サポートの方針をここで議論する

と併用しながら嚥下食での経口摂取を継続し、翌年の1月中旬に療養型病院へ転院となった。

歯科医師と管理栄養士の「食べること」に対す

る連携の重要性を、再確認できた症例であった。

（吉川佳代子）

おわりに

地域包括ケアシステムにおいては、病院だけではそのシステムを機能することはできない。とくに食べることに関しては、シームレスな情報の伝達が重要となってくる。嚥下機能評価のみでなく、多角的な視点で嚥下機能低下の原因を探ることで、オーラルフレイルのステージを進行させない実効性の高い嚥下評価や適切な訓練、治療が求められている。病院歯科だけではなく、一般歯科診療所においても栄養の重要性を啓発し、食べることに関連する職種として管理栄養士ともっと蜜な関係

性を構築していく必要がある。

NSTの新しいカタチを模索しながら、地域における医科歯科連携や管理栄養士などとの多職種連携、病院歯科と地域歯科診療所との歯科病診連携など、食べることに対する地域力の向上を図っていきたい（図❼～❿）。

【参考文献】
1）東口高志，五嶋博道，他：Potluck Party Method を用いた全科型 NST の医療経済効果．栄養－評価と治療，17: 407-412, 2000.
2）藤谷順子，宇山理紗，他：日本摂食・嚥下リハビリテーション学会嚥下調整食分類 2013．日摂食嚥下リハ会誌, 17（3）: 255-267, 2013.

プロバイオティクスとその働き

鶴見大学歯学部　探索歯学講座
花田信弘

はじめに

　リプレイスメントセラピー（細菌置換療法）とは、バクテリアセラピー（細菌療法）の一種で、ヒトに有益な細菌を口腔・消化管に供給し、常在菌叢の一部を置換することで病原細菌の増殖を抑える取り組みである。リプレイスメントセラピーで用いる有益細菌のことをプロバイオティクス（probiotics：Fuller R. J Appl Bacteriol. 1989）という。

　プロバイオティクスとは、抗菌薬（抗生物質：アンチバイオティクス）と対比する言葉で、具体的には広義の乳酸菌である。乳酸菌は糖を分解して、50％以上の乳酸を作り出す菌の総称だが、50％以下の乳酸産生を広義の乳酸菌という。プロバイオティクスとして用いられるビフィズス菌は、糖を分解して乳酸よりも酢酸を多く産生するが、広義の乳酸菌である。

　リプレイスメントセラピーは、投与するプロバイオティクスの多くが食品に分類されるので、医療というよりは保健に分類される（食品衛生法では、「食品とは、すべての飲食物をいう。ただし、医薬品及び医薬部外品は、これを含まない」と規定）。

プロバイオティクスによる感染防御の理論

　口腔は腸管と同様に出産直後から常在菌叢を形成する器官であり、口腔の常在菌叢は、MALT（mucosa-associated lymphoreticular tissue）を介した免疫系作用、Quorum sensing を介した細菌シグナル系作用、過酸化水素産生による殺菌作用、有機酸産生による低 pH 作用などの混合作用により、粘膜表面を保護し、外来病原体の感染防御に役立っている。

　口腔に常在する細菌の多くは、viridans streptococci（緑色レンサ球菌）と呼ばれる一群のレンサ球菌で、出生後まもなく口腔に出現する。口腔からはおもに *Streptococcus mitis* や *Streptococcus oralis*、*Streptococcus salivarius* などが検出される。これらの viridans streptococci は、MALT を介した粘膜免疫系に少なからぬ影響を与えている。MALT とは、気管支（BALT）、腸管（GALT）、鼻咽喉（NALT）など粘膜面由来のリンパ組織を指す。

　viridans streptococci は、糖質の発酵により乳酸を産生して粘膜面の pH を低下させて病原体の増殖を阻害するだけでなく、複数の Quorum sensing 機構によって抗生物質様の bacteriocin を産生する。bacteriocin は抗生物質と同じように抗菌活性をもつ物質であるが、通常その抗菌スペクトルは比較的狭い。その他、H_2O_2 産生性 NADH オキシダーゼにより過酸化水素を産生して病原菌の定着と増殖を予防している。低濃度の過酸化水素自体は細菌の殺菌には至らないが、唾液中の抗体の非特異的な反応によってオゾンが形成され、病原体を殺菌すると考えられている。

発症と発症予防の考え方

　もともと細菌感染症は病原細菌の性質だけに焦点が当てられていた。代表的な概念はコッホの[必要］4条件である。

①患者にある特定の微生物が認められねばならない

②特定の微生物は純粋に分離培養することができ、それは継代培養される必要がある

③特定の微生物により感受性のある健全な動物に病気を引き起こさねばならない

④その病気になった動物から同じ微生物が純粋培養で再び分離されねばならない

　上記の4条件が揃うと、病原菌であることが確

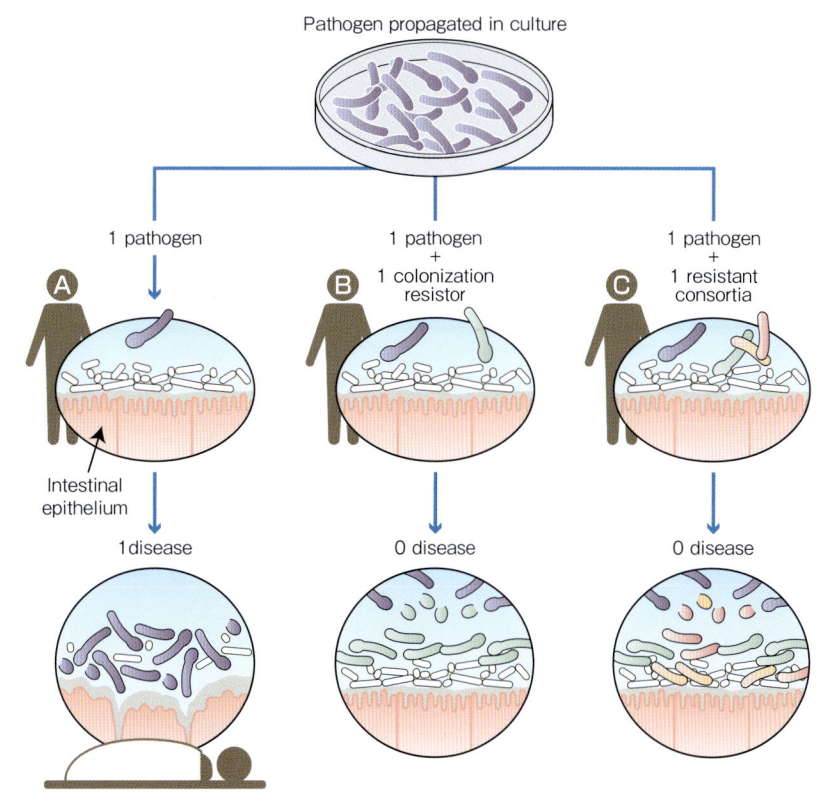

Pathogen propagated in culture

A 1 pathogen

B 1 pathogen + 1 colonization resistor

C 1 pathogen + 1 resistant consortia

Intestinal epithelium

1 disease

0 disease

0 disease

図❶　発症と発症予防の３つのパターン。A：病原細菌の侵入で発症する場合、B：病原細菌に抵抗する１種類のプロバイオティクスにより発症を予防する場合、C：病原細菌に抵抗力をもつプロバイオティクス細菌叢により発症を予防する場合（参考文献[1]より引用改変）

定する。しかし、病原菌が口腔・消化管に侵入しても必ずしも発症するわけではない。ヒトの口の中には数百種類の平素無害な細菌叢が常在している。この常在細菌叢は、病原細菌が侵入してきたときにそれが口の中に定着しないように排除するなど、有益な働きをする。病原細菌の定着を防ぐ常在細菌叢のバランスが崩れると、病原細菌が定着した後、異常に増殖して口腔と全身の疾病を引き起こす（図❶）[1]。常在細菌叢の質は、個人差があり、そのことが疾病リスクに関与すると考えられている。

 ## Th1/Th2 バランス

免疫反応は、細胞性免疫と体液性免疫に大別されるが、乳酸菌が MALT を介してヘルパーＴリンパ球細胞（Th）の分化に影響していることがあきらかにされた。未熟なヘルパーＴリンパ球細胞（Th0）が Th1 型に分化して免疫反応を細胞

性の反応へ導く。乳酸菌は免疫細胞の Th1/Th2 バランスを Th1-rich 型にすることで体液性免疫に由来する IgE 産生を抑制し、アレルギー反応を軽減できると考えられている（図❷）。

一方、歯周病菌である *Porphyromonas gingivalis* が産生する gingipain が B 細胞に直接働きかけることで、免疫反応の Th1/Th2 バランスが Th2 型、つまり体液性の反応へと導くことが報告されている（図❸）[2]。これらのデータは、細胞へ侵入しない乳酸菌は免疫細胞を Th1 型に分化させ、体液性免疫反応を防ぐことが自己の増殖にとって有利であり、歯周病菌は細胞侵入性があるので、Th2 型に分化させることが自己の増殖に有利であることから、合目的性のある反応だと思われる。

Th1 と Th2 のどちらが活性化されるかは、粘膜表面の細菌種によって決まる。プロバイオティクスの細菌は、常に炎症反応を抑える働きをするこ

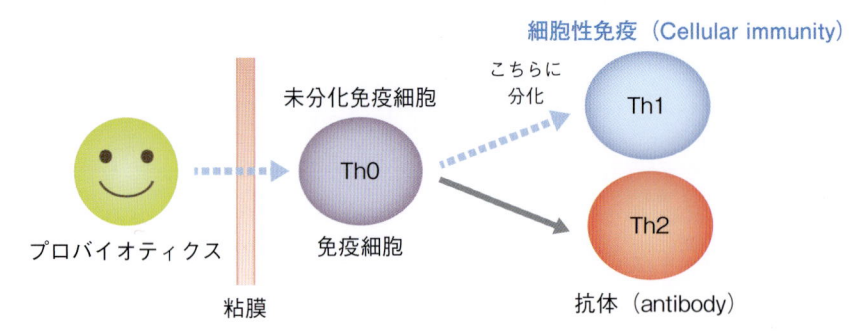

図❷ プロバイオティクスが粘膜表面に存在すると、細胞性免疫を司る免疫細胞（Th1）が増加する

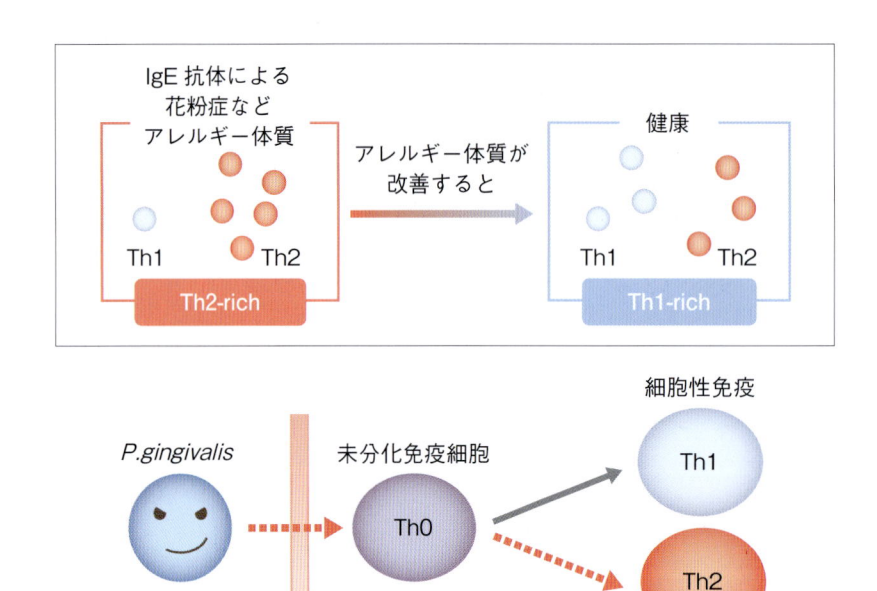

図❸ Th1/Th2バランス。歯周病菌 *P. gingivalis* が粘膜上に現れると、液性免疫を司る免疫細胞（Th2）が増加する。これは、分泌型 IgA や IgG を産生して *P. gingivalis* の細胞侵入を防止するためだと考えられる

とがわかっている。他方、病原性細菌は炎症反応を引き起こす反応を示す。リンパ球には数に限りがあるので、一方が活性化されると、もう一方は抑制される関係である。つまり、Th1と Th2の両方が活性化されるということはない。

近年、Th1/Th2バランスに続いて、Th17/Treg バランスが発見された。Th17は病原性細菌が粘膜上に現れたときに、線維芽細胞や上皮細胞、血管内皮細胞などから好中球を呼び寄せるケモカインを産生させ、病原性細菌が好中球により貪食され分解されることを助けている。一方、制御性 T 細胞（T reg）は免疫寛容を司り、過剰な

免疫反応によるアレルギーや炎症性の疾患や、自己免疫疾患を抑制する機能がある。このように Th17/Treg バランスも粘膜表面の細菌種によって決まる。プロバイオティクスの細菌が粘膜上にあれば Th17/Treg バランスは Treg が増加する方向に働く。Th1、Th2、Th17、Treg は、いずれもナイーブ T 細胞（Th 0）から分化するので、実際にはこの４者のバランスで免疫力が決定されていることになる。

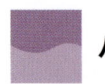 ## バランスの改善

ヒトは常在細菌と共生している生物であるが、

常在細菌を排除することはできず、また排除すべきでもない。つまり、ヒトは37兆個の生体細胞と100兆個の常在細菌叢が共生する「超有機体」とする概念が重要である。

37兆個の生体細胞の構成は変えられないが、100兆個の常在細菌叢は科学的な手法により変えることができる。

常在細菌はヒトへの作用によって

①有用菌

②日和見菌

③有害菌

の３種類に分類される。

日和見菌は、健康な宿主には感染症を起こさないが、易感染性宿主には感染症を引き起こす病原体（弱毒微生物・非病原微生物・平素無害菌）のことである。口腔から肛門までの消化管に日和見菌と有害菌が多ければ、慢性炎症が持続するので健康を保つことができない。したがって、健康を保つためには、「有用菌」「日和見菌」「有害菌」の３種類の相互バランスと宿主であるヒトの37兆個の生体細胞と100兆個の常在細菌叢のバランスが重要である。プロバイオティクスの投与により、バランスの改善を図るのがリプレイスメントセラピーである。

 ## 口腔のプロバイオティクス

口腔のプロバイオティクスとして、すでに多様な菌が臨床で用いられている。口腔のプロバイオティクスが具備しなければならない条件は、歯周病菌とともにミュータンスレンサ球菌を排除する能力を有するか否かである。この条件を満たす口腔のプロバイオティクスとして、ニュージーランドのオタゴ大学で発見し、開発した *Streptococcus salivarius*K12（K12株）、スウェーデン・バイオガイア社が販売している *Lactobacilus reuteri*（ロイテリ菌）、広島大学

の二川浩樹教授が発見し開発した *Lactobacillus rhamnosus*KO3（L8020菌）などが推奨できる。

 ## リプレイスメントセラピーの もう一つの道

プロバイオティクスを育てる栄養食品のことをプレバイオティクス（prebiotics）という。プロバイオティクスが乳酸菌などの微生物を指すのに対して、プレバイオティクス(pre：前に先立って)は、

①でんぷんのように上部消化管（口腔から十二指腸まで）で容易に分解・吸収されない

②有益な細菌の選択的な栄養源となり、それらの増殖を促進する

③口腔および下部消化管（小腸、大腸［結腸、直腸］、肛門）の細菌叢を改善し維持する

などの条件を満たす食品成分を指す。現在までに、オリゴ糖や食物繊維がプレバイオティクスとしての要件を満たしている。オリゴ糖や食物繊維中心の食事で人体に定着している100兆個の常在細菌叢を有益な細菌に変えることができる。

 ## おわりに

口腔のプロバイオティクスを活用して、病原細菌の定着を防ぐ常在細菌叢のバランスを改善することで、口腔と全身の健康の維持に貢献できると思われる。しかし、歯面のバイオフィルムをあらかじめ物理的、化学的方法で除去しておかないと、プロバイオティクスの効果は部分的にしか期待できないことも念頭におく必要がある。また、口腔の常在細菌叢には個人差が大きく、一菌株のプロバイオティクスがすべての人のバランス改善において効果的とは限らない。

【参考文献】

1）Byrd AL , Segre JA：Infectious disease. Adapting Koch's postulates. Science , 5 ;351(6270):224-226, 2016.

2）Yun LW, Decarlo AA, Collyer C, Hunter N. Clin: Enhancement of Th2 pathways and direct activation of B cells by the gingipains of *Porphyromonas gingivalis*. Exp Immunol, 134:295-302, 2003.

3 口腔領域のプロバイオティクス

国立感染症研究所　細菌第一部
泉福英信

口腔内には700種類以上、唾液1mLに約1億の微生物が潜んでいる。それらは、ヒトが進化の過程で獲得してきた微生物であり、意味のないものではない。口腔微生物（主に細菌）は、腸内フローラ（腸内細菌叢）と同じように、口腔フローラ（口腔細菌叢）を形成し、外環境からの病原微生物の感染防止や口腔疾患発症の制御など、口腔の健康の維持に関係している。生まれる前の子どもの口腔は無菌であるが、出産時の産道感染、母親や父親の接触による口腔微生物の感染などを受け、口腔環境に適応する微生物が残り、それらの微生物による常在菌化が起こる。そして口腔粘膜上のフローラ初期形成、歯の萌出、口腔環境における免疫の活性化などが起こり、安定した口腔フローラが形成される。安定した口腔フローラによって口腔内環境をバランスよく保てるかどうかが、口腔の健康を保つための鍵となる。

歯周病と病原性細菌

現在のわが国は、少子高齢化により高齢者の比率が高まり、口腔に何らかの問題を有する人の割合が増えている。とくに歯周病は年齢が進むとともに発症し、多くの高齢者が罹患している。歯周病は、歯槽骨の減少により歯を喪失する危険性が高まる疾患であるとともに、心臓病、肺炎、糖尿病、脳血管疾患など、さまざまな全身疾患にも関係していると考えられている。

歯周病は、*Porphyromonas gingivalis* や *Prevotella intermedia* などのグラム陰性嫌気性桿菌が、歯周組織に感染することにより発症すると考えられている。これらの病原性にかかわる菌は、生まれてすぐに形成された口腔フローラでは存在率が低く、年齢が進むとともにその感染率が上昇してくる。また、口腔常在菌のなかで病原性が高い *Candida* や *Staphylococcus* は、寝たきり高齢者や免疫力が低下した患者で増加してくる[1]。これらの菌は日和見菌と呼ばれ、心臓病や肺炎にかかわると考えられている。これらの微生物が少ない口腔環境を作ることが、口腔の健康を保つために重要である。

プロバイオティクスと口腔フローラ

1989年、イギリスのフラー博士によって提唱された"プロバイオティクス"とは、腸内フローラのバランスを改善し、体によい作用をもたらす生きた微生物のことである。その代表的なものに乳酸菌やビフィズス菌がある。

また、近年では口腔フローラも腸内フローラと同じように"プロバイオティクス"によってバランスを改善し、口腔内の健康を維持できるのではないかと考えられるようになってきた（**図❶**）。

そして、最近ではさまざまなプロバイオティクス商品が開発され、店頭でも売られている。

口腔フローラを占める主な細菌は、乳酸産生菌である。これは腸内フローラと変わりはない。とくに乳酸桿菌は、歯周病原細菌（*Porphyromonas gingivalis* など）の増殖阻止や *Candida* のムチ

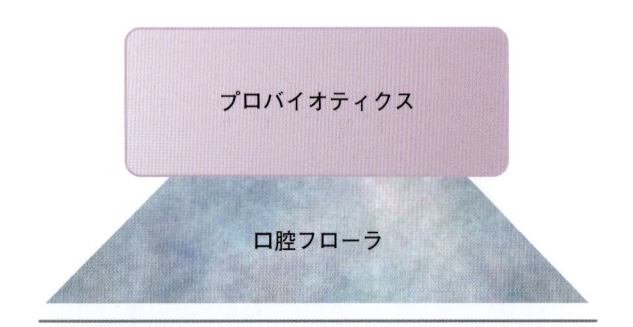

図❶　プロバイオティクスの口腔フローラへの効果

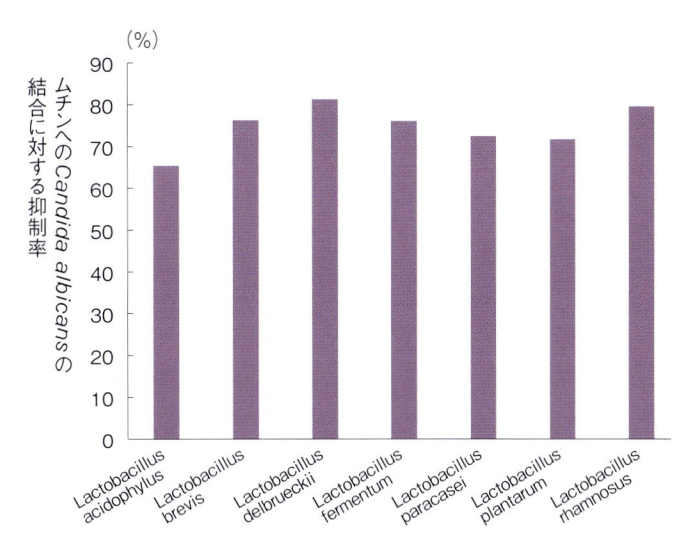

図❷ Lacobacilli の *Canida albicans* のムチン結合に対する抑制効果（参考文献[2]より引用改変）

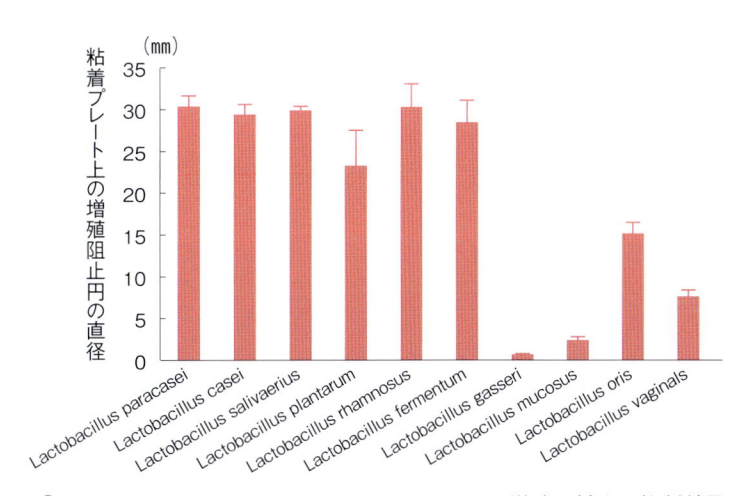

図❸ Lacobacilli の *Porphyromonas gingivalis* の増殖に対する抑制効果（参考文献[3]より引用改変）

ンへの結合を阻害することで知られている（**図❷**、**❸**）[2,3]。乳酸菌の含まれた食品を摂取することで、病原性細菌を排除して口腔フローラが改善される可能性はあると考えられる。今後、このような効果を証明する研究が出てくる可能性は高く、"プロバイオティクス"を用いた口腔フローラの改善は現実味を帯びてくるかもしれない。

【参考文献】
1 ）Senpuku H, Sogame A, Inoshita E, Tsuha Y, Miyazaki H, Hanada N: Systemic diseases in association with microbial species in oral biofilm from elderly requiring care. Gerontology, 49（5）: 301-309, 2003.
2 ）do Carmo MS, Noronha FM, Arruda MO, Costa ÊP, Bomfim MR, Monteiro AS, Ferro TA, Fernandes ES, Girón JA, Monteiro-Neto V: Lactobacillus fermentum ATCC 23271 Displays In vitro Inhibitory Activities against Candida spp. Front Microbiol, 7 :1722, 2016.
3 ）Teanpaisan R, Piwat S, Dahlén G: Inhibitory effect of oral Lactobacillus against oral pathogens. Lett Appl Microbiol. 53（4）: 452-459. 2011.

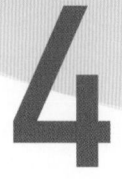

4 ヒアルロン酸注射
──歯科で行う顔貌補正・容姿管理

栃木県・2丁目石井歯科医院
石井久恵

ヒアルロン酸とは

ヒアルロン酸は、グルクロン酸とアセチルグルコサミンが繰り返し交互結合した直鎖の高分子多糖体で、哺乳動物のさまざまな組織、腱、関節液、皮膚（表皮、真皮）などに多く含まれている物質である。分子内に多くの水酸基を保有するので、高い保湿性と弾力性を有している。医療領域では関節内注射液をはじめ、角膜や口腔内の乾燥症状を改善する目的で点眼液や口腔内スプレーの成分としても使用されている。

フィラーとしてのヒアルロン酸製剤

ヒアルロン酸はもともとわれわれの体内にも存在している物質であり、毒性や発がん性がなく安全である。バイオテクノロジーにより産生されるので、アレルギー反応発生率は0.05%未満と非常に低く、皮内テストの必要性は低いとされている。

歯科でしわ、たるみの顔貌補正を行う場合、安全性、使いやすさ、設備、費用などの面においても、現在のところ、ヒアルロン酸製剤は第一選択とされやすい治療法と思われる。

治療手技

1．治療前カウンセリング

美容外科と歯科との大きな違いは、歯科は治療前に口腔内と顔貌との関連を診断することから始めるところである。歯の欠損や歯周病による歯槽骨の欠損は顔貌に影響を与えるので、歯の欠損や歯周病がある場合は、顔貌補正に先立って歯科治療を優先する。また歯並びの左右差、咬合関係も唇の形態や鼻唇溝の形態に影響していることを診断する。

ワーファリンやアスピリンなどの服薬、局所麻酔のアレルギーの有無や全身の既往症の問診を行う。

治療に対する患者の希望と仕上がりのイメージを聞き、どの部位にどれくらいの量を注入するのか、デザイン画に記入する。治療により得られる効果と副作用の説明を行い、歯の自費治療と同じように同意書を書いてもらう。術前の写真撮影は、トラブルの防止にも繋がる。

2．麻酔・注入

疼痛の軽減と内出血の軽減のため、表面麻酔を塗布後、刺入部位に麻酔をする。

しわ、たるみの程度により製剤を選び、デザイン画に記入したイメージを参考にしながら注入する。刺入箇所を少なくし、内出血や血管の塞栓などの副作用を防ぐため、カニューレ（鈍針）による施術が望ましい。

3．注入後

患者に術後の状態を鏡で確認してもらい、写真撮影を行う。強い痛みや違和感がないことを確認し、術後の注意事項を説明する。術後の経過観察は歯科の定期検診時に行うことで、患者の安心感に繋がる。

歯科医師が行う必然性、合理性

歯の喪失や歯槽骨の吸収は、口周りの顔貌に大きな変化をもたらす。

義歯の装着などの補綴治療により、咀嚼機能の改善だけでなく顔貌も改善することはできるが、加齢による口輪筋の萎縮、大頬筋などの挙上筋の萎縮に伴って目立つようになるほうれい線や上唇のちりめんじわの改善は、これまで美容外科での対応と考えられてきた。

しかし、解剖学的には口唇は赤唇部だけでなく口輪筋に裏打ちされた部分であり、唇口蓋裂などの口唇部の施術は歯科医療の範疇であることを考

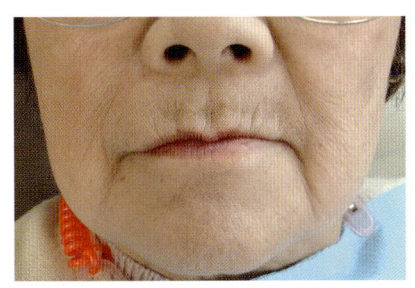

図❶ 義歯装着前の顔貌。欠損部位は、7421⎟、⎟1〜7⎟、⎟7〜4⎟

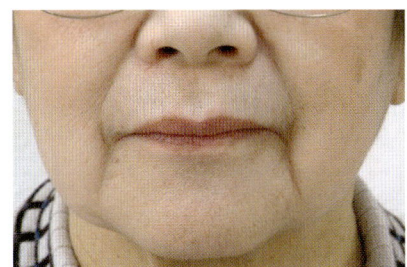

図❷ 義歯装着後

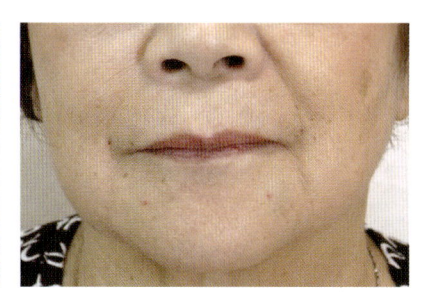

図❸ ほうれい線、マリオネットラインにヒアルロン酸2mL注入後

えると、口唇と頬部の境界に生じるほうれい線や上唇部に生じるちりめんじわ、口角から下方に生じるマリオネットラインの改善は歯科医師が行う整合性があり、近年、歯科医師による施術が可能と考えられるようになった（図❶〜❸）。

国民生活調査の美容医療に関するアンケートによると、美容医療を受ける理由として、2003年ころから「劣等感の克服のため」という理由は高くない数値を示し、「自分が心地よくあるため」が最も多い理由となっている。これまでの美容医療は「マイナスからプラス」へというイメージでタブー視される風潮があったが、時代の変化に伴い、よりよく生きることに焦点をあてて「プラスをよりプラスへ」という考え方に変わってきた。患者の望みは、いまの自分を否定して別人のようになることではなく、自分にしかわからない程度の、より心地よく感じる変化へとシフトしている。加齢と老化の捉え方も変化し、「加齢」は不可避のものから「治療」できるものと考えられるようになってきた。

歯科においても、患者のニーズは機能性の改善だけでなく、よりよく生きるための医療が望まれる時代になりつつある。口腔内が健全になり、生活の質が上がれば、ほんの少し外見も変化させて心地よく生きたいと望むことは、これからの社会においてごく普通のことになるはずだ。

歯科で顔貌補正を行う場合、歯科医師は、口周りの外見的な加齢変化が口腔内とどのように関係しているかを見極めることができる。咀嚼力や嚙み癖は、しわやたるみの程度と関係している。

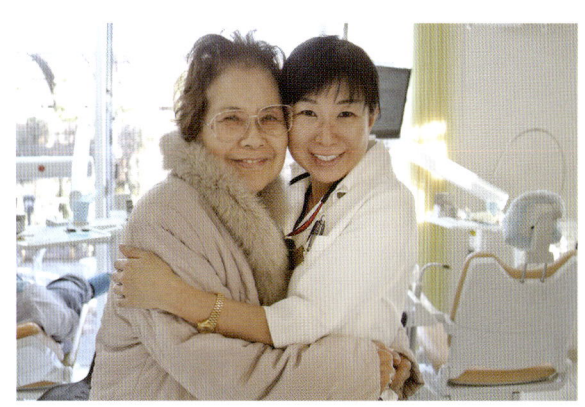

図❹ 歯の健康から全身の健康へ。顔貌補正で心のアンチエイジングもサポート

歯科医療の一環として行う顔貌補正は、咀嚼筋や表情筋などの骨格筋の衰えを防止し、表面的な見た目の改善に留まらない長期的な効果をもたらすと考えられる。

さらに、患者自身も美容外科に行くというハードルの高さを感じることなく、歯科治療を通して信頼関係のある歯科医師に施術してもらえるのは何にも代えがたい安心感へと繋がる。

歯科医師が患者の口腔の機能や生活習慣を認識したうえで、口周りの外見的ケアをすることは、よりよいエイジングへの大切なサポートと考えられるのではないだろうか（図❹）。

【参考文献】
1）竹内かおり，須賀 康：しわ・たるみの非手術的治療 フィラー効果. MB Derma, 192：15-20, 2012.
2）征矢野進一：美容外科注入治療. 全日本病院出版会, 2014：3-15.
3）谷本奈穂：特集美容医療 社会学からひもとく美容整形と美容医療, 国民生活センター, 2014.

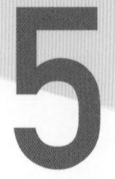

5 ①エクササイズで機能向上を求める ──安静時空隙、咀嚼、唾液増加

東京都・宝田歯科医院
宝田恭子

鼻呼吸への機能訓練が見た目や笑顔を変えた

　筆者は以前、歯科医師としてある小学校の健康学習にかかわらせていただいた。それは口呼吸を鼻呼吸に改善するという、機能訓練への協力であった。口呼吸の児童たちには口輪筋を意識して口唇閉鎖力のアップを目指してもらい、1ヵ月間トレーニングを続けた。その結果、鼻呼吸に改善することができ、風邪による欠席者の減少が顕著にみられた。このことが、NHKの「おはよう日本」に取り上げられ、トレーニング終了後の児童たちの感想文の中にフェイスラインや笑顔が変わったというものがあった。これは単に口輪筋を鍛えたのではなく、首、肩、肩甲骨、舌をしっかり動かしたことが、このような変化に繋がったと考えられる。

　その後、50代後半の患者がこのトレーニングに1ヵ月間チャレンジした。1回5分というトレーニング時間を守りながら、1日の回数を増やしたり、トレーニング環境の工夫などで、あきらかに見た目が変化した。

安静時空隙がとれている姿勢を目指す

　踵を膝よりも内側に入れて座ると、骨盤が立ってくるのがわかる。そこから重心を尿道付近に合わせて全体の力を抜くと、上唇と下唇を合わせていても安静時空隙がとれるはずである。

　この姿勢は咀嚼や嚥下、深呼吸がしやすい状態であり、食事時の所作も美しい。つまり、機能を追い求めていくと「きれい」に繋がっていくのである。

　呼吸の深さについても、年齢を重ねていくとともに積極的に意識することが重要である。なぜならば、呼吸が浅いということは、筋肉が酸欠を起こすことになり、柔軟性が損なわれ硬直してしまう。それは、血流を悪くさせ、身体を冷やしてしまうことになるからだ。

歯科からのトレーニングアプローチは歯科の存在価値を高める

　筆者は眼科医、整形外科医、理学療法士の方々との出会いにより、歯科医師では得られない、気がつかない情報をいただいた。前述のように、安静時空隙をできるだけとれるようにと考えたエクササイズを継続することで、胸鎖乳突筋の走行角度がおおよそ一定に保てるようになる。すると、前傾せずに咀嚼嚥下する姿勢を保てるようになり、同時に肩周りが楽になるという好結果が得られた。

　歯科領域からアプローチしたトレーニングが、思いがけず肩や首の凝りの解消に繋がったのは、他科の先生方の教えがあったからこそ。この長寿の時代のなかで、肩凝りの緩和のみならず、身体全体のセルフケア、そして健康的で笑顔がこぼれる美しさにかかわれる、歯科の存在価値が高まっている。

　歯科からのアプローチとして、安静時空隙が得られる姿勢、スムーズな咀嚼を促す咀嚼エクササイズ、唾液量を増加させる唾液腺マッサージを紹介する（図❶～❸）。

　なお、詳しいエクササイズ方法は、「ハルメク2017年3月号」（ハルメク，東京，2017）に掲載。実際に姿勢矯正＆舌トレを2週間体験された女性2人の変化、および感想も掲載されるので、興味のある方はご一読されたい。

図1：正しい姿勢を意識する

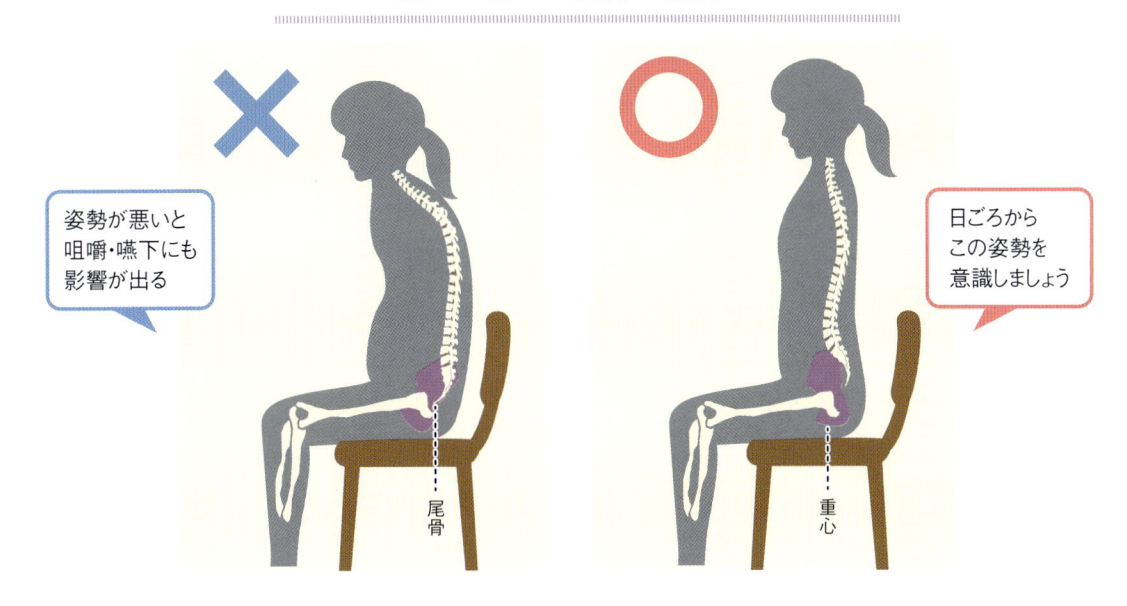

姿勢が悪いと咀嚼・嚥下にも影響が出る

日ごろからこの姿勢を意識しましょう

尾骨

重心

図2：正しい姿勢で咀嚼エクササイズ！

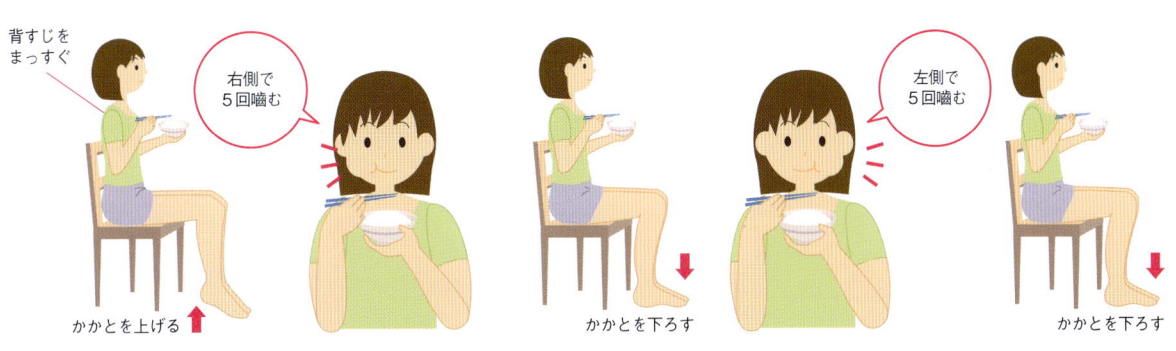

背すじをまっすぐ

右側で5回噛む

左側で5回噛む

かかとを上げる

かかとを下ろす

かかとを下ろす

❶ 姿勢を正していすに座り、お尻の穴を締める。肩を下げ、脇を締めた状態で、かかとを上げる

❷ 食べものを口に入れたら、口内の右側に食べものを移動させ、奥歯でゆっくり5回噛む

❸ 5回噛んだら、ゆっくりかかとを下ろす。この間に食べものを口内の左側に移動させる

❹ お尻の穴を締め、かかとを上げて、左奥歯でゆっくり5回噛む

❺ 5回噛んだら、ゆっくりかかとを下ろす。1〜5を3回繰り返し、合計30回噛んだら、最後にごっくんと飲み込む

図3：唾液腺マッサージ

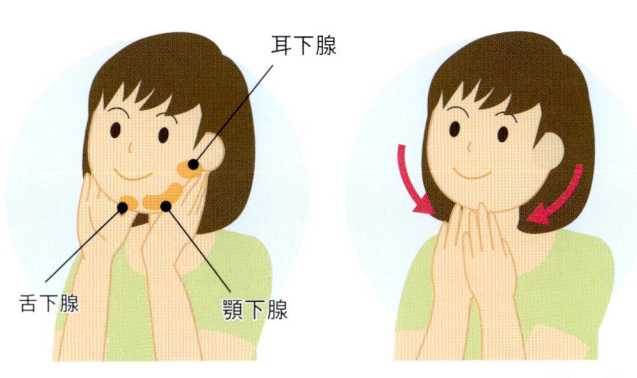

耳下腺

舌下腺

顎下腺

❶ 口を閉じ、親指以外の4本の指先を耳下に当て、顎の内側を撫でるように首の前まで滑らせる。耳下腺、顎下腺をそれぞれ刺激する

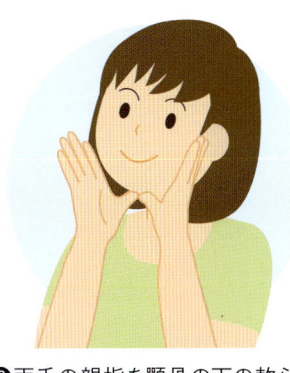

❷ 両手の親指を顎骨の下の軟らかい部分に当てて軽く押し、ゆっくり離して舌下腺を刺激する

5 ②あいうべ体操と健康増進効果
—幼児小児、学童期に対応した顎口腔系の機能増進、全身健康増進に対して—

福岡県・みらいクリニック
今井一彰

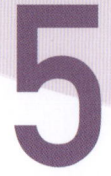

はじめに

近年、子どもの口腔環境について、う蝕の減少の代わりに、歯列不正や歯肉炎の増加が指摘されている。また、硬いものを噛めない、ロウソクを吹き消せない、麺類をすすれないなどの、基本的と思われていた動作ができない児童が日常的にみられる。本項では、これを呼吸という側面から考えてみたい。

口呼吸とその弊害

外呼吸（以下、呼吸とする）は、1日に約2万回、昼夜を問わず生命維持のために行われる。呼吸は呼気、吸気とも鼻道を通して行われるものだが、どちらかでも口腔を通して行われるものを口呼吸という。口腔は、鼻道の一部でもあるが、それは代替経路であり、本来の用途ではない。鼻呼吸に比し、口呼吸は気道抵抗が低いため、小児期は注意しておかないと容易に口呼吸に移行してしまう。また、大量の酸素摂取を必要とする口呼吸

を強制させられる高強度の運動にも気を払うべきである。

口呼吸の弊害の一部を**表❶**に記す。実にさまざまな疾病、症状にかかわっていることがわかる。さらに口呼吸によって身体に何らかの異常がみられた児童の割合を**表❷**に示す。医療者による割合が保護者の申告の約2倍存在することは、医療者から保護者への口呼吸問題の啓発が必要であることを示している。よって医療者は、口呼吸児童の特徴（**表❸**）を捉えておく必要があるかもしれない。

このとき、問題となるのは、慢性的口呼吸（含・口唇閉鎖不全）であり、発声や急性上気道炎などによる一時的な口呼吸状態ではない。開口状態でも鼻呼吸をしていることもあり、鼻呼吸かどうかの外見的判断は口唇閉鎖による。

口呼吸解決への取り組み

ここで岐阜県白川町の取り組みを示す（白川病院：中島正人歯科医師提供）。学校歯科保健活動の一環として、町内の小学5年生に対して舌圧、口唇圧を測定し、あいうべ体操（後述）を行い、その変化を記録した。1年経過時点で、舌圧、口唇圧の向上が認められた（対照群との有意差あり）。また、全学年において、あいうべ体操開始2年後には、高度口唇閉鎖不全の児童が1/4に減少した（**表❹**）。実施した学校は周辺校と比べて上気道炎

表❶　口呼吸の弊害（一部）

▪ 細長い顔	▪ うつ病
▪ 分厚い唇	▪ 慢性気管支炎
▪ 出っ歯	▪ 気管支喘息
▪ 狭い歯列弓	▪ 情動不安
▪ 反対咬合（受け口）	▪ アレルギー性皮膚炎
▪ 歯肉炎・う歯	▪ アレルギー性鼻炎
▪ 歯列不正	▪ 慢性扁桃腺炎

表❷　口呼吸の児童の割合

保護者申告		
Warwick	**19%**	（幼児：54名）
Humphreys ら	**21%**	（幼児：1,033名）
耳鼻科医、歯科医診察		
Bäckströme ら	**47%**	（学童：115名）
石川ら	**約40%**	（学童：136名）

表❸　子どもの口呼吸チェック

- ☐ いつも口を開けている
- ☐ 歯並びが悪い
- ☐ イビキをかく
- ☐ 鼻炎がある
- ☐ 頤に梅干状のしわができる
- ☐ 口臭がある
- ☐ だるさ、倦怠感を訴える

表❹　あいうべ体操のポカン口改善効果（岐阜県白川町北白川小学校調査）

	かなり開いている	すこし開いている	たまに開いている	開いている子全体
体操開始前	31.7	20.0	15.0	66.7
約1年3ヵ月後	15.4	19.2	11.6	46.2
約2年後	8.5	23.4	6.4	38.3

単位（%）：全校生徒に対する割合

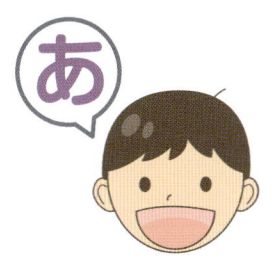
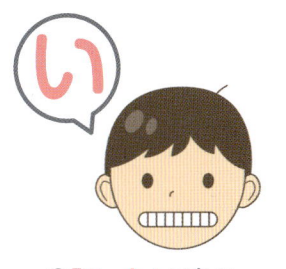
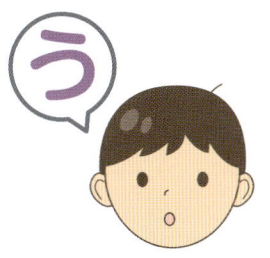
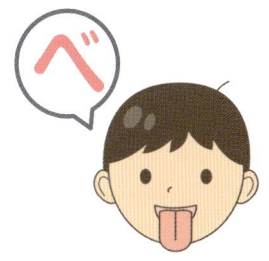

①「あ〜」と口を大きく開く　②「い〜」と口角を真横に引く　③「う〜」と唇を前方にとがらせる　④「べ〜」とベロを思い切り下顎をなめるように突き出す

図❶　あいうべ体操

の罹患率が低かったという。なぜだろうか。

　口唇閉鎖、つまり鼻呼吸になれば風邪予防に繋がる。鼻道は、鼻毛、線毛、副鼻腔、鼻甲介などにより、異物を除去し、外気を適切に加温、加湿させ、その状態で体内に取り込む構造となっている。春日市立須玖小学校（福岡県）では、あいうべ体操を取り入れた後、インフルエンザの感染率が10％を常に下回るようになった。同校では、それまでも手洗い、うがい、換気などに積極的に取り組んでいたが、蔓延を防げずにいた。それが鼻呼吸への転換（口唇閉鎖）により、予防に繋がったと思われた。また、あいうべ体操により唾液分泌が向上すること、口唇閉鎖により唾液の蒸散が少ないことも、予防に役立っていると思われる。

　あいうべ体操は、学級全体で一斉に取り組むことができ、水や道具を使わないため導入が容易である。また、全国でも実践施設が増えてきており、インフルエンザ罹患率の低下などが筆者にも報告されている。

 ## あいうべ体操

　口呼吸、鼻呼吸を分ける鍵は、舌位置である。舌位置とは、安静時に口唇閉鎖をしたときの舌先の位置で、口唇閉鎖時には、舌先は口蓋に接触しており、前歯の裏に当たる（低位舌）ことはない。

　きちんと口唇閉鎖を行うには、口輪筋などの表情筋や咬筋などの咀嚼筋がきちんと機能することである。経験的に口輪筋のみで口唇閉鎖をする指導は困難であり、閉鎖状態が持続できない。正常な舌位置では自然と口唇閉鎖状態となる。あいうべ体操は、舌位置を正し鼻呼吸を促すものである。

　図❶にあいうべ体操のやり方を示す。図❶の①〜④を1セット4秒ほどの、ややゆっくりとしたペースで10回繰り返し、これを1日30セット継続する。声は出しても出さなくてもよい。両手で口を覆うことで、恥ずかしがる児童でもできるだろう。

　動きが速くなる場合は、きらきら星のリズムにあわせて「あっあー、いっいー、うっうー、べー」と二段階に口を動かすと早くならずに、より大きく筋肉を動かすことができる。施設によって、登校（登園）時、下校時、給食時など、一定の時間を決めるとよい。3ヵ月でおよそ8割に舌位置の改善がみられるが、歯列不正や鼻炎、舌小帯短縮などの治療で、医療の介入が必要となるケースがある。

◆

　軟食の増加、ゲームやAV機器の発達による口遊びや会話の減少も相まって、口呼吸問題はこれからますます増えていくだろう。専門家には、いっそうの啓発に努めていくことが求められる。

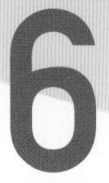

6 先制歯科医療——積極的な予防処置

東京都・(医)協立歯科クリニークデュボワ
中原悦夫

先制医療とは

人間の設計図である遺伝子解析が進み、回復的医療は、ミクロレベル、ナノレベル、分子レベルでの医療が進むにつれ、ガイドラインに則った標準医療から個人ごとに治療方法を抽出できる医療の概念へと進化した。こうした医療の進化は、個人ごとの予防へとさらなる進化を遂げ始めている。病気の発症を先制的に阻止するために、あらゆる疾病の罹患リスクや発症リスクを排除する。それが、病気にさせないために積極的に予防処置を施す"先制医療"である。

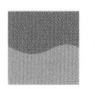 歯科における先制医療の体系

1．外科的先制医療

一般的に行われている、スケーリングやデブライドメント、ルートプレーニングのような機械的コントロールから、歯肉の形態を整えて歯肉の状態を維持する積極的な歯周形成外科処置や、インプラント埋入後の歯肉の安定のための歯周再生療法などの観血的処置による未病対策が、外科的先制医療にあたる。

2．内科的先制医療

内科的先制医療は、口腔内環境を理想的な状態に整えるためのあらゆる内科的処置が含まれる。今後、歯科と関連他科との連携強化のためにも歯科で行うべき検査は、唾液検査のみならず、血液検査や光学検査などの種類が増え、分子整合栄養療法やIVC（高濃度ビタミン点滴療法）、あるいはプロバイオティクスによるに細胞膜の強化や口腔内環境・腸内環境の改善などに結びつき、歯科における内科的診断の重要性はさらに高まってくる。

3．美容・整形外科的先制医療

歯列矯正などは、本来、歯科領域における整形外科的治療の一環である。その目的も、単に口腔における審美的、機能的、予防的な位置づけに留まらず、顎関節を介して全身的なボディーアライメントとの兼ね合いを視野に入れた矯正治療の位置づけが、歯列矯正のもう一つの目的として新たに加わってくるであろう。

また、ボトックス療法は、ブラキシズムなどによる過剰負担の咬合といった力のコントロールが必要な咬筋や側頭筋の肥厚をとることで咬合力を軽減させ、頤筋の下制力の軽減による下顎前歯部歯肉の後退を抑制、上唇尾翼挙筋を制御することでガミーフェイスの改善、さらには雛眉筋の制御により、肩こりやうつ症状をも改善させるなど、その応用は心療内科領域まで広がっている。

4．理学的先制医療

ボディーアライメントセラピーは、咬合にさまざまな影響を与える咀嚼筋や頭頸部筋群、全身の筋肉の状態を整える効果がある。とくに筋膜のコントロールやストレッチ、各筋肉のマイクロストレッチは、姿勢を整え、自然なボディーアライメントを維持するうえでは欠かせない。

これらは、理学療法士、柔整師、鍼灸師、ボディーアライメントセラピストとの包括的アプローチにより、咬合における力のコントロールは局所的アプローチから全身的アプローチへとシフトしつつある。

外科的診断から内科的診断へ

これまでの歯科医療は、おおむね外科に分類して差し支えないであろう。本来、外科とは病的組織の摘出と再生が主な目的である。しかし今日では、医科領域においても乳がんの遺伝子をもつことが判明した女性の乳房を発症前に摘出する時代となった。これは内科的診断の結果、発症リスクを鑑みて先制的に外科的に摘出するという新しい

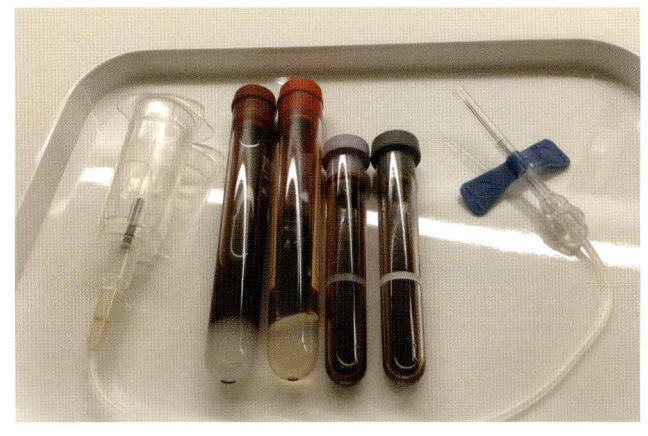

図❶　血液検査は今後の先制歯科医療において重要な検査になってくる

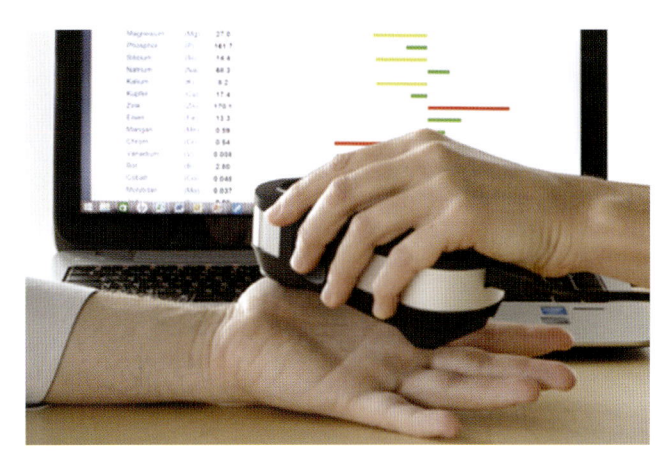

図❷　OligoScan は、細胞内に蓄積した必須ミネラルと有害金属を測定する光学検査機器。解析データはルクセンブルクの解析センターに瞬時に送られ、20秒以内に解析結果がクリニックのパソコンに返信される

治療概念の登場である。

　これまでの外科は患部を発見次第摘出することであり、テクノロジーは、手術侵襲を最小化するために、いかに小さい段階で発見するかに向かっていた。ここに内科的診断が加わる新しい治療概念は、血液検査などによって細胞の設計図である遺伝子のエラー予測を内科的診断し、その診断を外科的診断に加えたことである。

　血液検査の進歩は、がん発現遺伝子の検査に留まらず、直径2mm程度の循環腫瘍細胞の発見を可能にし、さらに有効な抑制天然成分や抗がん剤の特定ができるところまできている。このような検査は、今後さらに採取が容易な唾液検査や光学検査へと進化するであろう（図❶）。

■ 病原性検査から細胞機能検査へ

　歯周病病因論が確立していくにつれ、歯周病原細菌検査が進化し、その病原性の種類により対処

方法を変える必要性があることが判明してきた。しかし、そのように細かな対処にもかかわらず、同じ病原性を同じレベルで保有していても、発症する患者と発症しない患者がいる。つまり、これまでは病原性を細菌という外的要因にだけに向けていたが、歯周病治療・予防は、外的要因に接する細胞膜や細胞自体の機能のレベルという内的要因に目を向ける段階にきている。

　細胞膜が細菌の侵襲を受けたときに破壊されやすい状態に陥っていないか、あるいは感受性の高い遺伝子をもち合わせていないかを把握することができるようになってくる。遺伝子レベルの病因は特異的に反応するが、細胞膜機能が低下した状態では細菌の侵襲には無防備となる。

　したがって、これらを把握するためには遺伝子検査に向かう前に、まずは分子レベルの栄養学的検査で細胞レベルの機能検査が有効になる（図❷）。たとえば、仮に細胞膜機能低下の原因が鉄の不足

と診断されれば、歯周病原細菌の栄養源である鉄であっても、あえて投与することで細胞膜機能を強化し、易出血を防止する。それにより、歯周病原細菌への栄養源である鉄の供給経路を遮断して、静菌状態にする手法が可能になる。さらに歯肉のコラーゲン育成強化のためのIVC（高濃度ビタミンC点滴）も有効となる。健康な歯肉辺縁を維持するためには、栄養供給のための健全な末梢血管の存在が欠かせない。そのためには、ニコチンによる末梢血管収縮予防のための禁煙もさることながら、健康な末梢血管本来の状態を維持するための対策も重要である。

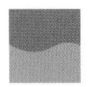
急性炎症への対処から慢性炎症撲滅へ

これまでの歯周病治療の大半が、急性期の歯周病への対応に追われてきた。しかし、糖尿病や心内膜炎、あるいは脳血管障害などの全身との兼ね合いで着目しなければならないのは、患者の自覚のない慢性炎症である。最近の研究では、慢性炎症との関連についてほとんど顧みられなかった病気でも、実は慢性炎症が深くかかわっていることがわかってきている。とくに非感染性の「自然炎症」のメカニズムが、さまざまな疾患と関与していることが指摘されている。しかし、これらの病気と自然炎症との関連性はまだ十分解明されているとはいえないが、歯周病による慢性炎症が、単なる細菌の侵襲による局所炎症という位置づけで考える時代ではなくなってきているのは確かである。

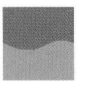
局所的要因から全身的要因へ

いわゆる顎関節に関する機能障害や炎症の発症メカニズムも、咬合を中心とした口腔領域という局所的要因から全身的要因に向けられてきている。咀嚼筋から頭頸部筋群、そして姿勢を司る全身の筋肉の状態、とくに筋膜や炎症の程度が顎関節機能に深くかかわっていることがわかってきている。

つまり、従来の口腔内で引き起こされる咬合にかかわる問題も、歯列や咬合、あるいは咀嚼筋群といった局所から、全身の姿勢、日常の生活習慣、歩き方、足の裏の状態などさまざまなことが原因

としてかかわっている。

また、口腔局所にさまざまな損傷を与えかねないブラキシズムは、ストレスによる種々のホルモンとの関連性、血糖値変動とのかかわり、消化器機能の一環としての働きなど、全身の生理状態を把握しなければ理解できないメカニズムで機能しているため、生理現象の一環とみるべきである。

したがって、顎関節や咬合の問題に対しても、顎顔面筋群、頭頸部筋群のマイクロストレッチや全身のストレッチ、あるいは正しい歩行や運動方法の指導など、全身からのアプローチが必要である。また、ストレスコントロールやビヘイビアコントロールのような生活習慣の改善なども含めて、全身から、あるいは生活環境からのアプローチも必要である。

将来は先制医療も包括的になる

3DS（Dental Drug Delivery System）などによる口腔内殺菌とホワイトニングは、目的がそれぞれ予防と審美の違いがある。しかし、3DSのトレーはそれぞれ薬液を変えて使用でき、口腔内殺菌とホワイトニングに併用できる。また、ブルーライトフォトセラピーを用いれば、ホワイトニングと殺菌、つまり一度の来院で予防と審美が同時に包括的に施術でき、患者の利便性はさらに高まる（図❸）。

歯肉の細胞の機能増強のために行う分子整合栄養療法などは、歯肉の機能強化にとどまらず、肌や全身の機能の最適化も目的としているため、当然ながら口腔領域の健康維持のみならず、全身のあらゆる機能の健康維持に貢献する。このように先制医療は、たとえばメタボリックドミノなら川上へのアプローチにあたるため、あらゆる疾病を予防し、未然に防ぐことができる包括的予防処置である。

先制歯科医療が社会に及ぼす影響

歯周病などの慢性疾患の予防は、単に口腔疾患の予防に留まらず、現在、関連性が確認されているだけでも、心疾患、脳血栓、糖尿病、誤嚥性肺

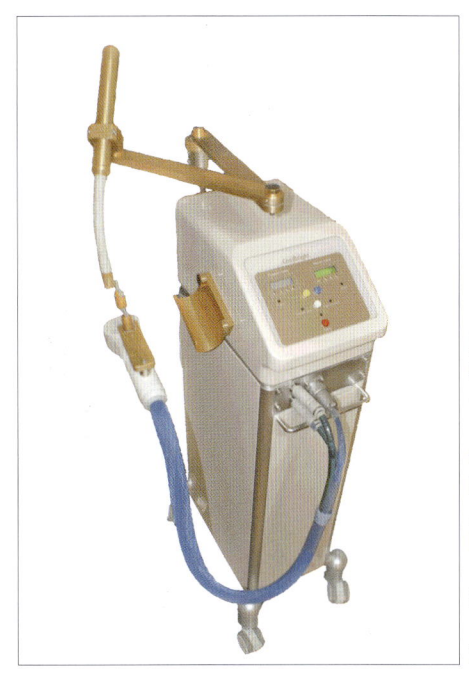

図 ❸　Coolbright-Ultimate（USA製）は8,000mw/cm²と飛躍的に高い出力によりフォトブリーチングが可能となり、低濃度、5.9％の過酸化水素ジェルと歯面冷却により痛み、知覚過敏も見られず、標準15分間程度の短時間照射で6-14 shades の変化が得られる。高い光出力により殺菌効果も認められているので、う蝕、歯周病予防処置が同時に施せる

炎、低体重児出産が挙げられる。

　今後、メタボリックシンドロームと代謝性疾患の関係や、慢性疾患としての歯周病と関連のある疾患など、医科領域において多くの疾患との関連性があきらかになってくると思われる。

　このような歯科領域における疾患の予防を、歯科医療において先制的、かつ徹底的に施した場合、歯科医療における疾患の撲滅のみならず、多くの医科領域の疾患をも減少させることができる。

　歯科領域における医療費は、単に歯科疾患を治療・予防したりするだけではなく、医科全体の医療費削減に寄与することもわかってきている。したがって、今後の歯科医療におけるヘルスケアの役割は、単に口腔領域の健康を守るだけではなく、多くの医科領域の疾患を予防し撲滅することに寄与できるため、歯科医療は社会的にも重要な位置づけになってくる。

 転換期を迎えて

　「ヘルスプロモーション」は、新しい概念とい

うわけではなく、1986年のオタワ憲章で定義された言葉である。つまり30年経過して、ようやく歯科臨床は転換期を迎えたというわけである。

　これまでわれわれは、歯科医療は教育も臨床の場でも、"疾病を治す"という回復型の歯科医療として皆保険制度下の公共事業に従事してきた。しかし、これからの歯科医療は、将来起こり得る疾病を予見し、一人ひとりの診断に加えて未来予測が必要である。想像力を駆使して個々の医療を創造していかなければならない。

　ヘルスプロモーションは、このように回復型から創造型の歯科医療にパラダイムシフトしていく必要がある。こうした概念が浸透していくうえでの、時間差、技量格差、受け入れ格差、地域格差等が生じるのは当然であり、移行期はさらに10年以上の時間がかかると思われる。

　ヘルスプロモーションは、WHO の地球規模の壮大なプロジェクトであり、世界中で国を挙げて取り組んでいる。先制歯科医療の役割はその一部ではあるが、その重要性は計り知れず大きい。

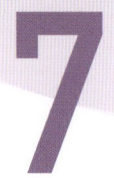

歯科における健康ステーションシステム

1) 東京都・聖和会　2) 神奈川県・武内歯科医院
浦口昌秀[1]　武内博朗[2]

総合的予防医療をめざして

歯科で行う健康ステーションの発想とは、口腔のみの健康をゴールとする従来型の予防歯科ではなく、体全体の健康づくりを支援する保健医療サービスを目指している。そのため、う蝕と歯周病はもちろんのこと、口腔疾患と関係する生活習慣病を発症させない、もしくは軽症のうちに修正を図る目標を掲げている。

従来の予防医療では歯科的な概念、すなわち咀嚼機能の回復や歯原性菌血症、誤嚥性肺炎のリスク回避などが欠落していたが、歯科を中心とする予防医療はそれらを包括した総合的な予防医療であるといえる。これは国民全体の健康維持に寄与し、医療費の削減効果が期待できる極めて有益なものである。

しかし、これを全国の一般的な歯科医院の臨床現場で実施できなければ、社会的にその効果を発揮できない。ところが、一般の開業医にとって、日常の臨床の傍らでこのような予防医療を円滑に行うことは容易ではない。そこで、開業医の立場から歯科を中心とした予防医療を簡単に実施できる新しいシステム「歯の健康ステーションシステム」の開発を行い、実行し、成果を上げてきた。本項では、それらのシステムを紹介する。

歯の健康ステーションの概要

まず、歯科治療で通院中の患者に予防医療の重要性を認識してもらうために、歯科医院の一角におもに予防医療を行うコーナーを設け、それを「歯の健康ステーション」と呼称することにした（図❶、❷）。

次に、予防医療に関心のある患者に対してICカードを発行することによって、これを会員化し、患者と医院の双方が口腔と全身の数値の変化を共有することによって、患者の意欲を高め、定期的な来院を促すようにした。患者が持参したカードは待合室の端末で読み取られ、歯科衛生士用のタブレットとリンクされるようになっている。われわれはこのプログラムのことを「プロモ」と名づけている（図❸〜❻）。

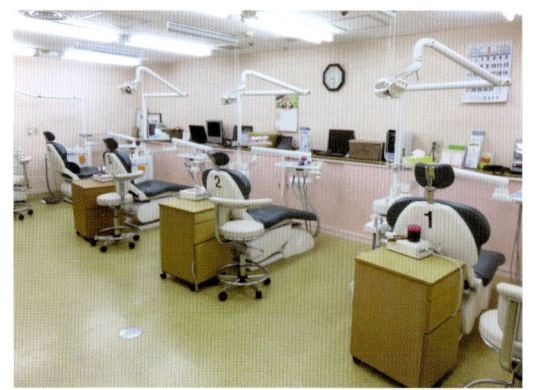

図❶　歯の健康ステーションの予防専用ルーム（パーテーションを上げた状態）。歯科衛生士が自律的に運営しており、PMTC や 3DS などの予防歯科と簡単な保健指導が行われる

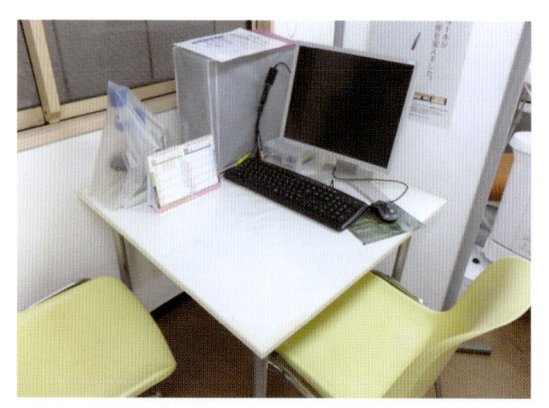

図❷　歯の健康ステーションの医療面接コーナー。おもに歯科医師による各種検査結果の説明、総合的な保健指導が行われる

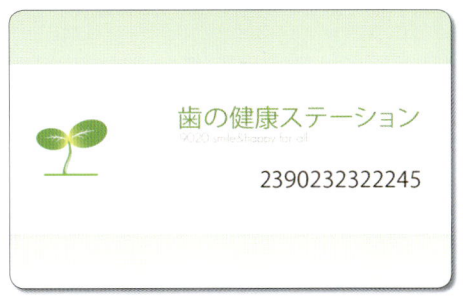

図❸　歯の健康ステーション会員カード。裏面は予約シートが貼られており、診察券として使用することができる

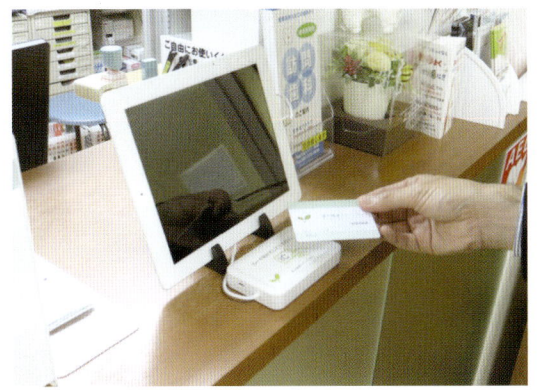

図❹　受付に設置されたカードリーダーとタブレット。予防医療受診の蓄積が数値として患者に表示される

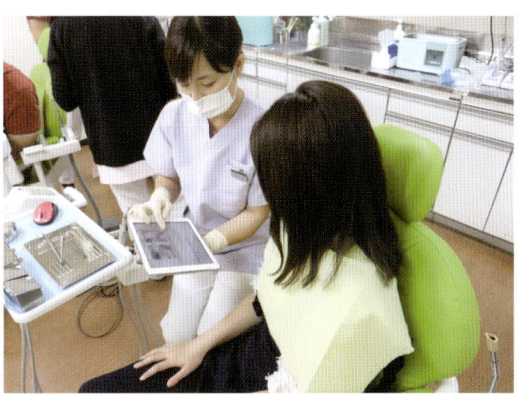

図❺　歯科衛生士用タブレットを活用した保健指導。カードリーダーとリンクしており、チェアーサイドでのシンプルで効果的な保健指導を可能にした

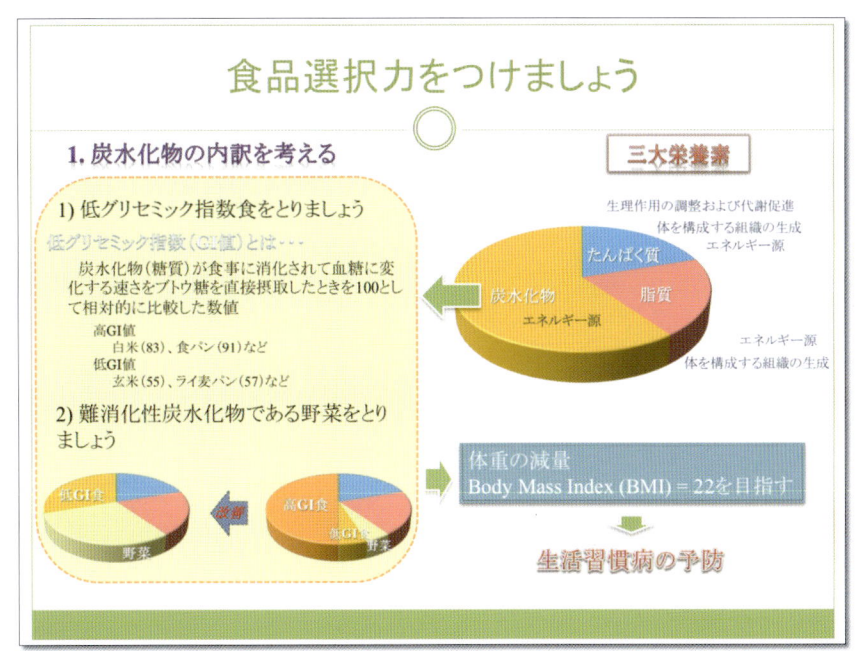

図❻　プロモの搭載機能の一例である保健指導のガイド。保健指導用資料の他に、血圧・血糖値の変化、来院履歴、会員数などが記録され、随時閲覧できるようになっている

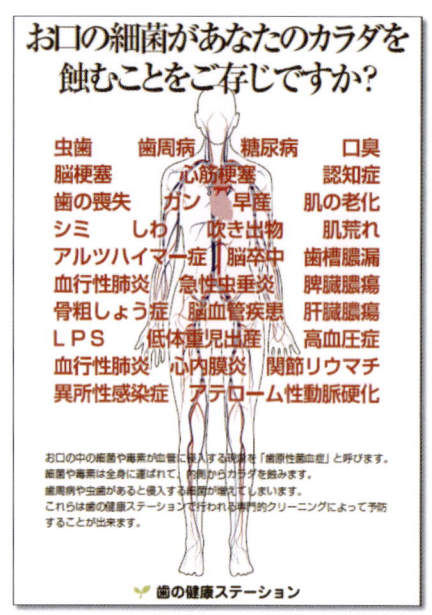

図❼ 患者啓発用ポスターの一つ

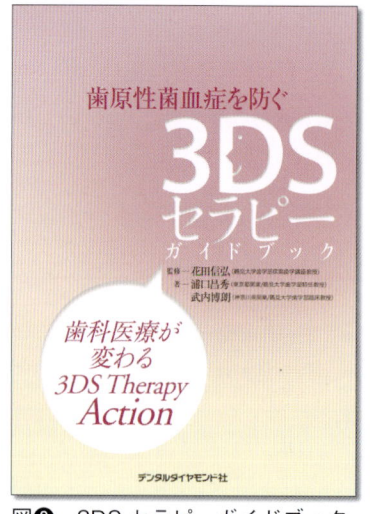

図❽ 3DS セラピーガイドブック

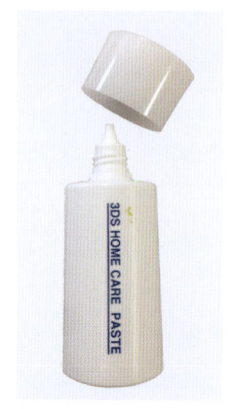

図❾ 3DS 用薬剤。ホームケア用（別途臨床用がある）

このプログラムのおもな機能は、以下のとおりである。

①患者が受けた予防医療の蓄積を数値化して表示できる

②歯科衛生士の予防処置が計画的に実施できる

③誰でも一定水準以上の保健指導ができる

④患者の全身状態（血圧や血糖値など）の改善が容易に確認できる

⑤医院全体や各歯科衛生士の予防医療の実績が判断できる

⑥予防医療の効果が歯の健康ステーションネットワーク全体で共有され、分析できる。なお、各医院の患者情報は匿名化されて保存されるため、個人情報流出のリスクはない

歯の健康ステーションの各医院に対しては、プロモだけでなく患者啓発用ポスター、ホームページ、ガイドブック、３DS用薬剤、スーパーバイザーによる定期的な指導などを提供している（図❼〜❾）。忙しい開業医からすれば、このような多角的な支援があって初めて予防医療が軌道に乗るのである。

当システムの利点と特徴

現時点で確認できている歯の健康ステーションの効果は、以下のとおりである。

①治療中心主義から、予防歯科を組み込んだ医院経営への歯科医師の意識と行動の変化

②歯科を中心とした予防医療の全身的効果に関する患者の認識の向上

③予防医療の受診数を含めた医院全体の患者数の増加

④歯科衛生士をはじめとするスタッフのモチベーションの向上

⑤予防歯科の実施時間の短縮・効率化、保健指導の明確化などが認められ、副次的に経営収支の改善、院内コミュニケーションの改善、歯科衛生士求人への波及効果、自由診療の増加などが認められる

総合的予防医療の今後の展望

現在、全国の約20医院で実施しているが、参加する歯科医院が増えていけば、歯科を中心とする予防医療のさまざまな効果がいっそう明確になっていくものと期待される。

また、全身の健康への貢献や医療費の削減効果があきらかになっていけば、手術と投薬を中心とした従来の医療システムの変革を促す可能性があると考えている。

索引

【監・編著者略歴】

◇ 監著者
花田信弘（はなだ のぶひろ） 歯学博士

1981 年　九州歯科大学歯学部卒業
1985 年　九州歯科大学大学院歯学研究科修了
1985 年　九州歯科大学口腔衛生学講座　助手
1987 年　米国ノースウエスタン大学博士研究員
1990 年　岩手医科大学歯学部　助教授
1993 年　国立感染症研究所口腔科学部　部長
2002 年　国立保健医療科学院口腔保健部　部長
2008 年　鶴見大学歯学部探索歯学講座　教授
現在に至る

◆ 編著者
武内博朗（たけうち ひろあき） 医学博士

1987 年　日本大学歯学部卒業
1991 年　横浜市立大学大学院医学研究科修了
　　　　　横浜市立大学医学部口腔外科　常勤職診療医
1993 年　独マックス・プランク研究所　免疫遺伝研究
　　　　　部財団研究職員
1995 年　横浜市立大学医学部分子生体防御学講座
　　　　　非常勤講師
1996 年　国立予防衛生研究所口腔科学部う蝕室研究員
1998 年　医療法人社団武内歯科医院勤務
2008 年　日本大学歯学部衛生学講座　非常勤講師
2011 年より鶴見大学歯学部　臨床教授
現在に至る

野村義明（のむら よしあき） 医学博士

1990 年　東京医科歯科大学歯学部卒業
1998 年　東京医科歯科大学大学院医学研究科修了
2002 年　鶴見大学歯学部予防歯科学講座　助手
2003 年　鶴見大学歯学部予防歯科学講座　講師
2007 年　国立保健医療科学院口腔保健部
　　　　　口腔保健技術室長
2008 年　鶴見大学歯学部探索歯学講座　准教授
現在に至る

泉福英信（せんぷく ひでのぶ） 歯学博士

1988 年　日本大学松戸歯学部卒業
1992 年　日本大学大学院松戸歯学科博士課程修了
　　　　　国立予防衛生研究所歯科衛生部　研究員
1996 年　ハーバード大学医学部ジョスリン糖尿病セン
　　　　　ター免疫遺伝学部門　リサーチフェロー
1997 年　国立感染症研究所口腔科学部　主任研究官
2002 年　国立感染症研究所細菌第一部　主任研究官
2003 年　国立感染症研究所細菌第一部　室長
2009 年　東京医科歯科大学医歯学大学院　非常勤講師
　　　　　早稲田大学先進理工学部　招聘講師
2014 年　海外オンラインジャーナル BMC Oral Health
　　　　　の Section Editior
2015 年　横浜市立大学大学院　客員教授
現在に至る

歯科発 アクティブライフプロモーション21
健康増進からフレイル予防まで

発行日	2017 年 4 月 1 日　第 1 版第 1 刷
監・編著	花田信弘（監）／武内博朗　野村義明　泉福英信（編）
発行人	濵野 優
発行所	株式会社デンタルダイヤモンド社
	〒 113-0033 東京都文京区本郷 3 - 2 -15 新興ビル
	電話 = 03-6801-5810 ㈹
	http://www.dental-diamond.co.jp/
	振替口座 = 00160-3-10768
印刷所	株式会社エス・ケイ・ジェイ

Ⓒ Hiroaki TAKEUCHI, 2017
落丁、乱丁本はお取り替えいたします